河出文庫

奇想版 精神医学事典

春日武彦

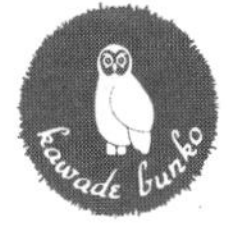

河出書房新社

序

本書は事典としての実用性に乏しい。不便なのである。なぜなら巻末の索引を用いるといった「ひと手間」を経なければ、目当ての項目には行き着けないからである。見出し語の配列は五十音順でもなければアルファベット順でもない。

ではどのような配列になっているのか？　「連想」に拠っている。冒頭の項目「神」から以降、すべて連想の連続によって見出し語が並べられている。だが、ある言葉から何を連想するかは人それぞれであり、知識や経験の量に左右され、精神状態や関心のありようによっていくらでも変化する。ましてやそれが奇矯な人物によってもたらされたものならば、次の項目がどのようなものになるかは予想がきわめて困難となる。

人間を自然界の動物から隔てる特徴には種々様々なものがあるが、そのひとつに連想の豊かさがあるのではないか。野生動物においては、ダイレクトで即物的な連想、いやむしろ反射に近い連想に（あえて）思考が限定されなければ自分の生命を守ったり餌を捕獲することが難しくなるだろう。ぐずぐずと余計な想像力を働かせていては、過酷な自然を生き抜けない。

だが人間は違う。余分なこと、無駄なことを考えられるからこそ、縦横無尽に知恵や工夫を生み出せるようになった。突飛なアイディア（それは閃きに近い場合もあるだろう）、奇妙で意外な思い付き（それは革新的な概念となるかもしれない）、あまりにも馬鹿げた発想（それはまったく新しい方法論をもたらすかもしれない）は、人間の連想力の自在さと多様性に根差している筈だ。そして連想のありようや癖が、まぎれもなくその人らしさ（個性）を形作る。

この事典は、筆者の連想を次々につなげ、それぞれの項目について解説ないしコラムに近い文章を付すことで成り立っている。なべて辞書の類には検索の用途のみならず、数多くの項目を寄せ集めてひとつの世界観ないし宇宙を提示するといった使命をも嘱望されているに違いない。医学的記述もガラクタめいた知識も新聞の三面記事も一緒に並べられている本書は、おそらくキッチュな小宇宙と映るのではないか。でも人の頭の中は、そのように猥雑でいかがわしいものではなかっただろうか。

実際に目を通せば分かるのであるが、この辞書では最後の項目が巻頭の項目へと連想でつながるように作られている。ループしているのだ。したがって無限にこの本を読み続けることが出来る。決して読み終わらない。無人島へ持って行くには最適の一冊であろうと自負している。

冒頭から順番に読んでいくのが、本書の正しい楽しみ方である。既に申し上げたように実用性を期待してはいけない。延々と続く連想の流れで生じるグルーヴを堪能していただきたいのである。連想をたどりつつ、この世界のくだらなさと無意味さ、さらには不思議さや滑稽さをあらためて確認していただきたいのである。そのためにこの事典を、手間暇かけて作ったのだ。

奇想版　精神医学事典

ぼくのテクニックをもってすれば、フォルスタッフの太鼓腹から有名なスターのお尻、スターのお尻から人工衛星の問題へと、やすやすと話題を変えることができるね。生徒たちはぼくの授業をいい気晴しになるといって待ってるわけさ。

——ユベール・モンティエ『悪魔の舗道』(三輪秀彦訳、ハヤカワポケットミステリ、1969)

【神】

神は思いがけないところへ、不意に姿を現す。いかなる時代の、いかなる民族の、いかなる宗教の神であろうとその唐突さに変わりはない。ときには狂気に駆られた人や、精神が極端に視野狭窄状態をきたした人が予言者と称して神の出現を予告するが、現実はいつでも彼らの想像力を「出し抜く」のである。

平成4年には、神はタイヤの表面に現れた。

読売新聞の平成4年7月24日付朝刊には、「日本製タイヤ〝サウジの受難〟」なる見出しでかなり大きな記事が掲載されている。横浜ゴムが三菱自動車のパジェロの輸出仕様に装着するタイヤを製造していたが、このタイヤ表面の溝の模様がアラビア文字による「アラー」に酷似していたというのである。横浜ゴムとしては、走行の安全性を念頭にコンピュータにデザインさせた溝模様が結果的にはイスラム教の神を表現する文字となってしまっていたことに仰天し、あわてて謝罪広告を出して回収を図ったという。

イスラム教徒としては、自分たちの神が地面に押しつけられたり泥に浸かったりするわけだから、クレームをつけるのも当然だったのであろう。

5年後にも、神は再び出現した。平成9年6月26日付朝日新聞によると、米ナイキ社が製造したバスケット・シューズに炎をデザインした模様がプリントされていたが、この模様がまたしてもアラビア文字による「アラー」にそっくりだったというのである。

「アラーの文字を足で踏み付けるのは、イスラム教の冒瀆」と商品ボイコットにまで発展し、ナイキ社側は謝罪して靴は回収、また米国内のイスラム系小学校へ一校5万ドル相当の運動場を寄付したという。

とりあえず感情論は脇に置き、さてこの奇妙なトラブルを、たんなる偶然の悪戯として興味深く感じるか、それとも何らかの意志や企みや策略が介在していた可能性を考えて眉をひそめるか——その発想の違いが意味するところは大きい。テーマが神であろうと大災害であろうと、あるいは友人の些細な「言い間違い」や「ど忘れ」といった下世話なものであろうと、ある事象に対してそこに偶然と必然とそのどちらを見て取るかによって、世界は様相を変えていく。

必然性にこだわることによって、天才的な発明発見に至ることもあるかもしれない。宗教的な啓示を受けることになるかもしれない。世の中の、予想外の仕組みに気づくことになるかもしれない。しかしそのいっぽう、ときには妄想の世界へのめりこんだり、トンデモ本の書き手となって揶揄されたり、邪推を重ねた挙げ句に頑なで**孤独**な人生へと分け入らざるを得なくなる可能性も高いだろう。

神は細部に宿る。そしてそこが細部であるからこそ重大と思うか、細部だからこそ取るに足らぬと考えるかで人生は大きく左右されていく。

〔隠された必然〕

偶然か必然か、といった二元論においてそう簡単に決着がつくことはないだろう。そもそも偶然といったものに対して、**神**の意志といった超越レベルの必然性を導入してしまうと、話はまったく噛み合わなくなってしまう。

しかし少なくともヒトの行動に関しては、折衷案とでも称すべき発想がある。**無意識**という概念である。

当人すら意識はしていないものの、心の深層においては願っていたり「こだわって」いたものがつい「うっかり」表出してしまったと考えれば、不可解な筈の多くの振る舞いは説明がついてしまう。隠された必然、といったところであろうか。言い換えれば、ヒトは表面とは裏腹な気持や考えを抱くことが出来る生物だということである。

無意識を持ち出せば、因果関係の文脈からは説明の困難な言動であっても、それは偶然（うっかり）と必然（本音）との合作として説明されることになる。タイヤの溝模様をデザインするのがコンピュータではなく人間であったとしたら、何かの拍子に**記憶**へインプットされていた「アラー」の文字を、イスラムに対する反感ゆえについ模様にまぎれ込ませてしまった可能性を誰が否定出来よう。

無意識というわけの分からぬものには往々にして「機械仕掛けの神（デウス・エクス・マキーナ）」の役割が与えられるのである。深層心理、本音、下心、思惑――こうしたさまざまな言葉を「無意識」と混同したまま、分かりやすい物語へと還元しようとする態度から多くの誤解や邪推が生まれることになる。

＊**機械仕掛けの神**（デウス・エクス・マキーナ deus ex machina）：いわゆる**ご都合主義**の解決策。古代ギリシャ悲劇の詩人であったエウリピデスが、劇作においてクレーン仕掛けの神様を登場させてストーリーに収拾をつけるといった荒業を多用したのが語源とされる。パラレルワールドやループものといった設定も、うっかりすると機械仕掛けの神に近いものになってしまいかねない。

[アトランティック・シティー上空の空飛ぶ円盤]

無意識はきわめて個人的なものである。わたし自身は、特に根拠はないのだが、無意識というものをコールタールのように真っ黒でどろどろで摑みどころのない存在といったイメージで理解している。だが同時に、無意識なるものが**地球空洞説**（72頁）で描かれる「地表の裏側に広がっている原始的で本能に司られた太古の世界」に近い印象をも持っているのだ。そんなふうに、イメージがいまひとつ一定していないのである。精神科医のくせに困ったことである。

ユングは、**集合無意識**（普遍的無意識）といったものを提唱した。人類に共通な、いわば個性を超越した心像を生み出す母体としての無意識である。これは精神病患者の幻覚や妄想が神話やお伽話といった普遍的な物語と類似性を持つことがヒントとなったらしい。おそらく集合無意識はカラフルで妙な懐かしさや**既視感**に満ちているのではないか。壮大かつ説得力を持った説で、ユングに惹かれる人々が跡を絶たないのも無理はない。

空飛ぶ円盤もまた集合無意識からもたらされたという説がある。確かにあの形や出現の様子には万国共通のトーンがあり、たんなる錯覚とか見間違いといったものよりも、もっと**根源的なもの**の顕現といった印象を与えてくる。

空飛ぶ円盤は銀色ないし**灰色**、つまり無彩色と相場が決まっている。ところが1952年7月28日に米国ニュージャージー州アトランティック・シティー上空に出現した円盤のカラー写真を見ると（『UFO: Richard Brunswick Photocollection』Goliath, 1999所収）、司令塔に相当する（？）突出部分だけが真っ赤に塗られているのである。わたしはこの写真を目にしたとき（つい最近のことである）、ある種の衝撃を受けた。ただし、もどかしいことに、なぜそれが衝撃であったかが分からなかった。早い話が、円盤に塗られた赤が妙に生々しくて不気味さを感じたわけであったが、ユングに思い至るまで、その生々しさの由来が判然としなかったのである。

もしも空飛ぶ円盤が集合無意識といったものと関係づけられると考えるなら、赤く塗られた円盤の出現は、おそらく人類共通の精神の基底に潜むグロテスクかつ残虐な部分を反映しているに違いない。そんな直感が働いたからこそ、わたしはアトランティック・シティー上空の円盤に強烈な禍々しさを覚えたのではないか？　そのように推察してみると、確かに自分自身の胸の内で腑に落ちる部分があることを実感するのである（まあ半分は冗談として書いているのであるが）。

わたしが赤く塗られた空飛ぶ円盤の写真に動揺した遠因は、幾つもあるに違いない。そしてそのひとつは、遥か40年前、学生時代に読んだ**島尾敏雄**の小説に求められるかもしれない。

昭和47年に刊行された『硝子障子のシルエット』という島尾の短篇集に収録されている「三つの記憶」と題された小品の冒頭部分が、過去も現在も、わたしの心を刺激してやまないのである。以下に該当箇所を引用してみたい。

［ブリキの金魚］

今もなお感覚に強く焼付いているのは、私が幼くてまだひとりで歩けなかったときの、多分どこか人々によく知られた山の温泉場の家族風呂にさしこんでいた白昼の陽の光だ。私の両親は日常のつとめからのがれ、幼い私をともなって休養のためにその温泉場に出かけていたのにちがいない。湯ぶねを区切ってうつしだされていたきつい明るさのなかで、私たちの白さは貧しく弱々しく、私にあてがわれていたブリキの赤い金魚は、幼い私のなぐさみのはずなのに、何か凶悪なものの胚種（ママ）のように思えた。それは私をひどくおびえさせた。自分をふくめて周囲の一切のものに、そのとき、私は不信の感情を植えつけられた気がしてならない。

あたかも凶悪なものの胚種（胚珠）のように感じられたブリキの金魚の「赤」こそが、わたしにとっては、アトランティック・シティー上空に滞空する空飛ぶ円盤の赤色と同じものだったのである。

［家族的無意識］

ハンガリー生まれの精神分析医**ソンディ** L.Szondi（1893〜1986）が提唱した概念。**フロイト**の個人的**無意識**と**ユング**の**集合無意識**とを結ぶ中間的なものらしい。分かったような分からないような概念だが、家族という集合体と個人とが、互いに何らかの精神的な影響を及ぼし合うであろうことは、容易に想像がつく。

酸鼻な犯罪や猟奇的な事件が起きると、ルポライターたちは犯人の「常軌を逸した部分」のみならず、家庭の様子や家族の生活ぶりを知りたがる。犯人へ向かって「なぜあんな恐ろしいことをしたのか」と問うても、おそらく犯人自身も満足のいく説明は出来まい。といって彼（彼女）の普段の行状からは簡単に導かれ得ないからこそ、その事件は不可解なものとして耳目を集めている。となれば、家族のありようを調べたほうが、よほど象徴的で示唆に富んだエピソードを抽出出来そうな気がする。

家族であるためには、多かれ少なかれ「演じる」という営みが必要とされる。何かを期待され、あるいは何かから目を逸らし、さもなければ何かを維持するために。阿吽の呼吸が求められ、その役割を演じ切ることでもたらされる安寧がある筈だ。そして家族を演じるための台本に相当するのが、即ち家族的無意識ということになるのだろう。

【スイスのロビンソン】

子どもの頃に、**ロビンソン・クルーソー**の物語の面白さに味をしめて、『スイスのロビンソン』という長篇を読んでみた。講談社の少年少女世界文学全集に収められていたのではなかったろうか。

あまりのつまらなさに、幼かったわたしは驚き呆れた。退屈というよりも、何か生理的な不快感を覚えたのであった。「まがいもの」をつかまされたような嫌な気分で本を閉じたことが**記憶**に残っている。

1812年に出版された『スイスのロビンソン』は、スイス人牧師であったヨハン・ダヴィット・ウィースが4人の息子たちを教育する目的で語り聞かせた物語を書き起こしたものであるという。説教臭く宗教臭いこの作品は、漂流譚であるにもかかわらず**孤独**がもたらす不安や絶望が欠落している。両親と4人の子どもたち（すなわち作者と同じ家族構成）の一家が無人島へ漂着し、勇気と慈愛に満ちたファミリーとしての物語が展開されていく。家父長制のもとに、固い結束で偽善的な生活を営んでいく彼らに対して、読者であるわたしは一種の気恥ずかしさを覚えていた。

喘息持ちの一人っ子であったわたしにとって、孤独というテーマこそが切実な問題であり、鬱陶しげなロビンソン一家の泣き笑いなどに興味はなかったのである。しかもストーリーは最後に至って能天気なロマンと化し、家族のうち4名はそのまま島にとどまって「新スイス国」を標榜するに至る。彼らには孤独な漂流者に伴うストイックさがなく、それが子供なりの潔癖さに抵触して不快きわまりなかったのであった。

後年、テレビで『宇宙家族ロビンソン』なる米国産の連続ドラマが放映されてかなりの人気を博したが、これにもまたわたしは心密かに反感を抱いていた。仲良し家族といったものに反発せずにはいられないのは、わたしが抱え込んだ精神病理の顕れであろう。集団生活を強いられる位ならば、たとえ飢え死にしようとたった一人で漂流したほうがまだマシというものである。

〔漂着者〕

精神疾患ないしは狂気を、理性や分別の欠落だとか五感や想像力の暴走といった文脈で捉える限りは、そこに「正常よりも劣る」といった**価値判断**が導入されても仕方のないことであろう。

しかし狂気とは人類の精神のありようのバリエーションとして理解されるべきであり、そのようなバリエーションが出現するのはそれがある種の環境においてはより適応力を発揮するからであり、したがって人類がいかなるシチュエーションに置かれても生き残っていくためのいわば「掛け捨て保険」として狂気が散発するという考え方も成立する。

たとえば**統合失調症**（精神分裂病）の患者は、おしなべて**孤独**に対する耐性がきわめて強い。あるいは退屈さや単調さを苦にしない傾向がある。したがって、無人島にたった一人で漂着したといった場合には、常人以上に適応力を発揮するに違いないのである。もっとも、病が深刻になると生きていくこと自体に無関心になってしまうので意味が失われてしまうが、統合失調症に親和性のある内面の持ち主といったものを想定するなら、この病気がそれなりにプラスの価値を持ち得ることも考えられよう（512頁［**種の多様性**］の項も参照）。

なお臺弘（うてなひろし）が50年近く前に**ロビンソン・クルーソー**が統合失調症になったとしたら、といったテーマでエッセイを書いている。結局、狂気が社会的な関わりにおいてのみ炙りだされてくるものなのか、それとも絶対的な狂気があるのかといった話らしいが、残念ながら未見である。

［壜の中の手紙］

S県のある私立の**精神科病院**に勤めていた頃、入院患者のE氏からそっと小さな紙切れを渡されたことがあった。ノートの紙を手で破いたものへ、たどたどしく鉛筆書きで記されたそれは、こんなメッセージであった。

先生、私をここから救い出してください。

E氏が病棟内で迫害を受けていたとか、リンチが行われていたという話ではない。なるほど**閉鎖病棟**に収容されているということは、彼の意に沿ったことではあるまい。ただし入院が不満であるならば、担当医であるわたしに「救い出してください」と訴えても効果はあるまい。逆に警戒されてしまうだけではないか。

妄想のせいであった。後日に判明したことであるが、E氏の考えによれば病院全体はすでに何者かに乗っ取られ、もはや彼の病棟のみがかろうじて難を逃れている状況なのであった。早く逃げ出さないと、何をされるか分かったものではない。それなのに、担当医すら呑気に構えて事態が切迫していることに気がついていない。そこでとにかく担当医に救いを求め、逃げる際に事態を説明しようと考えたらしい。メモに詳しいことを書くと、それがばれてしまう危険があったので、取り急ぎ簡単なメッセージだけを書き記したということらしい。

わたしが彼のメッセージを受け取ったとき、真っ先に頭に浮かんだのは「まるで、壜の中の手紙のようだな」ということであった。漂流者が、救出への願いを込めて海へと流す「壜の中の手紙」を連想させたのである。すなわちE氏は**孤独**な漂流者であり、精神を病んだ彼は、彼自身という**絶海の孤島**に置き去りにされている。普段から、話しかけても滅多に口を開くことはなく、またさまざまなアプローチにも応じようとしなかった彼は、わたしの目の前にいても遥か遠い存在であった。彼とわたしとのあいだには、大洋にも匹敵する隔たりがあった。そんなE氏がいきなり救出を願う簡潔なメッセージを寄こした。それはあたかも浜辺に漂着した硝子壜に封じ込まれた手紙のように、絶望感と焦燥感とを色濃く漂わせていたのだった。

［ポル］

孤独な漂流者であった**ロビンソン・クルーソー**は、鸚鵡を捕まえて飼い馴らした。その鸚鵡にクルーソーが与えた名前がポルであった。

彼はポルに自分の名（ロビンソン・クルーソー）を覚えさせて呼ばせた。そうやって孤独を慰めようとしたのである。しかし鸚鵡が口にする言葉は、所詮、クルーソーが発した言葉を繰り返すだけでしかない。機械的に発せられる自分の名前を耳にしつつ、いよいよクルーソーは深い孤独感を噛みしめることとなったに違いない。だが彼としては、自分が狂気に陥らないように、客観性を保持するための「よすが」として、あえて自分の名前を自分以外の存在が発するように工夫したのかもしれない。

［反響言語］

echolalia（英語）。相手の発した言葉を、オウム返しないしは山彦のように、機械的に繰り返すという症状。緊張型の**統合失調症**、**ヒステリー**その他で稀に観察される。

何を話しかけようと、その言葉とまったく同じ言葉を以て返事をするわけだから、これは沈黙よりもさらに強烈な拒否の姿勢のように映る。ただし実際には、過度の被影響性といった事態を呈しているのであって、拒否という意志の発現とは異なる。とはいうものの、反響言語を前にしてはただただ困惑をさせられるのみである。

似たような症状として、反響動作というものがあり、これは**鏡**さながらに相手の動作振る舞いをそっくりに真似る。わたしは反響動作を呈する患者と相対したとき、最初は、相手がからかい半分に挑発しているのではないかと思ったことを覚えている。

作家であり精神科医であった**北杜夫**は、『どくとるマンボウ医局記』（中央公論社、1993）の中で、若き日に山梨県立精神病院で反響言語の患者に出会った驚きを記しているので、引用しておこう。因みにエコー・ジンプトーム echo symptom とは、反響言語や反響動作の総称である。

「エコー・ジンプトーム」も初めて見た。夜の回診で大部屋へ行くと、一人の女患者が布団のうえに何だかボーッと突っ立っている。彼女はほとんど口をきかない女性だったが、思わず私はこう問いかけた。

「君、どうしたの？」

するると、低いながらも谺のような声が返ってきた。

「キミ、ドウシタノ」

私は驚愕と畏怖のおののきの中で言った。

「あなたの名前は？」

ふたたび、鸚鵡のように相手は答えた。
「アナタノナマエハ」
このときほど私が、分裂病者の涯なき奥深さ、その神秘性に打たれたことはない。それは自らを微小なものと感じさせる、まさしく圧倒的な体験であった。

なお、遅延性反響言語といって、一定の時間が経過した後にぽつりと言葉を繰り返すといったタイプもある。こうした症状を示されると、その繰り返された言葉に対して、「謎めいた言葉」とばかりについ過剰な意味づけをしたくなってしまいそうである。

【鏡】

精神科医として勤めていて気づくことのひとつに、鏡をテーマとした幻覚や妄想といったものが、案外と少ないことが挙げられる。少なくとも幼少時には不思議な存在として際立っていた筈の「鏡」が、狂気に駆られた患者にとって、いまひとたび重要かつ不可解なモチーフとして浮かび上がってきても良さそうなものなのにそんなケースにはなかなかお目にかからないのである。

アルツハイマー病では、鏡に映った自分の姿を他人と思って話しかけたり怒ったりといった動作が認められることがある。また**統合失調症**において、鏡に映った自分の姿にひどくこだわり、まるで一人芝居でもするかのような動作をつづけて鏡の前から去ろうとしない場合がある。**対鏡症状**と呼ばれ、「この場合の対鏡症状は、生きられる身体の変容に根ざし、危うくなった自己同一性を自己鏡像により確認しようとする試みと理解される。性同一性の障害が基底にあるという指摘もある」（『新版・精神医学事典』弘文堂、1993）。

［松山鏡］

古典落語の演題のひとつ。越後にある山里の松山村には、**鏡**というものがなかった。そんな松山村に正直で親孝行な庄助が住んでいて、その善行にちなんで領主から褒美をもらうことになった。何でも望みを叶えようと領主は言う。

「へえ、じつは、死んだ父っつぁまに一目逢いてえとそればかりがおらの望みでございます」

「なるほど、感心な心掛けである。そのほうの父親は何歳で世を去った」

「ええ、四十二でございました」

「そのほうは今年、何歳になる」

「へえ、四十になりました」

「そのほうと父親とは顔形がよう似ていたか」

「はい、村の人は生きうつしだなんて申しております」

領主は頓智を働かせて、庄助に鏡を与えた。鏡は唐櫃（一種の箱）に収められている。

蓋を取って覗き込むと、父親に会えるというわけである。もちろん庄助が父と信じているるのは自分自身の顔なのだが。

決して他人に見せてはいけないと領主が釘を刺したので、庄助は唐櫃を納屋に仕舞って毎日そっと鏡を覗きに行くのだった。やがて女房が不審に思い、ある日、庄助の留守に納屋へ赴いて唐櫃を開けてみる。すると女の顔が写っている。こんなところに女を囲っていたのかと女房は嫉妬して夫婦喧嘩が始まってしまう。

そこへ托鉢の比丘尼が通り掛かって仲裁に入った。庄助は、唐櫃の中には父親がいると言い、女房は女がいると主張するので、じゃあ自分が確かめてみようということになった。蓋を取ってみると、頭を剃った女の顔が写っている。そこで比丘尼は言う、

「ふたりとも心配しなさんな。中の女もきまりが悪いと坊主になった」

（『古典落語大系　第四巻』三一書房、１９６９等を参考とした）

かなり巧く出来た話である。もともとはインドの民間伝承が中国経由で日本へ伝わったらしく、やはり鏡に対する関心はどこの国にもあるのだと実感する。

それにしても鏡の存在しない世界に生きることを想像するのは、わたしには少々難しい。水面に映った顔とか、金属平面に反射した顔といったものは鏡に準ずるから除外するとして、つまり自分の顔がどんなものなのかまったく知らないで一生を過ごす人間というのがどういった内面を持つに至るものなのか、いまひとつ把握しきれないのである。

それは文字を知らない人間がどんなふうに生きるのかをリアルに想像し得ないのと同じようなものとしてわたしには気にかかるのである。**ラカン**の著作をわたしはいまひとつ理解出来ないのだが、それは鏡像段階といった言葉に出会うと、たちまち松山村に住む人たちや先天性の**盲人**などはどうなのかといった疑問ばかりが気になって、その先へ全然読み進めなくなってしまうからなのである。ラカンを学ぼうとしても、松山村の呪いがわたしを阻止するのである。

【文盲】

鏡のない世界も、文字のない世界も、どちらも物事を対象化して捉え直し確認するプロセスの欠落といった意味では似通っているのではないかというのが、わたしの印象である。

松山鏡の世界はともかくとして、文字に関して述べるならば現代社会でも、ごく稀に文字と無縁の世界の住人――すなわち文盲の人がいる。彼らにとって、文字であふれかえったこの世界はどれほど謎めいたものとして映ることだろうか。

S県の**精神科病院**では、初老の女性で文字がまったく読み書き出来ない人に出会ったことがある。べつに知能が低いわけではなく、いわば数奇な運命に翻弄され、日々の糧を得ることに追われているうちに教育を受ける機会を逸してしまったのであった。

彼女にとって、文盲であることは不便であること以上に「恥ずかしい秘密」なのであった。そうした下地があったところに、少なからず自尊心を傷つけられる事件が出来して、彼女は激しい錯乱様の反応を呈した。**診断**は**心因反応**であった。数日の入院で平静を取り戻したものの、試しに外泊をさせたところ、またしても錯乱を**反復**して戻ってきた。息子から事情を聞いて、やっとわたしは彼女が文盲であることを知った。その情報を得ていなかったら、彼女にうっかり心理テストでも試みて「恥ずかしい秘密」をなおさら刺激し、厄介な事態を引き起こしかねなかったのであった。

確かに彼女には精神的に未熟な面があり、波風の立たぬ安定した（あるいは十年一日のごとき）生活を送っているぶんには問題がなかったものの、平穏さが脅かされかねない状況に加えて自尊心の問題が絡まって激しい精神症状が惹起されたのであった。文盲であることに対して居直ってしまえるだけの図太さを持ち合わせていなかったことが、彼女にとっての不幸なのであった。

英国のミステリ作家**ルース・レンデル**の傑作サスペンス『ロウフィールド館の惨劇』（小尾芙佐訳、角川文庫、1984）は、「ユーニス・パーチマンがカヴァデイル一家を殺したのは、読み書きができなかったためである」という文章から始まっているが、殺人の動機が文盲であることを知られてしまったためというのは、一見奇想天外と映っても、自尊心といった側面からは納得がいく。レンデルはさらに書き綴る。「読み書きの能力は文明の礎石のひとつである。文盲は肉体的な欠陥ともいえるのだ。そして肉体的な欠陥をもつ人々にかつて向けられた憫笑（びんしょう）が、いまや文盲の人々に注がれたとしても不思議ではないだろう」

さきほどのS県の精神科病院でのケースに出会う以前に、既にわたしは『ロウフィールド館の惨劇』を読んでいたので、文盲の彼女に対しては**既視感**にも似た奇妙な感情を覚えていた。そして小説では殺人に発展しても、現実には自らが狂うといった形で決着をつけることのほうが多いという当たり前の事実に痛々しさを感じたりもしたのである。

ついでながら、**清岡卓行**（1922〜2006　詩人。大連生まれ、18歳まで中国で過ごす）の詩集『固い芽』（青土社、1975）に収録されている「異形の町」という詩をここに挙げておく。中国の、文字のない町をテーマにしており、異様な迫力を醸し出している。

青い泥が乾いた道　その両側の店店には
高く掲げられた　文字のない異形の招牌（かんばん）。
たとえば網に入れた　巨大な繭の形の綿。
春の風の瞳のような　馬車の一箇の車輪。

紙製の竜が懸り。大籠は小籠をぶらさげ。
円を中にもつ正方形　その半分の三角形
そんな幾何学ふうの　彩色の板も吊され。

礫にされた衣服に　止るのは黄色い胡蝶。
ああ　あの猥雑の土地はどこへ行ったか?
文字以前の　否　文字以後のグロテスク
象形の芽生の物体（オブジェ）が　氷りついていた町。
私はまだよく憶えている　魘された貧困
微かに葫（にんにく）の臭いがして　権力も反権力も
まるで信じていなかった　泥鰌のうたを。

［文字禍］

文盲の人にとって、おそらく文字は得体の知れぬ記号ないしは曲線と直線との絡まり合った不可解な文様と映ることだろう。なぜあんなものがたんなる情報のみならず、感情や思いの丈すらをも記録し表現出来るのかと訝しむことだろう。
中島敦の短篇小説「文字禍」には、こんな文章がある。

　卜者は羊の肝臓を凝視することによってすべての事象を直観する。彼もこれに倣って凝視と静観とによって真実を見出そうとしたのである。その中に、おかしな事が起った。一つの文字を長く見詰めている中に、いつしかその文字が解体して、意味の無い一つ一つの線の交錯としか見えなくなって来る。単なる線の集りが、なぜ、そういう音とそういう意味とを有つことが出来るのか、どうしても解らなくなって来る。老儒ナブ・アヘ・エリバは、生れて初めてこの不思議な事実を発見して、驚いた。今まで七十年の間当然と思って看過していたことが、決して当然でも必然でもない。彼は眼から鱗の落ちた思がした。単なるバラバラの線に、一定の音と一定の意味とを有たせるものは、何か？　ここまで思い到った時、老博士は躊躇なく、文字の霊の存在を認めた。魂によって統べられない手・脚・頭・爪・腹等が、人間ではないように、一つの霊がこれを統べるのでなくて、どうして単なる線の集合が、音と意味とを有つことが出来ようか。

文盲の者にとって文字は「意味の無い一つ一つの線の交錯」でしかなく、つまり彼らには文字の霊の存在を感じ取ることが出来ないという次第なのであった。ところでこの「霊」とは、言葉を換えれば「統合力」ということになるだろう。そして文字ではなくむしろ日常感覚そのものにおける統合力が失われた時、世界は見慣れぬ不気味な存在と化す。当惑や猜疑心が生まれ、やがてそれが妄想や幻覚へと発展していく。そのような病態を精神医学では**統合失調症**と呼びならわす。

なお、ひとつの文字をじっと見つめているうちにそれがなぜ文字として機能しているのか判然としなくなってしまう現象は**ゲシュタルト崩壊**と呼ばれる。

〔文字禍の館〕

作家・**倉阪鬼一郎**によるホラー長篇。祥伝社文庫より2000年に刊行されている。「文字禍の館」と称する謎のテーマパークというか博物館へ招待されたオカルト雑誌の編集者たちが、文字を題材とした展示物を見ていくうちに皆殺しにされてしまうという物騒な話で、内容紹介には「奇抜な手法を駆使して〝文字そのものの恐怖〟に挑戦した驚天動地の奇想小説！」と謳われている。文字そのものの恐怖といっても、魘とか癲とか黝とか皺とか、やたらと画数が多くて気味の悪い漢字が羅列されるばかりで、ちっとも恐怖は感じられない。ただし作者は校正の仕事に携わっていたこともあって、さすがに漢字の知識には詳しい。タイポグラフィー的な工夫なども見られるが、まあ珍作と評すべきであろう。将来は「幻の作品」として語られることだろうから、ブックオフあたりで見かけたら、購入することをお勧めする。

（追記）2004年には、倉阪鬼一郎は『呪文字』（光文社文庫）という結末が袋綴じになった「稀代のトリックスターの魔術的傑作！」を発表している。いわゆるバカミスでは傑作を次々と発表しているし、まことにナイスな作家である。

【エルヴィス・コステロとトム・ウェイツ】

雑誌『ロッキン・オン』の1990年2月号に、ミュージシャンのエルヴィス・コステロ（E）とトム・ウェイツ（T）との「新春特別対談」が掲載されている。なかなか興味深い内容で、たとえば

E「ところで、お前譜面って書ける？（笑）」

T「書けない（笑）。でも、それを穴埋めするのにかなり記憶力は鍛えたんだぜ。何て言うのかな、俺にしかわからないやり方なんだけど」

E「ちょっとした象形文字とか使うんだろう？　あと鼻歌をやたらに駆使したりして（笑）」

T「そうそう（笑）。ただ、完全には憶えきれないんだよなあ。でも、そのかわりまた別な新しいものも見えてきたりするけど」

わたしは音楽に関する能力がまったく欠けているのでミュージシャンの苦労など分かりようもないのだけれど、なるほど譜面が書けないとなるとやはり「ちょっとした象形文字とか」を使ったりするのかと深く納得させられたのであった。実は**文盲**の人たちも、どうしても心覚えが必要な事項に関しては独自の「ちょっとした象形文字とか」を編み

出しているのではないのかとわたしは予想しているのだが、実際にそれを目にしたことはない、残念ながら。もしもそのような象形文字だか符号だかマークだかを蒐集して1冊の本（むしろ画集のようなものか？）を編むことが出来たらきっと感性を直撃してくることだろうなどと思ったりすることがあるが、それは文盲であることの辛さを実感していない者の「お気楽」な発想なのであろう。

なおトム・ウェイツは、作曲に関してこんなことも発言していて味わい深い。

T「まあ、作曲は結局、翻訳のようなところがあるから、しょうがないと言えばしょうがないよ。そりゃあ、思い浮かべた音楽が脊椎と神経を通って指の先まで伝わればさ、それはかなり長い旅のはずだから、いろんなことがその過程で起こるってもんさ。俺も自分のレコードなんかを聴いたりしてると、『あちゃー、最初の思いつきはもっと良かったはずなのに。これじゃあ死んでるよ』なんて思ったりすることがよくあるね。だから、今はいかにして作品を殺さないかってことに気をつけてはいるんだけど、でも手で水を運ぶような作業だからなあ。スタジオに着いた頃には何もなくなってるということがよくあるんだ（笑）」

［イヤーワーム］

頭の中に至上のメロディーが鳴り響き、ああこれをそのまま記録し得たなら、たちまち「名曲」の誕生となるのになあと悔やんだ経験はないだろうか？　わたしは、ある。音痴なので鼻唄をテープに記録することも叶わず、結局は掌に掬い取った水が指の間から消え失せていくように、雲散霧消してしまったのであった。表現行為とはまず技術があってのものなのだと、つくづく思わずにいられない。

単純な旋律が頭の中にエンドレスで流れ続け、「気が変になりそうだ」と訴える人がいる。わたしも似たような経験をすることがときたまあり、かつては西武百貨店の「お買い物〜♪」というコマーシャル・ソングが、このエンドレス症候群をたびたび招来した。頭の中にこびりつき、さながらメロディーが寄生虫のように（あるいは悪魔のように）頭蓋内へ棲みついてしまったかのような感覚を覚える。これを英語ではイヤーワーム earworm と呼ぶ。

「メロディーがこびりついて、気が変になりそうだ」と言う人を前にしても、もちろんその人の頭からウォークマンの音漏れのように音楽が聞こえてくることはない。そんなときにわたしは、ヒトは誰もがコミュニケーションを成立させているようでいても、所詮はそれぞれが「自分」という**絶海の孤島**に幽閉された存在であるのだなあと痛感しないわけにはいかないのである。

［琵琶湖周航の歌］

雑誌『精神医学』の1978年3月号に、河合逸雄らが「音楽てんかんについて」という論文を発表している。ある音楽を耳にすることによって癲癇発作が誘発されるのが「音楽癲癇」であるが、この論文で紹介されていたケースでは、「琵琶湖周航の歌」を聞くと精神運動発作が生ずるというもので、しかしこの歌について特別な思い入れや何か連想するようなものがあるといったわけではなかったという。脳波を測定してみると、メロディーそのものが癲癇を誘発しているらしいとのことであった。また「琵琶湖哀歌」と「真白き富士の嶺」は「琵琶湖周航の歌」にメロディーが似ているものの、後者では発作は誘発されず、いっぽう前者ではいくぶんのタイムラグはあったが発作が誘発されたという。

この事実から、なるほど人間の脳のデリケートさや玄妙さは十分に窺い知ることが出来る。が、たとえば「琵琶湖周航の歌」は悪魔のメロディーであるといった捉え方をしたら、それはいささか見当外れな判断となるだろう。けれども世の中には、そのような誤謬が満ちあふれていることに言を俟たないのである。

［ドクロ音楽］

作家・**長谷川四郎**は、今はなき文芸誌『海』の昭和50年1月号に「野ざらし抄」と題した短篇小説を発表している（短篇集『長い長い板塀』河出書房新社、1976に収録）。飄々として、どこかライト・ヴァースのような、およそ摑みどころのない奇妙な私小説といった体であるが、戦争体験などが見え隠れするせいで「期せずして文学になりおおせた」といった意地悪な見方も可能な気にさせられる。

この作品の中に、ドクロ音楽なるものが登場する。マクス・ヘヒトというドイツの人類学者が世界各地で頭蓋骨を集めては何やら研究をしているらしい。そうした研究の一環として、彼はドクロ音楽についても究明しているという。

「なに？　ドクロ音楽？」

耳をそばだてざるをえなかった。瞬間、それは木魚を叩くように、いろんなドクロをならべて、いろんな撞木みたいなものでたたいて合奏する音楽のことだろうと考えた。というよりも、そうとしか考えおよばなかった。

だがヘヒト博士のドクロ音楽はそんなものではなかったのである。

そもそも頭蓋骨は何種類もの骨がしっかりと嚙み合わされてあのようなドーム状の形を成している。互いの骨は、縫合線というぎざぎざのエッジによって接している。マンガだと、しばしば「ひび割れ」のように描かれるのがすなわち縫合線である。

> ……ドクロのマウンド研究家であるプロフェッサー・ヘヒトさんは、ドクロについている縫合線を、それもいろんな縫合線（シーム）を一本の長い長い線につなぎあわせて、それをレコードの溝のようにして、それを特殊な蓄音器にかけて音を出させることに成功したということだった。

ドクロ音楽とは、縫合線をレコードの溝に見立て、それを蓄音器の針でトレースすることではじめて聴取可能となる暗号のような音楽だったのである。

ではスピーカーから流れ出るドクロ音楽はどのように耳へ響いたのだろうか。登場人物の言葉を借りるならば、

「アフリカ人がタムタムのドラムをうつような音ですよ、せんぱい。」

人類発祥の地であるアフリカ大陸の広大さがありありと脳裏に思い描かれるような、しかし同時にどこか虚ろにも響く音だったということであろうか。

頭蓋骨の外側で奏でられる音楽もあれば、内部の闇でのみ鳴り響く音楽もある。そしてドクロの表面に刻み込まれた音楽もまた存在するのである。

【頭が縮む】

ローベルト・ムージルの短篇小説「三人の女」（『三人の女・黒つぐみ』所収、川村二郎訳、岩波文庫、1991）は、「グリージャ」「ポルトガルの女」「トンカ」と3部によっ

て構成されているが、時間も場所も互いに関連はない。しかしいずれも独立したきわめてすぐれた小説で、こんな作品が自分にも書けるようになるなら悪魔に魂を売り渡してもかまわない気分にさせられる。

「ポルトガルの女」は遥か神聖ローマ帝国の時代、アルプス山中に石の城を構えるケッテン一族の領主の物語である。ポルトガルから妻を娶ったその勇猛果敢かつ狡猾な領主は、4代にもわたってつづいてきた戦へ、遂に終止符を打つ。だが皮肉なことにその領主ケッテン殿は、城へ戻る途中で蠅に刺されて熱性の疾患に苦しめられる。彼は心身ともに衰弱し、また悲願を遂げたという虚脱感もあり、ゆっくりと死へ歩み寄っていく日々を送ることになる。そんな状況に、ないがしろにしていた妻であるところの「ポルトガルの女」の不可解さが重なり合って、物語のトーンは次第に現実感を失い、夢幻的な色彩を帯びていくのである。

病んだまま放心状態に陥っていたケッテン殿に向かって、ポルトガルの女はある日、「まあ、頭が小さくなって！」と言い放った。彼はその言葉に激しく動揺する。

笑い話にしてしまうつもりで、彼はこういった、長年軍兵どもとばかりすごしていて、みやびな殿方と同席することがなかったので、頭の鉢が小さくなったのかもしれない。口に出してみて、この冗談の野暮さ加減に彼は気がついた、それに問題もこれで片づいたわけではなかった、というのも、そもそも頭蓋骨が小さくなるなどということがあるだろうか？　血管の中の精気が衰えることはあろうし、頭皮の下の脂肪が熱のためにすこし溶けることもあるかもしれない。だがそれでどうなるというのか⁈　ときどき彼は髪を撫でつけるようなそぶりをしたり、汗をふくのにかこつけたり、こっそり物かげに首をそらすと、二本の指を左官屋のコンパスのようにすばやく頭蓋骨にあてがい、何度かいろいろに触わりかたを変えてみた。しかし疑う余地はなかった、頭は小さくなっていた。内側から、つまり思考の触手でさわってみると、それはさらに小さく、重なりあってかたかた鳴る二個の薄い小鉢のようだった。

確かに、頭蓋骨が縮んだりする道理はない。にもかかわらず、指で測ってみるとサイズが小さくなっているとしか思えない。さらに身体感覚に照らしてみれば、これはもうまぎれもなく頭の骨は縮小している！　おそらく実際には、肉体の衰えに伴って身体のパーツ同士の大きさのバランスが崩れ、見た目にも指の計測によっても頭が萎んだように錯覚されたということなのであろう。

だがそれなりの証拠（妻の証言や指での計測――所詮それらは絶対的なものではないのだが）と「実感」とが、有り得ざる事実をリアルなものへと変えていく。そしていったん取り憑いたイメージが、いよいよ誤った確信を深めていく。

何かの加減で心身が無防備な状態に陥ったとき、ヒトは案外簡単に自己の身体に関して誤ったイメージに捕らえられてしまう。それどころか「思考の触手」は、往々にして狂気と手を結びたがってしまうのである。

【カジモド・コンプレクス】

醜形恐怖、醜貌恐怖とも呼ばれる。カジモドとは、もちろん「ノートルダムのせむし男」の主人公を指す。因みにカジモドのスペルはQuasimodoであり、Qで始まるとはいかにも尋常ならざる容貌に相応しい名前だなあとわたしは思ったものである。

たんに自分が不器量であるとか不細工であると悩むといったレベルのものは、この病名には該当しない。むしろ自分の顔は奇形であり、まぎれもなく異常であるといった認識を持つところに特徴がある。そしてそのようなグロテスクな醜さゆえに、他人から疎まれたり不気味がられたり嫌われたりすると考えて絶望する。他人に顔を見られることを嫌い、**引きこもり**状態となったり、マスクにサングラスといった姿でしか外出しようとしなかったり、前髪を鼻のてっぺんのあたりにまでおろして顔を隠そうとしたりするため余計に異常に映ったりする。

あるいは、以前は普通の顔だちだったのに、いつしか鼻が異常に大きくなってしまったとか、唇が膨れ上がってまるで凸レンズで拡大した顔のように変わってしまった、などと訴える。そこには、自己の身体に対する**違和感**や変容感といったものが伴っているようであり、決してヴィジュアルな次元のみの「錯覚」といったものではないのである。

醜さについての訴えは顔にとどまらず、手足の形がおかしいとか、骨が歪んでいるとか、性器が曲がっているなど全身にも及ぶことがある。

前項のケッテン領主が「自分の頭蓋骨が縮んでしまった」と確信するその心性には、「思考の触手」が病んでいるといった意味において、多少なりともカジモド・コンプレクスの患者に近いものがあるのではないだろうか。なおこの病は、**神経症**レベルにとどまるものから**パーソナリティー障害**レベル、独立したきわめて難治性の疾患としか思えないタイプ、あるいは**統合失調症**の前駆症状といった形をとるなどさまざまなものが下位分類される。

〔包茎手術〕

カジモド・コンプレクスの対象が、顔ではなく性器となることがある。かつて泌尿器科から回されてきた患者で、このケースに該当する人がいた。自分のペニスが包茎でありしかも形がおかしいので、誰もが自分を馬鹿にしている。社員旅行に行って皆と温泉に入ったのが人生の大失敗で、あのときに性器の異様さに気づかれてしまい、悪い噂をたてられてしまった。噂が噂を呼び、そのために誰からも蔑まれて仕事も上手くいかない。女性たちは、「当てつけ」の形で嘲る。これでは到底結婚など望めないし、世間ではいい歳をして独身だと同性愛であるとか性格的に問題があるなどと勘繰られて出世も覚束ない。もはや人生の破滅である。自分の性器のことが気になって、何事も集中出来ない。思い余って雑誌に広告の出ていた「包茎手術専門の病院」へ行って手術を受けた。医者は成功したと言っているが、本当は失敗している。皮を必要以上に切り取ってしまっている。おかげで、亀頭が露出し過ぎて、余計におかしくなってしまった。しかも、もはや元に戻らない。何とかならないかと悩み、この病院の泌尿器科へ来てみたが、やはり「別に問題はない」と言われてしまった。しかし自分としてはどうにも納得がいかない。そんな調子で、泣き崩れそうな様子で**灰色**のスーツを着た男性がやって来たのである。スーツはよれよれである。年齢は三十歳位、髪はぼさぼさで痩せて不健康な様子は、とてもサラリーマンとして勤まりそうにはないと思われた。

診察室でペニスを見せてもらった。彼は、ここが問題であるなどと子細に語るが、性器など機能をきちんと果たしていれば正常とか異常の区別などない。だいいち、他人のペニスと自分のものとを詳しく比較していたらそんな光景のほうがよほどアブノーマルであろう。ただし確かに包茎手術は少々「やり過ぎ」の感はあって、本人が悩むのもあながち無根拠ともいえない気がしたのだった。

結局、当方としては常識的な助言をすることしか出来ない。本人は自分の心に問題があるとは考えていないから、精神科へ来ること自体に不満がある。それなのに自分の意に沿わないことを言われたので、結局彼は怒って帰ってしまった。わたしは彼にとって何の役にも立たなかった。それどころか、精神科で自分のペニスを開陳したことが、なおさら彼の劣等感を増強発展させたであろうことは想像に難くない。申し訳なく思っている。

［美容整形］

顔に対して**カジモド・コンプレクス**を抱いている人の大部分は、少なくとも一度は、かなりシリアスに美容整形について検討してみるようである。そして何割かは、実際に手術を受ける。逆に言えば、美容整形の病院を訪れる人たちの一部にはかなり深刻に精神を患っている人が混ざっている筈なのである。大々的に広告を出しているような美容整形外科では、おそらく、そのように精神的に問題を抱えた人々への応対や訴訟対策などで深刻な苦労をさせられている筈である。

たとえ美容整形を受けようとも、カジモド・コンプレクス患者は決して満足をしない。なぜなら、本来は心の問題であるのにそれを容貌の問題と履き違えているのだから、本質は何ひとつ解決していないのである。おまけに顔かたちが変われば、馴染んでくるまでは**違和感**が生じるだろう（そして決して馴染みが生じないのがカジモド・コンプレクスというわけである）。しげしげと眺めてみれば、目であろうと鼻であろうと奇異な形に見えてくるものである。そこで美容整形を受けたことを後悔するか、あるいはまだ手術が不十分だと考えるかのいずれかとなる。下手をすると、延々と手術を重ね、果てしない整形地獄へと陥りかねない。そうなると、もはやどんな顔が「自然」で「美しい」のかが判然としなくなってくる。どのあたりで妥協をすれば良いものかが分からなくなってしまう。

マイケル・ジャクソンはカジモド・コンプレクスとは別な内面的問題も抱えていたようだが、果てしなく美容整形を繰り返してフリークスの域に近づいてしまった点では似たところがある。つまり、限度というものが分からなくなってしまうという点においてである。実際のところ、いわゆる「気が狂った」という文脈とは別に、ヒトはしばしば限度というものが分からなくなってその結果としてきわめてグロテスクな有りようを示すことがある。それは美容整形のみならず、**拒食症**や**過食症**、**強迫症状**、**ストーカー**行為など広範囲にわたる。限度という言葉を分別と置き換えてみるなら、ヒトの分別など、案外と簡単に雲散霧消してしまうということになる。

【第一次世界大戦】

美容整形が大きく発展を遂げた背景には、第一次世界大戦の勃発があったという。それまでにはなかったほど沢山の兵士が、顔面に深刻な損傷を受けた。損壊された「悲惨な」顔は、軍隊の士気にも影響するし国家の掲げる「正義」にもそぐわない。顔を正常に戻すことは、美容といった審美的な問題ではなくもっとシリアスかつ国家規模の問題なのであった。それゆえ美容整形手術は、国家公認の医療技術として大きく進歩することになったのである。
第一次世界大戦はまた、本格推理小説の発展にも大きく寄与したという説がある。この戦争がもたらしたものとは、未曾有の大量殺人といった異常事態であり、この事実こそが人々の精神を変容させた。大量殺人や連続殺人、無意味な殺人や興味本位の殺人といったものの非日常性が薄まり、激情や「**魔が差す**」といった理由とは別なところで、たとえ「正常な人間」であろうとヒトはいくらでも冷酷に殺人を犯せることが証明されてしまったのである。そのような心の闇の自覚と連動して、推理小説の黄金時代が訪れることになったのであった。

美容整形と推理小説、どちらも他人を欺くといったベクトルを備えたジャンルが第一次世界大戦を契機に飛躍的な進歩を遂げたというのは興味深い。そして精神に及ぼす影響力といった点では、第二次よりも第一次世界大戦のほうがより革命的であったようにも思われる。いや、第二次世界大戦のほうが、ボディーブローのようにじわじわと影響を与える戦争であったと言うべきなのかもしれないが。

なお精神病患者の妄想においては、犯人が整形手術を受けて他人になりすますとか、尾行や**盗聴**や**替え玉**といった推理小説的アイテムが実にしばしば登場する。彼らの妄想もまた、第一次世界大戦を境にニュアンスを変えていると推測されるのである。

【タンク】

第一次世界大戦ではさまざまな新兵器が登場した。飛行機、毒ガス、タンク（戦車）などが挙げられる。そのどれを取っても、戦場で初めて遭遇することになった兵士たちの恐怖は大変なものであったに違いないと思われる。

　1916年9月15日、世界で最初に戦闘参加したタンクがMk1である。このMk1のプラスティック・モデルが英国のエアフィックス社から発売されている。縮尺は72分の1で、掌に載ってしまう程度の大きさの模型である。しかしそれを目の高さに掲げてみると、不気味さがひしひしと伝わってくる。前のめりに歪んだ菱形の鉄の柩といった趣のボディーの両側には巨大な無限軌道(キャタピラ)が備わり、横に突き出た砲塔から触角のように砲身が突き出している。鋼鉄とリベットで武装したタンクの姿には、完璧にコミュニケーションが不可能といった拒絶的な雰囲気が色濃く漂い、そこが敵を不安に陥れる最大のポイントなのではないかと想像される。いかなる弾丸をも撥ね返しつつ、黙々と進んでいくタンクの不穏な姿には、盲目的な殺戮本能が具現化されたようなイメージが感じられる。これほどに醜いものは、人類史上でも数少ないのではないか。発展途上のしろものゆえに、いまだ機能美すら獲得していないその不完全さがかえって恐ろしい。

　わたしは蟹や海老といった**甲殻類**に対して激しい恐怖感があり、したがってその肉を一切口にすることが出来ない。甲殻類には、タンクのあの装甲を連想させるものがあるのみならず、意志疎通が不可能な不気味さや剝き出しの敵意といったものにおいて似通ったものがあることに、この項目を書いている最中に気がついた。

【甲殻類恐怖】

雑誌か何かで知った話であるが（出典が思い出せないのが残念）、**サルトル**は甲殻類恐怖症なのだそうである。来日したとき、大阪へ行ったもののあの有名な「かに道楽」の巨大看板に恐れをなして、店の前を通過出来なかったという。わたしは何とか我慢してあのキッチュな看板の下を歩いていくことが出来たから、サルトルよりはまだ軽症ということになろうか。

さて先日、クラゲについてちょっと調べてみたいことがあって図鑑を繙いた。『海岸動物』（内海富士夫監修、保育社、1996）という本である。調べるついでに頁をぱらぱらめくっていたら、欄外に「一口知識」といった感じで〈標本作成上の注意〉というのが書いてあった。何気なく読んだら、途端にわたしは顔が蒼くなった。あまりのグロテスクさにショックを受けたのである。ただし**甲殻類**を平気で賞味出来る人々には何でもない記述であるだろう。参考のために、その文章をここに書き写しておく。

〈標本作成上の注意〉標本をつくるために、生きたままの動物をいきなり固定液にほうりこむと甲殻類では、あしがばらばらになってしまいやすい。必ず弱らせるかあるいは死んでからのちに固定、保存するようにせねばならない。

書き写しながらも、あらためて鳥肌が立った。生きながらホルマリンに放り込まれた甲殻類の脚がばらばらに外れていく様子は、さながら怒りと憎悪と苦悶とをパントマイムで演じているかのようではないか？　それは悪夢のように思える。ホラーそのものである。読者は、どのように感じられたであろうか。

ところでポーランドの作家**ブルーノ・シュルツ**（1892〜1942　ゲシュタポによって路上で射殺されている）が、やはり甲殻類恐怖ではなかったのかとわたしは疑っているのだが、そのあたりを記した文章にはいまだ出会ったことがない。彼の短篇小説に「父の最後の逃亡」という作品があり（『シュルツ全小説』工藤幸雄訳、平凡社ライブラリー、2005所収）、そこでは父親がザリガニのような甲殻類に変身してしまう。変身した父親の様子は、寓話的なカフカの甲虫とは大きく異なる精密な描写がなされている。以下は、皿の上に載せられていた父親の姿である。

（……）「生きているの？」私は尋ねた。「もちろん、やっと捕まえていられるくらい」母が言った。「床（ゆか）に放してやったほうがいいかしら？」床に皿を置き、私と母とは、その上に屈み込んで、こんどは仔細に彼を観察した。何対かある弓なりの脚のあいだに沈み込んだようになり、それはかすかに脚を動かしていた。いくらかもたげ気味にした鋏（はさみ）とひげは傾聴する気配であった。私は深皿を傾けてやった、すると父は注意深く躊（ため）らいがちに床に降りたが、足元が平坦であることを確かめると、とつぜん、十本ほどの脚をいっせいに動かして駈けた、節足動物の硬い骨がかたかたと音立てた。私は行く道を塞いだ。父はゆき惑(まど)い、波状に動くひげで障碍物に触れ、それから鋏を上げて脇へ折れた。私たちは決めた方向に彼を走るようにさせた。そのほうだと隠れ場所になるような家具はひとつもないのだった。波立つように痙攣(けいれん)しながら、たくさんの脚を操って彼は走り、壁まできた、と見るより早く、彼はそこに停まりもせずに、歩脚の全装備を動員して軽々と壁を這い登った。私は、壁紙をかさかさと鳴らして進んでゆく多足の歩行を、本能的な気味悪さを抱(いだ)きながら目で追った。父はやがて壁に嵌め込みになった台所のちいさな食器棚まで行き、その角のところで一瞬身を折り曲げ、鋏で棚のなかを探ってからそのなかへ入った。

ザリガニに加えて、フナムシのイメージも少々加味されていないだろうか。書き写しながら、わたしは全身に鳥肌を立てていた。おぞましい。

【去勢不安】

わたしの**甲殻類恐怖症**について、ある人いわく「そりゃあ君、去勢不安のなせるわざだね」、と。同業者の言である。蟹も海老もハサミを持っているので、それでチョキン! というのが去勢不安の根拠らしい。あんまり安易な発言なので、不愉快になって無視したことを覚えている。

こういった下らない言説を、**通俗心理学**と称するのである。それにわたしは、以前から去勢不安という言葉が腑に落ちない。内容を一応理解はするのだけれども、リアルに迫ってこない。身につまされないから、空理空論に思えてしまうのである。困ったことである。

［高橋鐵］

フロイトの学説に沿っているのであるから、それは「お墨付き」であるといったニュアンスの言い回しが過去には通用していたようである。しかし今となっては陳腐そのものといった論が少なくない。たとえば、かつてフロイト派の性心理学者として高橋鐵（1907〜1971）という人がいた。正統派というか学閥的な意味での精神医学や心理学とは一線を画し、むしろ**文化人**系のタレントといった人物であった。どこか「いかがわしい」印象があったことは確かである。

マスコミにたびたび登場し、また異常性愛についていろいろとコメントをしたり性教育と関わったり文化人の性風俗誌『あまとりあ』の発行、ミス日本の審査員などを務めた売れっ子である。猥褻裁判などでも有名。主な活躍は昭和20〜40年代と息が長く、イメージとしてはブルーフィルムだとか春画、**カストリ雑誌**、ガリ版刷りのエロ本といったアナクロなものと分かちがたく結びついている。著作は、90年代に河出書房新社から文庫で多数復刊された。

いまではほとんど忘れられた存在であるが、彼の書いたものを読んでみるとその牧歌的かつ通俗的なトーンがかえって心を和ませる。たとえば「服飾品の精神分析」という記事においては、帽子が男性の性器やセックスを象徴していると断じたあとで、「男性でも男性力のなくなりかけた還暦には赤い頭巾（日本のベレ帽）をかぶって性力の補償にする習慣があるではないか。それからまた、兜をぬぐこと、すなわち脱帽は降参の意味だがその根元の理由は、**去勢**されてしまった、という意思表示に違いない」と書いている。あるいは「無意識犯罪論」では、「また、毒薬は女の武器とされている。精神分析学からみると、同じ殺すにしても女性は授乳する本能があるため、なにか飲ませてやりたいという無意識願望が含まれるため、ついその手段を選ぶ」と記している。

こうした論で人々を煙に巻くことが出来た時代もあったのである。なお1969年にアートシアターで封切られた大島渚監督のモノクロ映画『新宿泥棒日記』は主人公（狂言回し役）が横尾忠則で、当時のいわゆるアングラの雰囲気がヴィヴィッドに写し撮られており、この作品中では和服姿の高橋鐵本人が登場して性談義を開陳する。

【名刺】

定年を迎える年齢前後から上の世代の人たちにとっては、**高橋鐵**はそれなりに知られていた筈である。だからこそ河出書房新社の「新文芸読本」という作家別のムックのシリーズに稲垣足穂や南方熊楠、柳田國男、**澁澤龍彥**などと並んで一巻が編まれているのだろう。

で、この『新文芸読本　高橋鐵』（1993）には、彼に対する論評や年譜、コラムなどが数多く収録されているのだが、**草森紳一**が書いた「高橋鐵の名刺」というコラムがまことに面白い。

高橋の名刺は、2つ折りになっていたというのである。表紙にあたる部分には、名前と住所・電話番号そして肩書として「社団法人　生活心理学会／日本精神分析学会／創立主宰　初代会長・理事長」と3行に分けて書かれている。そして裏表紙にあたる部分には「性科学・深層心理・技法・性典と艶本艶画・法令批判・**カウンセリング**指導・実態測定調査・展覧会解説構成　既発表作―NHKシナリオ・文春系フロイディアン小説・現代黄表紙モノ・社会講談・古典コント等（松竹脚本部第二期生として）★以上公刊書・限定私家版・著書等アピール」と列挙され、裏には「わが生涯の攻究課題と資料コレクション」と銘打って「性格心理学・芸術心理学（特に精神分析学的）・社会分析学・風俗文化史・美術文学・歌舞伎劇・音曲俗謡・落語等芸能・川柳狂歌詩句・俳諧―短歌連歌」、もうひとつの頁には「人体美学全般（特に分析学的）・生活心理・四季天候心理・語源字源・流行語歌謡服飾品・隠語性語・ネーミング考・人体分析学・犯罪（異常）心理・エログロ事件史・反体制史・碧眼日本観・ノンセクトラジカル論」と、これらがびっしりと印刷されていたというのである。

こんな名刺を渡されたら、まずは**躁病**か自意識過剰に支配された底の浅い人物像を思い浮かべることだろう。ただし本物の高橋氏にわたしは会ったことがないので、実際はどうであったのか。軽佻浮薄な人物とは少々異なっていたようで、誠実さと胡散臭さ、小心さと誇大的なところが入り交じった複雑な面があったらしい。あんな名刺を作ったら他人に訝しがられそうなものなのに、そこが紺屋(こうや)の白袴といったところであったのだろうか。

近頃ではこうした興味をそそるキャラクターは少なく、たんに我が儘だったり不愉快なだけの人物が増えているのは困ったことである。

［清和源氏］

精神科病院に長期入院中の男性患者たちから、**名刺**を何枚かもらったことがある。おそらく外出時間を利用して注文してきたのであろう。

そのうちの1枚は、**高橋鐵**の名刺に似た肩書過剰のタイプである。ただし、ちゃんと見ると意味のない肩書ばかりである。表側には、「詩人、作詞家、日本アイディア研究室、日本科学アカデミー、藤原鎌足、日蓮大聖人、井伊直弼」といった言葉が姓名とともに印刷されている。さらに裏を返すと、自分の名前と同じ大きさの活字で「清和天皇源氏」と印刷されている。彼にとっては、どうやら肩書と歴史上の人物とは同じものとして認識されているようである。

過剰な肩書も、家系図でつながっている歴史上の人物（どんな人物だって、アフリカ起源の原人まで遡れば親戚同士である）の名前も、いずれも当人の優秀さを間接的に証明しているようでいて実は何も言っていないという点では同格である。本人はその事実を知っていて、それでもあえて冗談半分に名刺へ印刷したのか。それとも肩書の類がなければ自分の**アイデンティティー**が保たれそうにもないので、むりやりにでっちあげたのか。おそらく後者であろう。そこが切ない。

もう1枚は、まことにストイックである。姓名と住所（すなわち病院の住所である）とが印刷され、肩書はたったひとつである。すなわち「将棋二段」とだけ書かれている。なるほどどこの人は将棋が強く、アマチュア将棋の二段であると日頃から自称していた。換言すれば、彼にはそれしか誇るものがない。彼の名刺を見たときには、阪田三吉その人のように愚直な名刺だなあと思ったものである。

もし彼らが亡くなったときには、柩に「自慢の」名刺は入れてあげるべきなのだろうか。そうすれば、肩書に相応しい扱いを冥府で受けられることになるのだろうか。それとも、彼らの病んだ心を茶化した冒瀆的な行為ということになるのだろうか。

【匿名】

さきほどの**名刺**に登場した藤原鎌足も日蓮大聖人も井伊直弼も清和天皇源氏も、おそらく過去に実在した筈だし、彼らの存在が歴史に大きな影響を与えたことも事実であろう。だがこうした人物たちにはリアリティーがない。抽象的なのである。

統合失調症の患者が幻覚妄想の一環として語る「定番のアイテム」がある。たとえば、**電波**とか電磁波、低周波、脳波。あるいは**盗聴器**、脳内に埋め込まれたＩＣチップ。**スパイ組織**、ＣＩＡ、フリーメーソン等々。こうしたものによって彼らは自分の心の中を見透かされたり個人情報が筒抜けになったり、さもなければ心を操られたり尾行をされたり秘密を握られたり迫害されたりしてしまう、と主張するのである。

これらのアイテムは、まぎれもなくこの世に実在している。だが、電波は目に見えない。感じることも出来ない。にもかかわらず、強大な影響力を持っている。盗聴器にしても、その存在を疑えばいくらでも疑える。ＣＩＡやフリーメーソンに所属している人物が日本にもいるのだろうけれど、そんな人を見掛けたといった話は聞いたことがない。すなわち、統合失調症患者たちにとっての「定番のアイテム」の特徴とは、世の中にちゃんと存在していることは事実だが誰もそれをはっきり見たり確認したことはない、そういった意味で「抽象的だが現実的な力を持っている」ものと規定することが出来よう。言い換えてみるなら、強大な**匿名的存在**ということになる。

こうした曖昧なものを登場させれば、大概の話は辻褄が合う。まさに**機械仕掛けの神**（デウス・エクス・マキーナ。10頁参照）なのであり、またＣＩＡやフリーメーソンといったものに注目すればいわゆる**陰謀史観**も同じ範疇に収まるだろう。

それにしてもこれらのアイテムはどこか野暮ったい。昭和30年代に想像された未来世界のようなレトロな雰囲気を伴っている。アダムスキー型空飛ぶ円盤のような垢抜けない印象がある。だが、だからこそ妙に普遍的な感触をも伴ってくる。そしてそのような普遍性の中に、清和天皇源氏も藤原鎌足も棲息しているに違いないのである。

【電波系】

以前ならキチガイといった**差別**語を使うところを、いつの間にか電波系と呼びならわすようになった。最近はあまり耳にしない気もするが、「**電波**が飛んでるよね、あの人」といった具合に使われたりはしている。

統合失調症の頻出アイテムとして電波云々が出てくるのだから、電波系という呼称はなかなか上手いと思う。1996年にライターの**村崎百郎**（故人）と漫画家の**根本敬**が『電波系』（太田出版）なる本を出したあたりが、この言葉が普及するきっかけとなったのであろう。その頃には、中目黒に通称「電波喫茶」なるものが雑誌『宝島30』の根本敬のコラムを通じて有名になってもいた（この喫茶店の女性マスターは電波に関する妄想を抱いており、店の内外に電波の危険を糾弾するおびただしい数の張り紙を貼っていた）。ただし雑誌『ガロ』1980年9月号には**渡辺和博**が「毒電波」という漫画（実際に、統合失調症と思われる奇人が登場する）を描いているので［図1］、彼がサブカルチャーの住人としてはもっとも早く「狂気」と「電波」との親和性に目をつけていたのかもしれない。

なお電波がいつ頃から患者の幻覚妄想に登場したのか特定は困難だが、藤森英之の

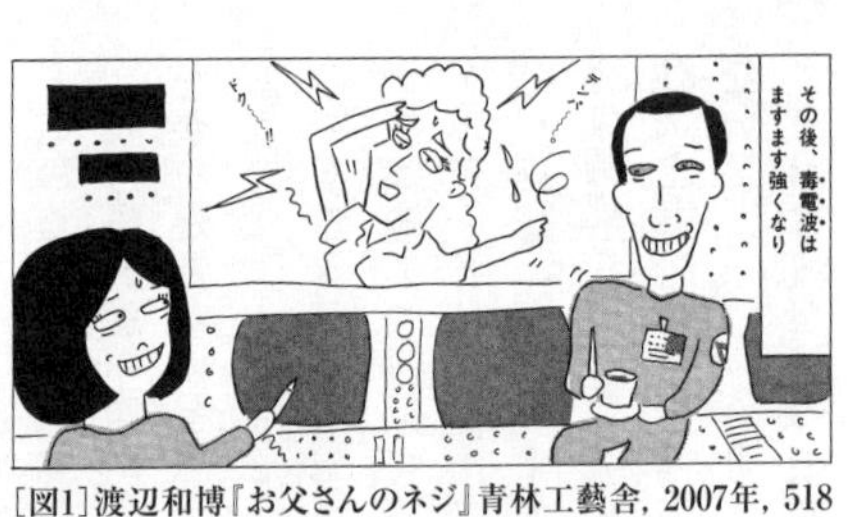

［図1］渡辺和博『お父さんのネジ』青林工藝舎, 2007年, 518頁より

『精神分裂病と妄想』（金剛出版、1998）によれば、安政5年生まれの男性（職業は大工、明治35年に精神病院へ入院）は、「悪い奴がエレキをかけるので、脳髄が何だか開き出されたような心地がするし、腹はブクブクし、心臓はドキドキして困る。また時に注射してやるという声が聞こえ、そのたびに臓腑が腑分けされるような心持になる」とエレキ体験を語っているし、明治36年に入院をした25歳の男性は「無線電信の発明世にありて、他の人は世の中にあるはずなしと言えども、無線電信を向こうよりかけられ、自己の意見は他人に知られ、自分の方には人の思うこと少しもわからず、私のちょっと考えたことはすぐ彼方にわかり、私の誤覚かもしれねど、ここ一年間によく研究したり。私がつまらぬことを考えれば、向こうの人がこれは駄目だと言う……この病院の中には『電気語』とか無線電信の装置ありて、特別に我がために尽力し、昔日の悪を種々の方法をもって私に悟らせるなり」と語っている。電波が妄想に登場したのは、おそらく日常語として「電波」が使われるようになったのとほぼ同時であろう。

〔岸恵子問題〕

統合失調症の患者は、自分が有名人の誰それに「似ている」などとは言わないが、誰それと「血縁関係にある」といった主張を行うことがある（誰それ本人であると主張することもある）。似ているためにはそれなりの顔つきが必要だが、血縁関係ならばそう言い張るだけで事足りるからなのだろうか。

わたしは過去に少なくとも3名の女性患者が、自分は岸恵子の妹であるとか親戚であると語る場面に遭遇してきた。いずれも中年の女性であったが、数多くの女優の中でもなぜわざわざ「岸恵子」なのかが不思議であった。美人ということなら原節子とか山口淑子などでも良さそうだし、吉永小百合をはじめとして一世を風靡した女優はいくらでもいる。申し合わせたように岸恵子と血縁関係になりたがるのはなぜなのか。それを勝手にわたしは「岸恵子問題」と名づけていた。

確かに著名な女優ではあっても、岸恵子はいまひとつ伝説の女優の域までは達していない。唯一無二といったタイプの女優でもない。だが心を病んだ中年女性には、どうやら憧れの人らしい。

おそらくスキャンダルが少なく、フランス人の監督と結婚してパリに住んでいて、また本を書いたりインテリの雰囲気があることが重要なのだろう。彼女がアメリカ人と結婚してロサンゼルスに住んでいたら、妄想の対象とはならなかったのではないか。リカちゃん人形の**香山リカ**の父は香山ピエールと称する音楽家でフランス人（という設定）である。今さらフランスに憧れたり、花の都パリといった言い回しに胸をときめかせるといった心性はもはやアナクロニズムであると思っていたが、精神を病んだ彼女たちの内面では時間の流れが止まっているのであろう。

［エッフェル塔］

パリ大学で教鞭を取っていた**ロラン・バルト**に『エッフェル塔』という著作（宗左近・諸田和治訳、ちくま学芸文庫、1997。原著は1964）があって、その冒頭にエッフェル塔が大嫌いな男（モーパッサンである）の話が出てくる。大嫌いなのにパリに住んでいるのだから困ったものである。我慢ならない。そこで彼は窮余の策として、頻繁に塔の展望台で食事をするようになる。なぜなら、パリで唯一エッフェル塔が見えない場所は、塔の展望台にほかならないからだというのであった。

このエピソードから寓意を引き出すとしたら、それは「無限大に遠ざかることと、無限小に近づくこととは同義である」ということになろうか。

この寓意に当てはまる事象を精神医学の領域に捜してみるなら、たとえばこんなケースがある。

夫婦者が暮らしていた。女房のほうが鼻息の荒い夫婦であった。ある日、女房が発病した。屋根越しに見える**電波**塔から、自分の悪口を言ったり指図してくる声が送信されてくると彼女は主張し、不可解な言動を重ねていった。しかしそのいっぽう、洗濯や炊事などは何とかこなしている。夫は女房を精神科へ受診させたがったが、そのことを切り出すと彼女は烈火のごとく怒った。「電波に苦しめられているのに、そんなことを無視して私の頭がオカシイなんて言い出すなんて！」と。

夫は頭を抱えた。明らかに女房は精神を病んでいる。なのに医療へつなげることが出来ない。どうしたらいいのだろうか。

考えてみれば、女房はいつも精神が変であるとは限らない。家事も最低限はこなしている。それに、もしかすると彼女の主張する「電波」の件も、あながち嘘や作り話ではないのかもしれないではないか。一緒に苦しみ悩んでやることのほうが、夫の務めなのかもしれない。そんなことをあれこれ思い悩んでいるうちに、ある日、夫にも頭の中へ電波が直接飛んでくるような感覚が生じた。それは恐怖とともに、ああこれで妻の言うことは本当だったのだという一種の安堵感をも含んでいた。

かくして夫婦ふたりで電波塔を眺めては、「あの塔が憎い」と語り合い、ときには街頭で夫婦一緒に電波についての糾弾ビラを配ったり電波塔の管理会社へ押しかけたりするようになった。最終的に夫婦揃って警察に保護され、**精神科病院**へ入院させられることになった。女房は**統合失調症**との**診断**で治療が開始されたが、夫は女房と別々に離れて数日過ごすうちに、自然に妄想が消滅してきた。そして「ああ、私は女房の話に巻き込まれていたんですねえ」と感慨深げに語ったのだった。その時点で夫はまったく正常に戻っていた。

夫は、まさに「無限大に遠ざかることと、無限小に近づくこととは同義である」を実践すべく、**無意識**のうちに女房と同じ精神症状を呈することで、夫婦間の問題解決を図ろうとしたのであった。

〔感応精神病〕

精神病は感染することがある。すなわち、病んだ者が信じていた妄想の世界に正常者も引きずり込まれ、正常と異常との境界が取り払われてしまうケースがある。これが即ち感応精神病である。

前項に紹介した症例然り、こうしたケースは世間において決して稀ではない。そしてそのような事実からは以下のようなことが示される。
①妄想に「侵略」「予兆」「受難」「救世主」「復活」といったテーマが加わってくれば、集団**ヒステリー**とかカルト、いかがわしげな宗教もまた精神病に近いトーンを含んでいることが容易に窺える。
②妄想はコミュニケーション・ツールとして機能することがある。しかも「狂う」ことは必ずしも苦痛な体験であるとは限らない。たとえばナチスにおける独逸国民の熱狂と結束力を見よ。
③感応精神病をきたすには、隔絶した環境が必要となる。それは家族、サークル、学級、

教団、地域、国家などさまざまな単位で実現し得るが、いずれにせよ外部と精神的に遮断されることが必要となる。あとは強い**不安感**ないしは**不全感**（それらは結局のところ被害妄想の前駆的な感情である）が触媒として作用するであろう。

なお、事例が精神病者とそれに感応された者との二人で完結している場合には、二人組精神病ないしは**フォリエ・ドゥ**とフランス語で呼ばれるのが通例である。

【カリスマ】

カリスマ的人物にはオーラがある。それは**感応精神病**を誘発しかねない妄想めいたオーラである。したがって、カリスマ性のある人間には、いかがわしさと危険な臭いとがつきまとう。人畜無害なカリスマなど存在しない。

わたしがかつて東海地方で勤務したことのある私立の**精神科病院**の院長は、白髪の老人であったがいささかカリスマ的な色彩を帯びた人物であった。病院は家庭、院長は父親、患者は子どもといった典型的な**パターナリズム**で営まれ、患者やその家族は院長への忠誠心を常に求められていた。そのためか病院全体がどこか宗教的な空気に包まれていた。何か行事があるときには、医者もスタッフも必ず院歌（国歌や校歌や社歌に準ずる）を歌わされたことも印象に残っている。

あるとき、院長が万年筆で書いたカルテに目を通す機会があったのだが、短歌が記してあった。斎藤茂吉に傾倒していたのは知っていたが、カルテに短歌を書き込んでいるとは思わなかった。普通、カルテは外国語交じりで記載されるので横書きが標準である。しかし短歌のみは、頁の隅に縦書きで記されていた。患者に対する感慨を詠んだもので、あまり上手いものではなかった。そのとき、院長のカリスマ性の一端を知った気分になると同時に、なぜ短歌であって俳句ではないのだろうかと思った。

しかし考えてみれば、俳句にはある種の滑稽味が伴いがちで、そういった点から短歌のほうが院長には相応しかったのだろうと思い至った。なるほど死刑囚もしばしば獄中で短歌を詠むが、飄々と俳句を作って死んでいった死刑囚は聞いたことがない。

[藤紫]

死刑執行の直前に囚人が通される控室の床には、藤紫の色をした絨毯が敷かれているそうである。この部屋でしばらく待機してから、絞首刑が取り行われる。

それにしても、なぜ藤紫なのだろうか。臙脂でも茶色でも**灰色**でも構わないではないか。ある人によれば、紫系は高貴な色だから、それなりに厳粛な場に似つかわしいだろうということで藤紫が選ばれたのではないかという。なるほど一理あるが、たんに法務省の誰かの気まぐれに過ぎないようにも思えたりする。

控室に連れて来られた死刑囚の目に、絨毯の藤紫は場違いなほどに鮮やかに感じられるのではないだろうか。そうして藤紫の鮮明さが眼底から消え去らないうちに、彼ないし彼女は冥府へと旅立つことになる。まことに鮮烈な色なのである、藤紫は。

以前わたしの外来に、全身を藤紫の衣類で統一した中年女性が通っていた。服も帽子も靴もバッグもブローチもハンカチも、すべてが藤紫なのである（たぶん下着もそうなのだろう）。同系色でまとめるのはファッションの基本なのかもしれないが、ここまで過剰だとお洒落といった文脈を逸脱している。ある種の偏執的なものを発散していて、いかにも精神の不健康さが感じ取れる。

ある日、「藤紫がお好きなんですねえ」と水を向けてみた。すると彼女は、「ええ、ええ、ラベンダーはわたしのテーマカラーなんですのよ」と答えた。藤紫とは言わずにあえてラベンダーと称し、さらにテーマカラーといった言い回しをするところに彼女の自負が窺われた。

［青紫］

若い女性の看護師が、目の周りに青紫のアザを作っていた。独身だったし恋人がいるといった話もなかったので、DVの可能性よりも、病棟で患者に殴られたのではないかと誰もが疑った。無理もない、彼女が働いていたのは、男子の**閉鎖病棟**だったのだから。

しかしアザの本当の理由は、彼女が趣味で行っていた格闘技の練習で、誤って相手のパンチがまともに当たってしまったからなのであった。だが、傍目からはいかにも「暴力被害者」といった不穏な印象を感じ取ってしまう。

精神科病院へ入院中の患者が、特定の人間へ向けて暴力を示すことは少ない。幻覚や妄想で興奮し、それを抑えようとしたら「はずみ」でパンチを喰らうといったことはあっても、いきなり襲いかかってきて殴打するなどというケースはまずない。そういった意味では、世間で考えられているほど精神疾患の患者が危険であったり凶暴であるわけではない。

とはいうものの、彼らがまったく暴力と無縁といった保証はない。危険な症例は確かに存在する。嫌なことだが、精神医療従事者にはある程度暴力に対しての身体的なトレーニングも必要で、だがそうした発想にはどこか偏見や**差別**につながりかねない後ろ暗いトーンがあった。

平成17年に、医学書院から『医療職のための包括的暴力防止プログラム』という本が出版された。患者の暴力や興奮へ対処する方法を写真入りで解説しており、付録にはDVDも付いている。もしかすると、この本が堂々と出版されたことには、我が国の精神医学において、予想以上に大きな意味が含まれているかもしれないとわたしは思ったものである。

（追記）『医療職のための包括的暴力防止プログラム』が出版された後、患者からの暴力対応の本がいくつか出版され、また**認知症**老人の介護の文脈から暴力対応の重要性が世間に認識されるようになった。世間も医療・介護職も、理念先行から次第に現実的になっていったと理解すべきなのであろうか。

【自衛隊】

精神科救急で、興奮の激しい患者を入院させたことがある。警察官に手伝ってもらい、数人がかりで押さえつけて鎮静剤を注射しなければならなかった。

その患者は、迷彩色のズボンに黒いTシャツ、頭には赤紫のバンダナを巻いていた。シルベスタ・スタローン演ずるところの『ランボー』みたいな出で立ちだなあと思っていたら、自衛隊出身であった。自衛隊を除隊して数ヵ月してから、幻覚妄想が著しくなって大暴れに至ったらしい。

自衛隊を除隊してしばらくしてから、精神状態が悪くなって医療を受ける人がときおりいると聞いたことがある。それは自衛隊に居ることがストレスフルで、そのためにおかしくなるといった話ではない。むしろ厳格な規律に縛られて身体をフルに動かしている間は何とか発病が防げていたのに、除隊によって生活を律するものがなくなった途端に病状が悪くなってくる、といったパターンなのである。

そのような観点からすると、自衛隊のような集団生活にも美点のあることが分かる。枠組みにきっちりと嵌め込まれ、生活は規則正しく、しかも身体を酷使する日々は、妄想などを寄せつけない。ニートだとか**引きこもり**とはまったく正反対の生活に、発病を防ぐヒントが隠されているということになる。

ただし自衛隊生活がオールマイティではないし、いまどきの若者には徴兵制復活が必要だなどという暴論が成り立つ根拠にもならない。が、あまりに自由かつ取り止めのない状態は、精神的によほどタフでない限りかえって不幸を招きかねない事実はきちんと把握しておくべきだろう。真っ白な百号のキャンバスを前にして、躊躇することなく思いつくままに絵筆を動かせる者はまことに少ないのである。

【三島由紀夫】

三島由紀夫は運動神経が鈍かった。それはある種の不器用さとか身体感覚の欠落をも含む鈍さであった。だからもし彼が徴兵検査に合格していたとしたら、たとえば訓練の段階で銃の暴発から指を失うなどの悲劇を起こし、その結果としてもっと別な印象の小説を書いていたような気がするのである。まあ妄想に近い空想ではあるが。

ボディビルで肉体を作り替えても、運動神経の鈍さは克服出来ない。だから**自衛隊**へ体験入隊したときも、恥をかいた。石原慎太郎へ日本刀で切りかかり、座っていた石原の頭の上で寸止めをしようとしたことがあったらしい。そのとき、三島は刀を振り下ろす前に室内の鴨居へ刃を食い込ませて立ち往生してしまい、惨めな醜態を曝してしまったそうである。これこそが正真正銘の「運動音痴」である。にもかかわらず三島はそんな自分を認めようとせず、マッチョな美学へとのめり込んで滅びていった。

暴論を申せば、彼は美食へと走ればよかったのである。ひたすら美味いもの、珍奇なものを食べ漁り、ぶくぶくと肥満していけばよかったのである。化け物のように肥ってしまえば、もはや運動神経の有無など意味を持たない人生を送ることになるだろう。劣等感を葬り去れるのだ。三島は鍛え上げた筋肉などではなく、美食でもたらされた脂肪を身に纏うべきだったのである。

余談であるが、わたしはサンフランシスコで画廊を経営しているゲイの男性（年齢的にもう鬼籍に入っているだろう。確かパンテオン・ギャラリーという画廊であった）から、三島由紀夫から送られた手紙なるものを見せてもらったことがある（渡米した三島に夜のサンフランシスコを案内したそうである）。あの晩は楽しかった、サンフランシスコは素敵な所だ、といった類の通り一遍な内容が万年筆による英文で記されていた。露骨なことは書かれていなかった。中学生のように稚拙な英文だったのが、少々意外であった。

【小説】

小説は誰でも書ける。質さえ問わなければ。ただし俳句や短歌よりも忍耐力が必要である。だから長大かつ中身の乏しい小説は恐ろしい。そんなものを書き上げるために注ぎ込まれた空疎で偏執的なエネルギーのことを思ってうろたえてしまうからである。

半生を**精神科病院**で過ごしてきたKさんは、病室で絵も描くし小説も書く。ただし小説はどれも短い。彼が「持っていきなよ」とわたしにくれた自称・ポルノ小説の全文をここに紹介しておこう。題名は『三百万円』である。渡す際に、「私はスケベなんですよ」と彼は笑っていた。真面目な話、わたしはこの作品が好きである。

小説『三百万円』

「ひろみじゃあ立たんが、君ならちんこが立って来る。」

「ふん。」

「いいじゃないか、君」

「いつも、あなたすきねえ」

「おれの〔注：ひろみ〕のは、おっぱいが横むいてて、それこそたればいさ。そのひどいったら、そりゃもうやだよ。」

「あ、そう。」

「おさね〔注：女性の陰部のこと〕は黒いし、しゃぶる気にもならないよ。要求ばかりするんだよ。うんざりさ。体位かえようか。クニングリングスしてくれようか。」

「いやよ。このままで。もっと奥へ入れてよ。」

「そんなもなあ。君もすきだな。何人関係したんだ。」

「あなただけよ。」

「主人はどうしたんだ。」

「あんなのいやよ。」

「うそ言って。何人とも寝たんだろ。」

「いいわあ、いいわあ、そこよ、そこんところよ。」

「こりゃ面白い。もっといじめてやろう。」

「いいわ。いいわ。」

「フェラチオしてくれよ。ひろみんのは、どうもへたくそでいけない。塩味さ。おみまいしてくれる。顔にひっかけてやろうか。この助平。」

「いいわあん、うふふ。」

「それ。」

「いやよ、もっとしゃぶってよ。おっぱい、おねがい。」

「それ、ひっかけた。それさし込んだ。」

「いいわ、いいわ。」

「おお、そうか、そうか、いい娘だ、いい娘だ。」

「いいわあん。ぐっと来た。じんじんするのよ、あそこ。」

「そう来たか。それならそれで別の手を。」

「ひろみさんと手を切ってよ。」

「いろいろな女と関係したけれど、君が一番だよ。今の女と手を切るよ。やっぱり君が一番いいよ。結婚しようよ。それでめでたく再スタートしようじゃないか。」

「ええ。」

「それ、こうしてくれる。たっぷりエキスをひっかけてくれる。」

「ばかねえん、いいわ。」

「どうだい、ぼくと再スタートしようよ。」

「私もよ。そろそろ主人がいやになったし、子供ももう大きくなったし。あんなうじうじした男はもういやよ。」

「やっぱり、そうだろう。」

「あなたとやり直したいわよ。シャワーでもあびようか。ホテル代どうする、あなた。」

「金かあ。今のひろみと手を切るから、三百万ばかたのむよ。」

「そうかあ、お金の事なら、私、何とかする。それで全部うまくゆくわ。」


（完）

［大陰唇］

わたしが産婦人科医だった頃、ある個人医院でアルバイトをしていた。そこには名物患者がいて、2ヵ月に1度くらい、夕方になると救急車を呼んでやってくる老婆なのであった。1度だけ、わたしも彼女に遭遇したことがある。

老婆は独り暮らしの生活保護で、身なりは実に汚い。そんな彼女が救急で来院して言うには、「大陰唇が取れてしまいました、診て下さい」。わたしは困惑した。まるで付け睫毛でも取れてしまったかのように、性器の一部が取れてしまったというのだから。とにかく内診台に乗ってもらって眺めてみたが、別に異変はない。仕方がないのでとりあえず膣洗浄をしておいて、問題はなかったと伝えた。そして、なぜ「取れてしまった」と思ったのかと尋ねてみた。

彼女によれば、夜中に何者かが布団の中へ這い込んできて性器をまさぐり、その挙げ句に大陰唇を千切り取って行くらしい。あまりにも馬鹿げた話なので絶句した。そうして頭の中には**色情狂**といった言葉が浮かんだ。結局老婆はいやに淡々とした調子でそのまま帰って行った。その呆気なさが却って不気味であった。

同じ訴えでたびたび救急受診してくるので、彼女は名物患者となっていたのであった。その後、精神科医に転じたわたしが彼女のことを思い返してみると、おそらくあの老婆は**統合失調症**だったように推測される。一種の体感幻覚を中心とした妄想（しかも形骸化した妄想）が彼女の訴えであり、若い頃に発病したまま未治療で経過した患者なのであろう。気の毒な人であり、ことに昔は、どこの町や村にもこんな具合に形骸化した妄想を持った「変人」が見掛けられたものである。

【口唇期】

生後1歳までの乳児期を、**フロイト**は口唇期と名づけた。快楽獲得の中心が口腔粘膜や唇、舌によってもたらされる時期であり、小児の指しゃぶりは口唇期への**退行**であるとされる。エリクソンによれば、この時期を経ることによってヒトは**基本的信頼**を獲得することになる。

では基本的信頼とはどのようなことか。「ま、何とかなるさ」という楽天主義的な気分、「大船に乗った気持」、能天気さ、希望を抱く力といったところであろうか。乳児は言葉も持たず、ひたすら無力な存在である。しかし母親の乳房を頼りに生きていくわけで、意思表示は泣くことでしか出来ない。しかし母親は直感的に子供の要求を汲み取り、適切に母乳を与えたり「あやした」り、オムツを取り替えたりする。こうした母子の交流によって、子供は基本的信頼を獲得するに至るという次第なのである。

［ジャングル］

基本的信頼を持たぬ人間にとって、世の中はどのように映るだろうか。おそらく着の身着のままでジャングルに放り出されたかのような気持になるのではないか。頭の上から蛭が落ちてくるかもしれないし、鋭い歯を持った猿が襲ってくるかもしれない。足元には毒蛇や爬虫類が待ち構えている。うっかり樹木に寄りかかろうものなら、そこには不気味な昆虫がびっしりと貼りついていたり、色鮮やかな毒虫が蠢いていたりする。じめじめと湿った足元には寄生性の軟体動物が隠れ潜み、絡まった蔦を巨大な蜘蛛が這い回る。木々の陰からは不意に凶暴な猛獣が姿を現す。そんなグロテスクで油断のならない世界が、すなわち基本的信頼を持たぬ者にとっての日常なのである。

彼らにとって他人とは、安心感をもたらし役に立ってくれる存在か、さもなければ危険で害毒を持った存在か、そのいずれかに二分される。ときには**擬態**した敵もいるので気が休まらない。敵は不意打ちをしてくるので、一刻も気を抜けない。これほどに過酷なジャングルを彷徨(さまよ)っても、安らぎの地へ抜け出られる保証は何ひとつない。いっそ自ら命を絶ったほうがよほど気楽だと思えることが少なくない。敵を殲滅すべく、突如凶悪な感情に囚われることがしばしばで、またこのまま朽ち果ててしまおうと石像のように動かなくなってしまうこともある。ある日、空から救いのヘリコプターが降下してくることを夢見ることもあるけれど、実際に目にするのは異様に鮮やかな熱帯の鳥と昆虫ばかりでしかない。

ジャングルの帝王ターザンは、おそらく基本的信頼に満ちている。彼には絶望もなければ不安もない。忠実な動物たちと、美しいジェーンがいる。敵はいつでも分かりやすい姿で出現する。

基本的信頼とは、特異な妄想と言っても良いのかもしれない。この妄想ゆえに恐れも絶望も覚えずに済む。世界はジャングルではなく手入れの行き届いた庭園と化す。ターザンは、妄想によって支えられたマッチョでしかないかもしれない。彼の頭の中から妄想が消失し、しかも手元にカッターナイフが転がっていたとしたら、あのターザンが苦しまぎれに**リストカット**を行う可能性はきわめて高いだろう。

［地球空洞説］

地球は内部が中空になっていて、そこに我々の知らない世界が広がっているという空想。ヴェルヌの『地底旅行』にせよバロウズの『ペルシダー』にせよ、空洞部は失われた太古の世界となっているのが相場である。恐竜の闊歩する原始的なジャングルが広がっているのである。

バロウズのペルシダー・シリーズの第一作が発表されたのが１９２２年、そして１９３０年には同じくバロウズが手掛けてきたターザンが地底世界へ登場する『ターザンの世界ペルシダー』が出版されている。

地球空洞説は17世紀末に既に天文学者エドモンド・ハレーが唱えていたという。以後多くの人間が思い出したようにこの説を唱えてきたが、１８１８年にアメリカ陸軍大尉ジョン・クリーヴス・シムスが発表した『同心円と極地の空洞帯』なる本はペルシダー・シリーズの着想に大きく貢献したと言われる（野田昌宏「地球空洞説の系譜」、『地底世界ペルシダー』解説より、ハヤカワSF文庫、１９７１）。

20世紀に入ると、米国人マーシャル・B・ガードナーが１９１３年に『地球内部への旅、あるいは両極は現実に発見されたか』という本を出す。イメージ的にはむしろガードナーのものがペルシダーに近い。

さて右記ガードナーの著作が発表された１９１３年を挟んで、**フロイト**は１９１２年に『精神分析における無意識概念における二、三の覚書』を、1915年に**無意識**に関する決定版の文献となる『無意識について』を発表している。わたしは10頁でも述べたように、無意識なるものが地表の裏側に広がっている原始的な本能の世界に近い印象を持っていたせいで、ひょっとしたらフロイトに地球空洞説が何らかのヒントをもたらした可能性はないかと空想してみたことがある。が、著作発表の前後関係からするとその説は成立し難いようで、まことに残念であった。

なお**寺山修司**は『地底旅行』について述べた評論で、主人公が暗号を解くことによって地球内部への入り口を発見し地底世界へと導かれていくことから、地球の中には言葉が詰まっているという表現をしていた。つまり地球の裏側を覆う地底世界は、太陽ではなく言葉に照らし出されていたというわけである。

［ザ・ケイヴ］

テキサス在住の作家アン・マクリーン・マシューズによるサスペンス小説の題名（石川順子訳、扶桑社ミステリー、1998）。主人公である臨床心理学者のヘレンは、傷心を癒すべく独りでニューハンプシャー州へと旅立った。湖畔のキャビンを借り、そこでゆっくりと自分を見つめ直すつもりであった。

ところが**孤独**な管理人であるケヴィンはサイコな連続殺人者であった。かつて異常な母子関係を営まされ、成長とともにケヴィンは次第に精神の歪みを宿していった。一見したところは純朴な田舎者であったが、彼は高い知能を持った変質者にほかならなかった。そしてそんなケヴィンのもとへ、よりにもよってヘレンという「獲物」が無防備に立ち現れたのである。

ヘレンを監禁し、拷問し凌辱しようとする（そして最後には殺害しようとする）ケヴィンに対して、彼女には武器がない。表紙裏の紹介文によれば、「丸裸にされた彼女は、精神分析の技術で対抗するが、暗黒の心を持つ男の攻撃は容赦なくつづく」。これは大変な小説ではないか。「精神分析の技術」とはつまり喋ることである。舌先三寸である。そんなもので殺人鬼を打ち負かしてしまう小説なんて聞いたことがない。しかも長篇小説なのである。もしかすると、わたしの仕事においても物凄く役に立つテクニックが駆使されているかもしれない。

お手並み拝見とばかりに早速読み始めた。すると、たとえばこんな会話が出てくる。

「お母さんは帝王切開であなたを産んだ」うずくまると、髪にまたもひゅうーと風がかかった。

彼は何かをしている、何かを振っている。

「難産で、そして――」

「そして？」

「お母さんはその赤ん坊を責めた、その子に辛くあたった」

「黙れ！」

「いいえ！　黙らない。だって私はあなたを救えるんだから」

「馬鹿なことばかり言いやがって、おしゃべり女め！　これはおまえが考えているような、おまえなんかの手に負えるような問題じゃないんだよ」

「いいえ、私にはわかるわ。あなたもそれを知っている。だからあなたは私をほかの人よりも憎むのよ。あなたにとって、私はあなたのお母さんの代わりなのよ。でも私はあなたのドクターなの。お母さんは何という名前だったの？」

書き写しながら、わたしはムカついてきましたね。ヘレンの思考は通俗的な**トラウマ**理論に彩られているだけで、しかも「私は医療者だからあなたを治せる。だから言うことを素直に聞きなさい」といったまことに傲慢かつ無責任な言葉を終始繰りかえし主張し続けるだけなのである。エリート意識と相手を見下すトーンに溢れており、こんな不愉快な女はさっさと殺されちまえばいいんだと思わずにはいられなかったものである。

で、もちろんヘレンは**説得**が成功せず、追い詰められた挙げ句に、キャビンの下に広がる真っ暗な地下の大洞穴へと逃げ込むことになる。そしてストーリーの最後においては、ボートを漕ぐためのオールで彼女はケヴィンを力任せに叩きつけて殺害してしまうのであった。精神分析の技術で対抗する筈だったのが、結局はオールで殴り殺すといった原始人なみの方法でヘレンは生き延びたのであった。

おそらく作者（大学で教育学の修士号を取り、副専攻として心理学と英文学を修めたテキサス在住のアメリカ人とのこと。本業はミステリーのフリー編集者という）は、本当に会話だけで殺人者を説得してしまうようなヒロインを構想して小説に着手したのではないだろうか。が、実際に書き進めてみると、いくら何でもそんなことは無理なことが分かり、不本意にも、結末では手に野蛮な武器を持たせることになってしまったのではないのだろうか。

だがそのことによって、精神分析とか**カウンセリング**の無力さや間抜けさが露呈したことになるのだから、そういった点ではなるほど興味深い作品でもあった。それにしてもヘレンは鬱陶しい女であった。あんな女とは決して一緒に仕事をしたくない。

【説得】

精神科医は、他人を説得しなければならない場面に稀ならず直面する。服薬を嫌がる患者、入院を拒む患者、**自殺**宣言をする患者、家族へ暴力を振るう患者、妄想に基づいたトラブルを重ねる患者――こうした人々を諭したり説き伏せたりしなければならない。ではヘレンのように自分を狙う連続殺人者を前にして、相手を説得することは可能だろうか。

精神科の技術として、ことさら説得の方法が存在しているわけではない。もし精神科医が他の職業の人々よりも長けている部分があるとすれば、それはたんに説得の「場数」を踏んでいるからであり、また相手が精神を患っているとしたら病気に対する知識があるゆえに腹を据えてかかる余裕があるといったことに過ぎないだろう。

おそらく説得の技術は、説得する者の持ち味に帰する部分が大きい。ある者においては、「いいから俺の言うことを聞け！」といった確信に満ちた態度が功を奏するだろうし、別な者では人情に訴えるトーンが似合っているかもしれない。理屈っぽく迫るのが得意な者もいるだろうし、たとえばわたしならば殆ど黙ったままじっと相手の横に座って持久戦に持ち込むかもしれない（だからたぶんわたしは、自分を狙う連続殺人者を心変わりさせる前に殺されてしまうだろう）。

わたしがあまり言葉を発さないのは、自分の声の質が気に食わないからである。人の心を揺さぶるような声ではない。巷には「顔の悪いプレイボーイはいても声の悪いプレイボーイはいない」といった言い伝えがあるそうだが（プレイボーイではなくて詐欺師とされているバージョンがあると、内田樹氏から教わったことがある）、これはまったくその通りで、まさに説得力に満ちた声というものがある。精神療法の名人とされる人たちの声を録音して聞いてみたら、おそらく声の質の大切さに気づかされるのではないだろうか。

【筆談】

診察室へ連れて来られた患者が、まったく口を開こうとしない場合がある。精神医療に対する反感であるとか、病院へ無理やり連れてこられたことに対する怒りゆえに喋ることを拒否しているというのなら、和解の余地はある。だが、幻覚や妄想ゆえに喋ろうとしない（あるいは喋れない）患者もいる。

彼らは、**幻聴**に「喋るな！」と命令されていたり、室内に**盗聴器**が仕掛けられているのではないかと猜疑心に駆られていたり、今自分が何かを喋ったらそのために天変地異が起きて世界が大変なことになるのではないかと考えていたりする。そしてそういったケースは、様子を観察しているだけで結構見当がつくものである。

幻聴に口止めをされている者は、どこか心ここにあらずといった印象で、しかも唇だけは動かして幻聴の話し手と音の無い会話を交わしていたりする。盗聴器の存在を疑っている者は、きょろきょろと室内を眺め回して落ち着かない。喋ることによって連鎖反応的に天変地異でも起きるのではないかと恐れている者は、声を発することの出来ない苦しさともどかしさ、さらには自分が持ってしまった絶大な「力」に怯えつつも陶然とした気持を反映した表情を浮かべている。

そんな彼らには、いくら喋ることを促しても意味はない。そこでわたしは、しばしば筆談を試みる。たとえばメモ用紙に「喋るな、って声が聞こえてくるの？」とか「盗聴器が心配？」とか「何か口にすると、大変なことが起きそう？」とか書いて、黙ってそっと相手に差し出す。

かなりの確率で、相手はメモを読んで頷き返してくれる。ポールペンを渡すと、そこで筆談が成立する場合もある。筆談というコミュニケーション手段を得て、救われたような表情を浮かべる者さえいるのである。

こうして幻覚や妄想が確認されたら、あとは相応の治療へ向けて相手を**説得**していくことになる。とにかく治療のスタートラインへ持ち込めたことになるわけである。

いずれにせよ、患者が幻覚妄想ゆえに沈黙を守っている場合には、本人は相当に追い詰められている。喋りたくないのではなく、喋るわけにはいかない状況に居るわけなのだから。そうなると、もしもわたしが邪心を起こしたらどうなるのだろうか。薄笑いを浮かべながら「とうとう罠に落ちたな」などと紙片に書いてそっと相手に差し出したら、相手はどれほど驚愕し、また絶望に駆られたり錯乱に陥ったりすることだろうか。医療者を信用出来なくなるといった意味では、確実に**トラウマ**をもたらすことだろう。

先日、ある専門誌から「医療者がしては『いけないこと』」について書け、との原稿依頼があった。そのとき反射的に頭に浮かんだのは、この筆談の件であった。しかし、さすがに「とうとう罠に落ちたな」と書いてはいけない、などとは記さなかった。その程度の分別は持ち合わせている。

〔密談〕

とくに幻覚や妄想のある患者と面接をするときには、声のトーンを落として、ひそひそ声で喋るような感じにすることが肝要である。

統合失調症の本質については今なおさまざまな論議が喧しいが、この病気は詰まるところ「秘密が持てなくなる病気である」といった説がある。この場合、秘密とはことさら後ろ暗いことを意味しない。むしろ自分だけがそっと胸の奥に仕舞っておく自分だけの世界、自分が自分のために用意しておく「心の中の逃げ場」、といった程度の意味である。

いったん統合失調症となり自我が弱まると、その結果として、自分だけの世界、自分のための心の中の逃げ場を守りきれなくなる。安全な筈の我が家なのに、その壁が取り払われて屋内が剝き出しにされてしまったようなものである。

そうなると強烈な不安が襲ってくる。猜疑心や恐怖心に駆られる。自分というものが無くなってしまったような気分になる。そうした精神状態の反映として、自分の心の中（あるいは秘密）が他人に筒抜けになっているといった妄想や幻覚が生じてくる。たとえばテレビで自分のことが放送されているとか、町中が自分について秘かに噂をしているとか、**電波**や**テレパシー**によって自分の思考が読まれたり抜き取られたりしている等々。またそうした感覚の延長として、自分は誰かに電波で操られているとか、**幻聴**が聞こえてくるとか、自分の思考と世の中の事件とが連動していると信ずるとか、そのような荒唐無稽な発想が生まれてくる。

自分の心が周囲に筒抜けになっているといった感覚は、まことに恐ろしく、心休まらない体験に違いない。だからこそ、妄想というチープな物語にすがりついて事態に筋道を通そうと考えてしまうのだろう。

で、そんな状態の患者を相手にするときには、ひそひそ声で——つまり密談を交わしているような雰囲気にしたほうが賢明なのである。密談ならば、すなわち秘密は守られる。医療者サイドが患者の苦しい立場を理解し配慮しているというメッセージを伝えられる。安堵感を与えられる。したがって、ひそひそ声の究極として**筆談**を行うこともまた考慮されることになる。

はっきり言って、この程度の「けれん」を当意即妙に実行出来ないような人には、精神医療に適性がない。そう思う。

【自白剤】

ナチスが開発したといわれる静脈麻酔薬にアモバルビタールナトリウムがあり（商品名は**イソミタール**）、拷問を重ねても秘密を洩らそうとしない相手に自白をさせるために用いられた。使用法は簡単である。右記薬剤をゆっくりと静脈へ注射していく。相手は次第に眠くなっていくので、覚醒と睡眠の中間の状態へと導入する。すなわち「寸止め」状態であり、そのとき耳元で質問を囁く。すると、警戒心や緊張感が薬剤によって緩んでいるため、無防備に秘密を洩らしてしまう。そもそも秘密を喋るまいとしていることは苦痛であり、内心では吐き出してしまいたい気持が潜在するものである。そこにつけ込んで、自白をさせるわけである。

ひところ、精神療法の一環としてこの薬剤が用いられた。内面の強い葛藤を解き放ったり、隠蔽された**トラウマ**といったものを浮上させる手段だったのである。しかし現在では、インフォームド・コンセントとか倫理的な問題から、安易な使用は戒められている。

【寝言恐怖】

眠っている間に、うっかり秘密を寝言の形で洩らしてしまうのではないかと病的に懸念すること。寝言は自分では決して確かめられないから、いったんこの疑惑につきまとわれると、誰もかれもが自分の秘密を知ってしまっているのではないかなどと疑心暗鬼となり、心の平和はまったく保てなくなる。

泉鏡花の短篇小説「外科室」（1895）は、この恐怖を純愛というモチーフと組み合わせて用いている。貴船（きふね）伯爵婦人が手術を受ける際に麻酔を拒否するのである。その理由は——

「そんなに強（し）いるなら仕方がない。私はね、心に一つ秘密がある。麻酔剤（ねむりぐすり）は譫言（うわごと）を謂（い）うと申すから、それがこわくってなりません。どうぞもう、眠らずにお療治ができないようなら、もうもう快（なお）らんでもいい、よしてください」

聞くがごとくんば、伯爵夫人は、意中の秘密を夢現（ゆめうつつ）の間に人に呟（つぶや）かんことを恐れて、死をもてこれを守ろうとするなり。

というわけで麻酔なしで手術を受けるのであった。上手い着想の短篇ではあるが、だからといってそれを映画（『外科室』、松竹配給、1992。監督は坂東玉三郎、伯爵夫人は吉永小百合。上映時間50分）にしてみようと考えるセンスは理解し難い。活字の上でこそ成り立つ物語としか思えないのである。

【修学旅行】

中高校生にとって、修学旅行が楽しみであるとは限らない。ある者は夜尿症という暗い秘密がばれてしまうのではないかと思い悩む。別な者は、夢精の羞恥に怯える。さらに別な者は、片思いをしている生徒の名前や異常な性的欲望（と自分で信じているもの）を寝言によって学友たちに知られてしまうのではないかと恐れる。日本全国では、いったいどれほどの青少年が修学旅行を畏怖し呪っていることだろうか。

修学旅行といえば、救命救急のドクターから教えてもらったささやかな話をここに書いておきたい。長いこと**引きこもり**状態であった青年が、大量の睡眠薬（**神経症**の母親が、クリニックから処方してもらっていたもの）を服用して**自殺**を図ったことがあった。病院へ搬送され、胃洗浄をするにはもはや時間が経過し過ぎていたため、点滴を受けながら昏々と救命センターで眠りつづけた。そして意識を取り戻してから、本人は弱々しげな微笑を浮かべつつ「この眠りが、僕にとっての修学旅行でした」とベッドの中でぽつりと呟いたのだそうである。深い意味があるような、ないような――そんな曖昧な台詞であるものの、今回の昏睡事件はどうやら彼の**孤独**な人生に節目を与えるような役割を果たしたらしい（ただし、退院後に青年が実際に引きこもりを脱したのか、生き方が変わったのかについては分からず仕舞だったという）。中身としては、まあそれだけの話である。

そのドクターは、何となく心を揺さぶられるエピソードといったノリでその出来事を教えてくれたのであった。修学旅行といった言い回しと引きこもり、そして自殺との組み合わせに、ある種の切なく悲痛なニュアンスを感じ取ったらしい。ふうん。

［ハルシオン］

ベンゾジアゼピン系睡眠薬であるトリアゾラムの商品名。米国アップジョン社で開発され、本邦では1982年に発売されている。超短時間作用型に分類され、すぐに効いてすぐに効果が抜ける。したがって、入眠困難（寝付きが悪い）のタイプの不眠症に適応される。

本剤は一時期、繁華街で高額な取り引きをされていたことで有名になった。いわゆる「睡眠薬遊び」としてすこぶる刺激的であったり、効果が速やかなことからアルコール等に混ぜて異性にそっと服用させて朦朧とさせ、その状態でホテルへ連れ込むといった低劣な目的に使用されたらしい。ある意味では、世間一般で考える睡眠薬のイメージにいちばん近い薬剤であったといえよう。

わたしは一時期、この薬を愛用していた。何よりも素敵なのは、効いてくると足がもつれて「お、来た来た！」と明瞭な手応えを感じることである。ふらつきながらベッドに倒れ込んでそのまま深い眠りへ一気に突入出来るのは、不眠症者にとってはまことに嬉しい。しかも翌日は目覚めがすっきりしている。わたしの場合は、翌朝には多少とも気持が高揚していて、根拠もないのに「人生、まんざら捨てたもんじゃないかも」などと思ってしまうことすらあった（ただしその高揚感は一時間も持続しない）。

しかし良いことばかりではない。薬を飲んでから眠るまでの間の**記憶**が脱落する。たとえば電話が掛かってくると、ごく普通に会話は交わすのだが翌日になるとまったくその電話のことを覚えていない。また、服用を中止すると、その反動でかえって眠れなくなり、その状態を我慢しないとハルシオンと縁が切れない。結果として精神的な依存状態になる者が多数出て、また高齢者では「せん妄」つまり一種の興奮を伴った寝ぼけ状態を招来することが珍しくなかったため、処方される機会が激減していった。現在では後継に位置するのがマイスリーという薬で、しかし無難というよりはあらゆる作用において中途半端な薬である。

【睡眠薬自殺】

現在、一般的に処方されている睡眠薬はベンゾジアゼピン系と呼ばれている。かつて芥川龍之介などの作家やアーティストが愛用しまた**自殺**に使われた睡眠薬（ブロムワレリル尿素、バルビツール酸系など）とは、タイプが違う。遥かに安全である。したがって、現行の睡眠薬を大量に服用しても、自殺はまず無理である。それでもときおり死者が出るが、それは大量服薬によって意識を失った状態で反射的に**嘔吐**が生じ、結果的にゲロが喉に詰まっての窒息死が大部分なのである。ベンゾジアゼピン系の問題はむしろ精神的依存であろう。また長期服用で情動が不安定になりやすい。

ハルシオンを100錠飲んで、そのままゾンビのように歩き回っていたソープ嬢を見たことがある。さすがに1時間したらまるまる2日間眠り続けるに至ったが、3日目には職場へ戻って行った。

［偏狭な経験主義］

自殺未遂で担ぎ込まれてきた若い女性がいた。救命救急センターへ運び込まれ、手厚い処置を受けて意識を取り戻した。すると彼女はベッドの上で怒り出したのである。死のうとしていたのに、助けやがって！　余計なことをしやがって、責任を取れ！　と。夜中なのに大騒ぎをするので、精神科の当直をしていたわたし（まだ若かった頃である）が呼ばれて出向いた。

彼女の理屈によれば、自分には死にたい理由がある。だからこそ自殺を図ったのに、でしゃばった真似をされて迷惑どころか不愉快千万だというのである。ところで彼女は薬物を大量に摂取しての自殺未遂であった。しかも以前にも同じ方法で助かっている。こちらとしても勝手な言いぐさに腹が立ったので、どうせ死ぬなら高層ビルの屋上から飛び下りるとか、もっと確実性の高い方法を選べばよかろうに、及び腰の方法を選ぶからこちらも無駄な手間隙をかけることになってしまったではないかと指摘した（今になって省みると、感心しかねる対応である）。

痛いところを衝かれたために、彼女はいきり立った。鼻の穴を膨らませながら怒鳴った。

「てめえなんかに、あたしの気持が分かってたまるかよ！　だいたい、医者には自殺したい人間の心なんか理解出来ないだろ、どうせベンツかなんか乗って楽な暮らしをしてるんだろうしよ。死にたいほど苦しんだことがないような奴が、あたいみたいなのを相手にしようってのが間違っているんだよ！」

こうした論法の患者とはときおり出会う。癌になったこともないのに癌患者の気持が分かってたまるか！　とか、俺のように悲惨な人生を送ったことのない奴に俺の気持が分かってたまるか！　といった類の言い方である。そこには相手が絶対反駁出来ないであろうといった読みがある。確かに当方としては、相手とまったく同じ体験はしていない。癌にもなっていない。だが、悲惨であるとか辛いとか苦しいといった判断は主観的なものであり、当方がそんなことには無縁な「気楽な存在」であるとなぜ言い切れるのか。傲慢きわまりない。

それを経験したことがない者には、そのことに関わったり論評する資格はないといった言い方を、「偏狭な経験主義」という。この論法は、最終的には「あなたは私ではないのだから分かりっこない」という逃げ口上が保証されているゆえに卑怯である。このような言い方をする人たちには、「ああ、他人事だからこうして医者をやっていられるんだよ。でなかったら、冷静な判断なんか出来っこないだろ」と応えることにしている。

[妄想への対応]

荒唐無稽な妄想を持った患者に対して、どのようなスタンスで精神科医は対応しているのかと疑問に思っている人は結構多いようである。すなわち、その妄想に話を合わせてやっていくのか（だから精神科医は、やがて患者と区別がつかなくなってしまうのではないかといったことを考える人が後を絶たない）、「何を馬鹿げたことを言っているんだ！」と応じて現実に目覚めさせていくものなのか、と。

実際には、そのどちらでもない。とりあえず妄想は否定しない。否定された患者は、自分の人格そのものを否定された気分になって反発するからである。ただし迎合もしない。せいぜい「ふうん、そういった考え方もあるんですねえ」とか「わたしにはついていけないけれど、まあ一理あるかもね」などと相手の立場を認めておく。賛同を求められたら、「私はあなたではないので、分からない」と中立の立場を守る。そしてあとは、妄想をめぐる「感情」の部分に対して共感を示す。つまり患者が**スパイ組織**に付け狙われているといった妄想を抱いていたとしたら、その内容の是非はともかく恐ろしいとか不安といった感情が生じていることは確かであろう。だから、「そりゃ、不気味ですね。いやだろうなあ」などと感情の部分に対して応じれば、相手と接点を持つことが可能となる。

内容そのものではなくて感情の部分でコミュニケーションを図るのが、上手い付き合い方なのである。

【複式簿記】

妄想を抱いた患者は、どれだけ妄想の一貫性にこだわっているだろうか。たとえば自分は皇族であり、昨夜も電話で天皇と喋ったと主張する患者がいたとする。そう信じるのは勝手だが、ではなぜそんな高貴な人物が木造モルタル・築30年のボロアパートに住んでいるのかとツッコミを入れると、そうした矛盾にはまるで無頓着だったりすることは珍しくない。大概は、妄想が完璧に構築されていることはなく、どこか詰めが甘い。一貫性に欠けているのである。だが当人はそれで平然としている。現実の生活と妄想の世界とが、本当は折り合わない筈なのに「ぬけぬけと」共存している。そのような在りかたは、いわば二重帳簿のようなものであるということで、精神科では「複式簿記」と呼ばれる。

強固な妄想を抱いている相手に対しては、その一貫性を前提として言動を予測することになるが、実際には、彼らは拍子抜けするほど場当たり的な振る舞いをしてこちらを驚かせることが稀ではない。

［辻褄と真理］

辻褄が合っていても、だからそれが真理であるとは限らない。**陰謀史観**はなるほど相応の説得力があるが、だから真実かといえばどうであろうか。10を3で割り切ることは算数としては不可能だが、長さ10センチの紐を三等分する方法は存在する。非ユークリッド幾何学が成立するからといって、現実において平行線が交わるわけではない。だが辻褄が合うということに酔ってしまい、それを事実と勘違いしてしまい、しかも「別解」もあり得るという柔軟性を持たないとき、ヒトは妄想に走る危険に曝される。頑迷さは精神的な視野狭窄を招き、別な可能性を寄せつけなくなるのである。しかしそのいっぽう、**複式簿記**の生活を営む側面もある。現実において一貫性に徹しきれない無念さが、形而上においてより頑迷さを強めているのかもしれない。

ところで「人を殺してなぜいけない」といった設問を世間に放ち、それに即答出来ない大人たちを嘲笑おうとする若者がいる。同類の設問には「売春をしてなぜいけない」「**自殺**はなぜいけない」といったものもある。こうした問いを介して大人たちの欺瞞を暴こうとしているのであろうか。なるほど、これらに上手く反論することは難しい。むしろ人殺しも売春も自殺も悪くないといったロジックのほうがよほど理路整然と語り得る。だがこうしたケースにおいても、表面的に辻褄が合っていることとそれが真実であることとを混同しているのが問題となる。論理的整合性を真理とすり替えるその態度にこそ問題があり、それは結局のところ妄想を抱くことと大差がないことを前提としなければ、良識が言い負かされてしまう可能性は常につきまとうということなのである。

【Ｇ・Ｋ・チェスタトン】

英国の評論家であり小説家であり詩人であったＧ・Ｋ・チェスタトンは、しばしば狂気に関して言及している。逆説の大家だけあって、さすがにその筆は鋭い。『正統とは何か』（安西徹雄訳、春秋社、１９７３）から引用をしてみよう。

気ちがいが何かを説明するのを聞いていると、それはいつでも間然するところがなく、純粋に合理的に見れば文句のつけようがない。というか、もっと厳密に言うならば、気ちがいの説明は、動かしがたいとは言えぬにしても、返答しがたいことは事実なのだ。（中略）

だが、それでもやはり彼がまちがっていることには変わりがない。けれども、そのまちがいの根源がそもそもどこにあるのか、正確にたどろうとすると意外に難しいことがわかるだろう。せいぜい正確を期してみても、結局こうとでも言うしかあるまいと思う。つまり、彼の精神は、完全な、しかし偏狭な円を描いているのだ、と。小さな円も、大きな円とまったく同様に無限にはちがいない。だが、まったく同様に無限ではあるとしても、まったく同様に大きいわけではないのである。狂人の説明も同じことだ。常人の説明に劣らず完全だが、負けず劣らず大きくはない。砲丸も地球も丸いことでは甲乙ないが、だからといって砲丸は砲丸で地球とはちがう。偏狭な普遍性というものもある。窮屈な永遠というものもありうるのだ。（中略）さて、ごく大まかに実際の問題として言うならば、狂気の最大にして見まごうかたなき兆候は、完璧の論理性と精神の偏狭とがかく結合していることにあると言えよう。

書き写していても、痒いところに手が届く感じでまことに気持がよろしい。さすがにモンティ・パイソンの国の論客だけのことはある。

〔郵便配達夫〕

G・K・チェスタトンは推理小説、ことにブラウン神父を主人公とする短篇シリーズの作者としても著名である。個人的には「犬のお告げ」（海辺で犬が殺人の予知をする話）がもっとも優れていると思うが、ときにはいまひとつ合点のいかぬ作品もある。「見えない人間」という短篇では、見張りが誰も出入りしていないことを確認しているにもかかわらずその建物で殺人が起こった謎を扱っている。で、そのトリックというのは、なるほど誰も出入りはしなかったけれど郵便配達夫は見逃されていた、というものであった。つまり、郵便配達夫は人間というよりも風景ないし社会機能の一部としてしか認識されておらず、だから視野には入っていても盲点になっていたというものであった。

わたしにはこのトリックの面白さが全然理解出来なかった。郵便配達夫とかボーイとか駅員とかはまったく眼中にないといった発想が分からない。確かに注意を払うことはないだろうが、存在すら気づかなかったなんてことは信じられない。ひょっとしたら階級制の社会で、しかも恵まれた階級にチェスタトンが属していたからこそ、こういったトリックが出てきたのではないかと思うのである。

〔シュヴァルの理想宮〕

精神医学の分野においては、一人の有名な**郵便配達夫**がいる。名をフェルディナン・シュヴァルという。

シュヴァルは1836年にフランス南東部のドローム県に生まれている。農夫の息子であったが、パン職人や日雇い仕事を経て、30歳で郵便配達夫となった。徒歩による配達であり、それを29年続けた。配達地域はやはりドローム県にあり、1日に30キロを歩いたという。郵便配達をしながら、異国からの絵葉書を目にしたり絵入り雑誌の影響によって彼はエキゾチックなものに憧れを抱くようになった。独りぼっちで黙々と配達の仕事をこなしながら、彼の夢想は膨れ上がっていく。

43歳となったある日、配達中にシュヴァルは石につまずく。気になって、そのつまずいた石（土になかば埋もれていた）を掘り出してみると、不思議な形をしている。このあたりはかつては海底で、奇妙な形の石がごろごろしている土地であった。いざ注意を払ってみると、あちこちに想像力を刺激するような石が転がっているではないか。

彼はそうした石を集めるようになった。昼間の配達の途中でこれぞという石を見つけておいて、夜になってから手押し車でそれを取りに行くといった生活を送るようになったのである。そしてシュヴァルは、集めた石を用いて宮殿を建てようと思いつく。彼はドローム県のオートリーヴに、本当に宮殿を建て始めた。誰からも手伝ってもらわず、周囲から狂人扱いされつつも、ひたすら夢想の宮殿を33年間にわたって作り続けた。

ではその「宮殿」はどんなものだったのだろうか。１９９２年に作品社から、岡谷公二が『郵便配達夫シュヴァルの理想宮』という本を出していて、そこには興味深い論考（ことにシュヴァルをアンリ・ルソーと対比させるといった視点など）と数多くの写真が収められている。ここでは実際に理想宮を訪れた岡谷の言葉で「宮殿」を説明してもらおう。

最初私が受けたのは、建築という無機物よりも、今にも蠢き出しそうな、或る異様で、巨大な生き物、といった印象だった。石がすべて古色を帯びて黒ずんでいたことも、そういう印象を強めた。無数の触手をのばしながら、じっとかがみこんでいる、古生代の得体の知れない動物——、闇に眼が馴れるにつれて、物の形の判別がついてくるように、最初の驚きが静まるにつれ、細部が次第に眼に入ってくる。

（中略）

実際、宮殿を蔽う細部の夥しさは、人にめまいを感じさせる。それは、葉の裏をびっしりと埋めつくす幼虫の卵や、生き物の死体に真黒に蝟集する蟻や蠅の群のように無気味だ。細部とは全体あってこそのものであり、全体に従属すべきものなのに、ここでは細部は特権をほしいままにして、全体を支配しているかにさえ見える。細部は到るところで溢れ出し、それ自身の動きに従って壁面一杯に氾濫している。細部は次々と細部を生み出し、その細部がさらに別の細部を生み出してとめどがない。たしかにシュヴァルは、空間恐怖に取り憑かれていたのだ。熊、鹿、象、かわうそ、チータ、蛇、蛸、ペリカン、フラミンゴ、駝鳥、鵞鳥、鷲などありとあらゆる種類の生き物たち、人間とも動物とも鳥ともつかぬ怪物たち、椰子や、サボテンや、いちじく、アロエ、オリーヴ、糸杉などの植物群、林立する無数のファロスのごときもの、粘土のしたたる石筍の連なり……。

なお理想宮の規模は26メートル×14メートル、高さが10メートルといったところで、ディテールの細密さを考えると独力の仕事としては大変なものであるらしい。

シュヴァルの宮殿が有名なのは、その規模と異様さ以外に、アンドレ・ブルトンなどのシュルレアリストたちが称賛し、アンドレ・マルローの尽力によって国の重要建造物に指定されたといった経緯があるからであろう。なおシュヴァル本人について、あえて精神医学的な**診断**をしてみるならば、**残遺状態**の**統合失調症**とかパラフレニーに近いものであったと思われる。

【空間恐怖】

前項のシュヴァルの宮殿の紹介で、空間恐怖といった言葉が使われていた。この場合、恐怖症状といっても、高所恐怖とか閉所恐怖といった**神経症**レベルのものを指しているわけではない。

統合失調症の患者が描いた絵を見ると、ひとつの特徴がある。構図が「弱い」のである。画面に緊張感がない。たとえば画面の中にほんのわずかにしか絵が描き込まれていなくても(墨と毛筆で描かれた簡素な掛け軸でも思い浮かべていただきたい。左上に羽を広げた鷲が、右下に木の枝の先端部分のみが描かれているだけ、といった類の)、描かれたものが互いに緊張感を孕み、空白の部分が決して不完全さや手抜きといった印象を与えない作品がある。ある種のバランス感覚が、空白を空虚には見せないようにしているわけである。ところが統合失調症患者の絵では、緊張感がなくなり、空白部分はただの無意味なエリアとしか見えない。したがって、いかに技術的に上手に描かれていても、一枚の画面として眺めるならば、不完全な印象しか与えてこない。

患者自身もそのことには薄々気づき、しかし病んだ精神は緊張感に満ちた構図を作り出すことが出来ない。すると彼らは、独自の方法を採用しがちとなる。すなわち、空白を埋め尽くすべく、びっしりと隙間をディテールで満たしていく。もはや全体としてのバランスよりも、強迫的に空白部分を消滅させることのほうに努力は注ぎ込まれる。そしてその作業は、しばしば常同的な繰り返しに陥り、結果として奇妙に装飾的かつ息苦しいものとなる。こうした心性が、すなわち空間恐怖というわけなのである。

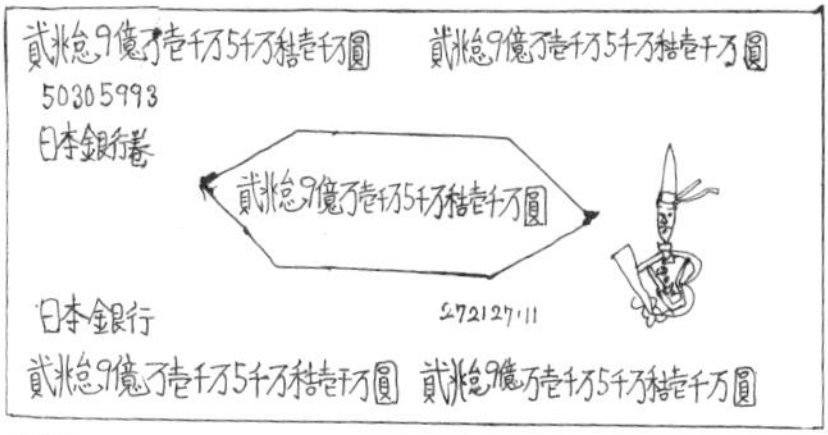

［図2］

ここに1枚の絵を示しておく。ある患者が描いた「紙幣」である［**図2**］。全体としては、白っぽい部分が目立って寒々しい。まるで途中で作業を放棄してしまったかのような不完全な感じがする。だが漢数字の連なりは、あたかも蟻がごちゃごちゃ這っているようなおぞましさを伝えてくる。わざわざ難しい漢字を隙間なく並べることで、空白を締め出そうとする意志が窺われる。その結果として、全体としては散漫さと装飾的偏執さとが共存して、どこか不健康なイメージがつきまとうことになる。

統合失調症の人々は、基本的に無意味なものに耐えられない。過剰に意味づけをせずにはいられず、それが妄想傾向に拍車を掛ける。だが思考の連合性に障害を生じているがために、作品中の個々のアイテム間に連続性や緊張感をもたらすことが出来ない。それを補うべく、アラベスクめいた過剰さで空白は侵食されていくのである。

【アウトサイダー・アート】

知的障害者や精神障害者たちによって作り出された、洗練とか主義主張とか技術的達成とか「けれん」とはまったく別な文脈に属する芸術作品の総称。ここで「芸術」と言ってはいるが、それは周囲の人間が勝手にアートであると評価しているだけの話であり、障害者たちがアーティストの自覚を持っているとは限らないし、下手に自覚するとかえって作品の面白みが無くなってしまうところに、このジャンルの本質がある。ミもフタもない（しかも失礼な）言い方をしてしまえば、ナイーフ・アートと精神的フリーク・ショーとの合体に近い側面があるのだ。

１９９３年12月号の『芸術新潮』誌はアウトサイダー・アートの特集をしているが、表紙には「現代芸術をぶっ飛ばす！　病める天才たち　驚天動地の視覚世界を描く人たちが、ここにいる！　独学で、あるいは精神を病みながら、人生のすべてを描くことへの衝動に捧げる〝芸術家〟たち　彼らは異端者か？　それとも天才なのか？」と書かれている。所詮は括弧で括られての〝芸術家〟なのであり、そうした意味ではあきらかに

「いかがわしい」。ただしそのいかがわしさは、面白がって上から目線で作品を眺める側の心にこそ存在している。西欧が南洋とかアフリカの原住民たちの工芸品を珍奇の目で眺めつつコレクションしたように、今度は精神の暗黒大陸の住人たちの作品をコレクションの対象にしようというわけである。

［**図3**］は、かなり重症の**統合失調症**患者がボールペンで描いた作品である。これをたんなる素人の作品であると見るなら、立体感を表現しようとしてハッチングを駆使してみたら何だか不気味な顔になってしまった、といったところであろうか。だが、過去に重大な傷害事件まで起こして20年近く**精神科病院**へ入院している患者が描いたという註釈が付くと、妙な深読みをしたりおかしな過大評価をする輩が出てくるだろう。

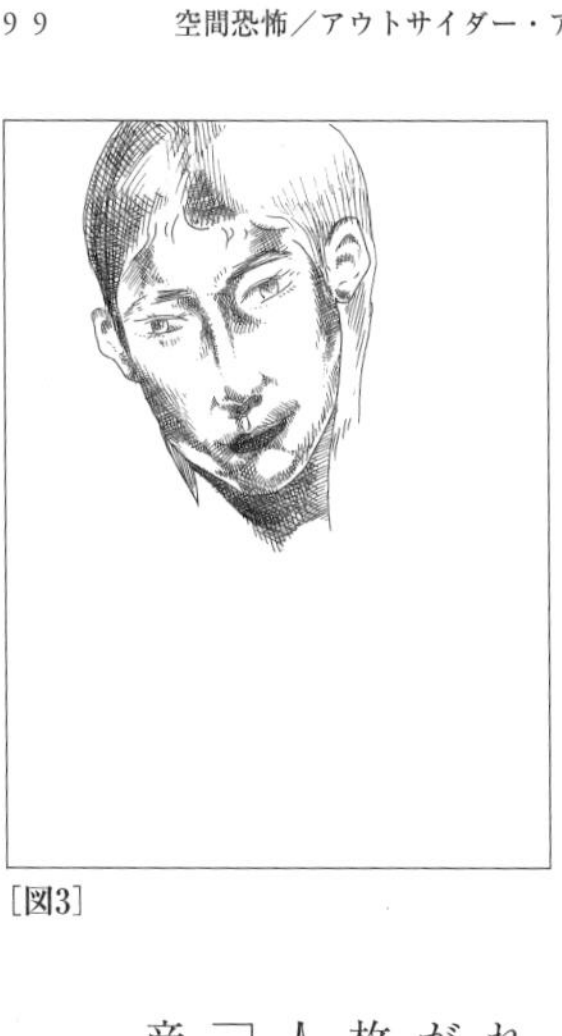

［図3］

ある種のアウトサイダー・アートには、それなりの切実さや率直さ、意表を突いた表現が見られるのは事実である。ただしそれが一枚の絵として優れているとしたら、それは本人がもともと絵が上手かったり、あるいは「象が鼻で描いた芸術作品」のように偶然の産物に近いものと考えるべきだろう。

「フォン・ドマールスの原理」

統合失調症の患者の思考形式について、精神科医エイハード・フォン・ドマールスが1944年に発表した原理。**述語思考**とも呼ばれる。すなわち、通常の思考形式では、動作や性質といったものは主語の一致によって同じものの属性と見なされる。「花子は全速力で走った」「花子の髪は長い」といった2つの文があれば、どちらも主語が花子であるがゆえに、彼女が長い髪をなびかせて走っていく光景が彷彿とすることになる。

ところが重病の統合失調症患者は、述語の一致を以て同じものと見なしてしまう。「太郎はその才気と人柄で光っていた」「目覚まし時計の文字盤は、夜光塗料によって暗闇で光る」といった2つの文があれば、どちらも光るからという理由で「太郎は目覚まし時計である」といった奇矯な結論を引き出してしまう。まあこれに似た思考は普通の人もすることがあるわけで、「次郎は腹黒い奴である」「レッサーパンダは腹の部分の毛が黒い」ということから（冗談半分に）次郎の**あだ名**がレッサーパンダとなるようなものである。

いつも統合失調症の患者がフォン・ドマールスの原理に基づいた思考をするとは限らないが、彼らの発言や発想がときとして妙に詩的に感じられることがあって、そうした場合にはなるほど述語思考が関与している場合は多い。新聞の隅に印刷してある天気図を毎日丹念に切り抜いてノートに貼り付けている入院患者がいて、理由を問うと「病院では血圧を毎日測ってそれが高かったり低かったりするが、天気図にも高気圧と低気圧がある」ので、同じように記録しておくのだと言っていた。

【分類】

小学校で、植物の分類について「おざなり」に教わった。雌蕊（めしべ）の本数とか、萼（がく）がどうなっているかとか、種（たね）の性状がどうしたとかいった話である。こういったことを指標にして分類体系が築かれているという。

わたしにはちっとも理解出来なかった。雌蕊がどう違うか、なんてあまりにもトリビアルな着眼であり、そもそもどうしてそんなことで分類しなければならないのか必然性がまったく分からない。人間を分類するとして、その指標として**耳**の穴の形だとか包茎か否かといったことを持ち出すような、そんなわけの分からなさを感じたのである。

植物であったら、花がきれいか否か、花の色が何色なのか、食べられるのかどうか、いつ頃の季節に咲くのか、そんな分類で十分ではないかと思った。実際には、そんな大雑把かつ主観的な分類では曖昧な事柄が次々に出てくるので、段々と今のような分類となり、それが進化論的にも合致しているといった話なのだろうが、やはりいまだに感覚的には釈然としない。まさに小学生以下のレベルに留まっている。

生物学者からすれば、花の美醜や色彩で分類をしようなどというのは、おそらく**フォン・ドマールスの原理**を分類学に当てはめているかのように映ることだろう。

ところでヒトを正常と異常（狂気）とに分類するといった発想はどんなものであろう。精神科医は、そのような分類をいともお手軽に行っており、それどころかその行為に対する不遜さにまったく無自覚であるといった考えを抱いている人たちは少なくないようである。

正常と狂気との間に明瞭な境界線が引けると精神科医は考えていない。言動や生活態度が正常であるとは到底思えないが、そのことでトラブルが起きているわけでもないし、仮に治療をしたとしても効果が期待出来ないケースなんていくらでもある。そういった人たちはむしろ環境によって運命が左右されてくる。銀行員や公務員であったなら異常そのものであるが、芸術家であるとか芸能の分野でならば、あるいは水商売や風俗関係ならば愛すべき人として暮らしていけそうな人物などいくらでもいる。そのような人たちの人生に精神科医は介入しない。生きていく世界の選択を誤らないようにと祈るだけである。

［診断］

精神科の診断とは、**パターン分類**にほかならない。大前提として、狂気は所詮半ダースのパターン（**統合失調症**圏、**躁うつ病**圏、**神経症**圏、**パーソナリティー障害**、**依存症**、外因性精神病といったところか）に収斂してしまい、前代未聞の狂気などといったものはあり得ないと考えている。

（＊依存症を統合失調症や躁うつ病と同じレベルとして分類するのは本来的には誤りであるが、治療の戦略を立てるといった立場からすると、依存症は独立したジャンルとして分類されるべきなのである。したがってここに挙げた6つのパターンは、あくまでも臨床家としての視点に基づいている。）

新米精神科医の頃のわたしは、狂気の種類がこれっぽっちの数しかないということが、まことに非文学的に感じられて気に入らなかった。しかし今になって考えると、それは個性と個体差とを混同しているのに近い発想だったようである。一見ユニークに見えても、パターンとしてはちっとも珍しくないといったことばかりなのである。

熟練した精神科医の頭の中には、それぞれのパターンについて、典型的な病像や経過およびその亜型が刻み込まれている。そうなると、患者を目の前にした場合に、この人はいったいどんなパターンに収まっていくのか——そういった一種の求心力のようなものを実感出来る。その実感という部分がいわば診断能力ということであり、決してマニュアルと首っ引きで「こういった症状が幾つ以上あったから診断は○○である」といった紋切り型の診断などしないのである。

マニュアル的には症状がまだ出揃っておらず、したがって診断などつかない筈の時期において、さきほどの「パターンへと収斂していく求心力」を察知してそれこそ1分もかからずに診断がついてしまうことなどいくらでもある。ただしその反対に、なかなかパターンが見えてこずに苦労させられるケースも確かに存在はする。

もし人魚が実在するとしたら、分類学的にはどうなるのだろうか。豊かな乳房を持っているようだから哺乳類に属するのだろう。もしかするとクジラの仲間に位置することになるのだろうか。気分的にはどうも釈然としない。

人魚とは人間と魚との中間的存在である。ただし上半身のほうが人間であることに大きな意味があり（**マグリット**の絵に、上半身のほうが魚になっている『共同発明』という題の作品があった）、そうでなかったら数々の伝説や童話は生まれなかっただろう。

人魚とは別に、半魚人というものがある。これはむしろ人間と魚とが混じり合ったキマイラ状態に近いようである。つまりロマンティックというよりも**怪物**である。白と黒とを混ぜるときに、**灰色**とするか、それとも白黒の水玉模様や市松模様、ストライプを想定するか、どちらを選択するかでグロテスクかロマンティックかが分かれてくる。

さて精神医学の領域には、二大**内因性精神病**である**統合失調症**と**躁うつ病**との中間的存在がある（さきほどの論で申すなら、半魚人なのかそれとも人魚に近いのだろうか）。それが非定型精神病と呼ばれる疾患である。

［非定型精神病］

普段は問題なく過ごしているが、たまに躁うつの小さな浮き沈みがある。せいぜいそんな程度でしかない。しかしときおり、些細なストレスとか不調によって、あれよあれよと落ち着かなくなってくる。やたらと気分が高揚したり怒りっぽくなったり衝動的になり、さらには錯乱状態に近くなる。そして**幻聴**や妄想が出現し、統合失調症の急性期に近い病像を呈する。非常に派手な印象を与える。

　だが薬物治療への反応は良好で、意外なほど早くもとに戻る。統合失調症では急性期を脱しても以前の日常へ戻れるまでにはかなり時間を要するものだが、それに比べるとまことに「あっさり」している。

　非定型精神病の分類学的位置づけについては、いまだに諸家の一致を見ない。だがこのような中間的存在が見られることに異論を唱える者はいない。なお現在ではむしろ**統合失調感情障害**という名称が使われることが多く、また非定型**うつ病**（神経症性うつ病）や統合失調感情障害等の上位概念として「非定型精神病」という言葉が用いられる等の混乱も見られるようである。

［内因性精神病］

統合失調症および（**躁**）**うつ病**の2つをまとめて内因性精神病と呼ぶ。では、内因性以外のものには何があるか。ひとつは心因性である。ストレスやショッキングな出来事などによって人は**神経症**や反応性の精神病症状を呈する。因果関係がはっきりしており、したがって原因が解決したり、あるいは本人なりに心の整理がつけば症状は改善する。**カウンセリング**も有効だろう。
　もうひとつは外因性で、原因は心の外にある。たとえばさまざまな薬物や覚醒剤、毒物、ホルモンなどによって精神状態に変調が生じ得る。身体の病気や不調によって、結果的に精神に働きかける物質が出現したり（たとえば肝障害によって血中アンモニア濃度が高まって昏睡に陥るとか）、栄養素が不足したり脱水によって精神症状を招来したり、頭部の怪我や脳腫瘍や脳卒中や脳炎などで脳そのものが物理的に侵されて幻覚や妄想や興奮や意識障害をきたす、などのケースが考えられる。したがって治療は、基本的には原因物質の除去や原因疾患の治療ということになる。それが無理なら、向精神薬で姑息的に症状の緩和を図るということになろう。**認知症**も病的な脳萎縮ゆえに外因性ということになる。

内因性とはつまり心因性でも外因性でもない。正直なところ、原因ははっきりしない。なるほど脳内の神経伝達物質において生化学的バランスに異常が生じており、だからそこを調整する薬剤が統合失調症や（躁）うつ病のクスリとして用いられているわけだが、話はそれで一件落着とはならない。生化学的バランスの異常が病因のすべてではないからである。むしろ二次的な変調ないしは複数の異常のごく一部である可能性のほうが高い。というわけで、どうもいまひとつ分からないのだがおそらく脳の機能に未知の不具合が生じており、それを暫定的に（脳の）内部の因子——内因と読んでいる次第である。

確かに内因性精神病の本当の原因は分からない。だが経験的にその経過や治療についてはセットとして把握され、相応に**診断**や対応が可能となる。ブラックボックスを秘めた精神疾患ということになろうか。

［脱衣］

非定型精神病だとか錯乱性**躁病**、覚醒剤精神病、**統合失調症**の急性期などでは、ときたま全裸になってしまう人がいる。男女を問わず（女性のほうが多いかもしれない）、症状が急激かつ激しい場合には、衣服を脱ぎたがる傾向があるように思われる（360頁参照）。

酩酊するとすぐに服を脱ぎたがる人がいるし、興奮したり錯乱すると衣服なんて暑苦しくて邪魔になるのかもしれない。あるいは人前で裸になってしまうことが、他人をうろたえさせるといった意味で攻撃性を帯びることになるのをどこかで自覚しているからなのだろうか。

夜中に全裸で国道を横切ろうとした若い女性がいたし、やはり全裸になってコンビニへ入ってきて、レジに商品を積み上げた挙げ句に暴れ出して警察を呼ばれた男性患者もいた。いずれにせよ裸であることは強いインパクトをもたらす。

全裸のケースで思い出深いのは、ある覚醒剤依存の患者であった。クスリの影響で、彼には**幻聴**が聞こえてきた。蚤くらいの大きさのコビトが衣服に取りついて「おい、おい」と声を掛けてくるという。うるさくてたまらない。いらいらしてくる。そこで服をどんどん脱いでいった。自宅のマンションで、下着まで脱ぎ捨てる。全裸になっても、まだ「おい、おい」とコビトの声は聞こえてくる。自分の皮膚に取りついているのだろう。こうなったら、俺の体重で潰してやるとばかりに、全裸の彼は床を転げ回った。だがコビトは潰されることなく体表にへばりついている。我慢出来なくなった彼は、とうとう3階の窓から飛び下りた。飛び下りる際の風圧によって、憎きコビトが吹き飛ばされるだろうと考えたからであった。

だが地面に落下してもコビトは「おい、おい」と囁きつづけた。男は両足を骨折し救急車で運ばれ、病院の救急処置室で、躄(いざり)状態のまま怒声を上げて両手をぐるぐると振り回しつづけたのであった。

[カストリ雑誌]

脱衣については、余談を記しておきたい。敗戦直後の混乱した時代に、いわゆるカストリ雑誌（粗悪な紙に印刷された扇情的な雑誌。粗悪な酒――粕取り酒を3合飲むと酔いつぶれてしまうことと、弱小出版社のその場しのぎの雑誌ゆえに3号でつぶれてしまうことを掛けた洒落から、カストリ雑誌と呼ばれる）が数多く発行された。多くはエロか猟奇か犯罪をテーマにしており、そうしたものに目を通してみると、しばしば**精神科病院**の潜入記とかルポと出会う。どうやら女性患者は裸になりがちといった前提でのお色気記事なのである。えげつない話であるが、まあ人権など無関係な時代だったのである。

昭和22年11月1日に発行された『共楽』という雑誌の第4号（カストリ雑誌としては長命ではないか）には、正木泰明なる新聞記者が京都府立医科大学附属・花園精神病院

をルポした「精神病院探訪記」なる記事が載っている。冒頭部は、

精神病院と言えば、どんなに面白い所だろうとお思いかも知れないが、唯私らとは少し桁の外れた仲間が集つているというだけで、大して興味のあるものではないかも知れぬ、何故つて、既にこの一九四七年の浮世そのものが、広義の精神病院なんですからね。

などと小賢しいことが書かれている。こうした言い回しは、いまだに流通し通用しているのが何だか腹立たしい。さて脱衣した女性患者の部分を引用する。

更に緊張型の激烈な奴では、まだ二十あまりの可愛い顔をした健康そうな娘が、その全ての曲線と起伏を露出し、丸の素ツ裸になつて、私たちが戸を開けると、立上つたまゝヒクヒクと尻を振り、大膽とも醜怪ともつかぬ好恰（ママ）で、性交の真似をするんです。

あまり綺麗な娘なので、これは有難いとカメラマンと一緒に、暫くボンヤリ見ていたら、彼女さん勇敢に腰を使い乍ら、オルガスムスの実感を訴えていたが、突然仁王立ちになつて、ワツハツハツと哄笑したかと思うと、座蒲団や黒いズロースが手当り次第にブンブン飛んで来始めた。

ウワーッおつかねえ！、私らはあわてて退散してしまつたが、彼女は田舎から出て来た日に、女中奉公に来た家の主人に、世にも醜烈な変態性欲の具に供せられ、常規を超越した方法で強姦され、処女を目茶苦茶に破壊されたのが動機で、突然発狂したのだそうだ、哀れにも悲しいその顚末に、心なき獣鬼を怨むと共に笑つては済ませぬ厳粛なものを、私らは感じたものだつた。

まさに興味本位を絵に描いたような文章で、そのくせ一応良心のありそうな文言を付け加えているあたりがムカつく。

［着衣失行］

服を着るのは結構難しい動作である。衣服の形状や前後をしっかり把握し、それに合わせて自分の身体イメージを駆使しつつ着衣をするわけで、かなり高度な営みなのである。したがって**認知症**が進行すると、自分で服を着られなくなってくる。これが着衣失行と呼ばれるものである。

最初の徴候は、ボタンの掛け違いであるという。わたしはしょっちゅうこれをやらかすので、ときおり心配になる。やがて服を身につける順序が分からなくなる。ズボンを穿いてから下着を穿こうとするような行為である。さらには前後を間違えたり、シャツに足を突っ込もうとするような行為が見られるようになる。

以前、ある認知症の老人の家を訪問した。家族は、もうすっかり年寄りの異常な行動に馴れきっている。わたしが家族と話をしている間、肝心の老人は我々の脇で、ズボンをセーターのように「着よう」として延々と格闘していた。頭が半ば隠れたまま、ズボンの両足がぶんぶん空中で振り回される。家族はいつものことだからと平然としていたが、まだ経験の浅かった頃のわたしであったので、「ズボンを穿くのではなく着ようとしている姿」が、悲惨でもあり滑稽でもあり異様でもあり、かなりショックを受けたものであった。

［ピック病］

認知症の一種。前頭側頭型認知症（ＦＴＤ）とも呼ばれる。40〜60歳と、認知症にしては比較的若い時期に発症する。しかも往々にして初期症状が反社会的な人格変化であることから、医療者のあいだでは広く名を知られている。

わたしが往診をしたことのあるＦ氏（52歳男性）は、顔見知りの酒屋から缶ビールを平然と**万引き**するようになった。酒屋も困って、しかし顔見知りなので咎めるわけにもいかず、妻にそっと請求書を送っていた。やがて自宅で飼っている犬がうるさいからと、ゴルフクラブで撲殺した。血だらけの犬を庭に放置したまま縁側でビールを飲んでいたという。隣家へ、まるで我が家のように上がり込んで**冷蔵庫**を漁るといったエピソードもあった。明らかに人柄が変貌し、傍若無人かつ残忍なトーンを帯びてきた。妻は心の底から夫に恐怖を覚えたという。会社では、無言のまま同僚が使っていたボールペンを奪い取ったり、取引先との交渉中にふらりと部屋から出てそのまま戻って来なかったり、非常識な態度が目立ち始めていた。保健師経由で相談を受けたわたしが訪問すると、F氏はこちらをまったく無視したまま大音量でテレビを点けている。何を話し掛けても、「いや、忙しいから」とにべもない。表情はあたかも無理やりに笑おうとしているかのような、不自然かつ空疎なものであった。

病院でCTを撮ると、前頭葉および側頭葉が限局的に萎縮していた。治療の手だてはなかった。結局F氏は還暦を迎える前に、精神に高度かつ急速な荒廃をきたして療養施設で死亡した。ピック病であるとの説明を受けていたにもかかわらず、妻は人格の変わった夫を受け入れきれず、一緒の墓には入りたくないと息子へ洩らしたそうである。

[万引き]

万引きという行為は、精神医学的にはどのように位置づけられるのだろうか。ひとつには、**ピック病**の初期症状でしばしば観察されるように、脳の一部が機能的に損傷され抑制を失ったとき。また生理の直前になるとなぜか万引きをしてしまうといった女性も意外に多くいて、ホルモンとの関係は間違いないがそれ以上のメカニズムは判然としない。思春期においては、万引きで捕まったときに親がどのような態度を示すのか、それを知りたくてあえて「試す」場合がある。遊び型非行の一環として、自転車やバイクを盗むのと同列の行為の場合もある。

もっとも不可解なのは、「止めたくても止められない」といったケースと、「魔が差した」というケースであろう。

止めたくても止められずに繰り返してしまうのは、一種の**依存症**である。万引きする品は、大概はつまらぬ安物である。スリルを求める心性や、ギャンブルにも似た運試し、日常へ埋没することへの嫌悪、秘密を抱えることを介しての自己確認等の作用機序があるのだろう。そして何よりも**反復がもたらす酩酊感**が大きく関連しているのではないか。かえって馬鹿げたことや無意味なことのほうが、それを反復するうちに「癖」になる。**強迫症状**もストーキングも、同じ文脈にある。万引きという行為は、アルコールや覚醒剤などの依存性物質と同じ性質を帯びているのである。

では「**魔が差す**」ほうはどうなのか。**破滅願望**や、屈折した形での**自殺**願望に近いと説く人がある。意外にも警官とか教師が手を染めてしまいがちなこと（ただし統計的な根拠を聞いたことはないが）から推測して、万引きというのは人類に普遍的な欲望であり、ことさらそれが強い人はむしろそんな心を否定すべく堅い職へ就くのであり、それゆえに些細な気のゆるみから「うっかり」万引きをしてしまうのであると（したり顔に）説く人もいる。たとえ経済的に豊かであっても、貧乏への恐れや不安が精神の均衡を崩し、それを回復させるための儀式に近いものとして「驚くほど安価でどうでもいい品物」を万引きするケースも散見されるようである。

1回の万引きによって店が被る被害額は、さしたるものではない場合が多い。その点において罪悪感は麻痺するだろう。**神経症**の人は、ときおり驚くほど図々しい振る舞いに及ぶことがあり、そうした様子を観察していると彼らの心情として「自分はこんなに苦しんでいるし、今まであれこれと損ばかりしてきた。だから多少の自己中心的行為は許されて当然だし、世間はそうした形でわたしに借りを返すべきだ」といったロジックが潜在しているように感じられる。そのような「歪んだ攻撃性」が、万引きといったささやかな反社会的行為として結実することがあるのかもしれない。すなわち「魔が差す」のは一種の神経症症状であり、捕まることによってショック療法がなされるということだろう。ただし医療保険が適用されることは決してない。

［放火］

連続放火で捕まった**パーソナリティー障害**の男を知っている。消防車が集まると最前列で見物をしていた。するといつの間にか消防署は野次馬の群を写真に撮っていて、そこに毎回写っていたせいで逮捕されるに至ったという。そんな経緯を当人はにやにや笑いながら語る。反省などおよそしていない。放火をすると楽しいのか、胸がすっきりしたりするのかと尋ねてみたが、にやにや笑いが一層顔に広がるばかりで答えない。刑務所で罪を償うべきケースだが、知能にいささか問題があり（ただし運転免許は所持していた）、また奇行があったことからなぜか心神喪失となり**精神科病院**へ送り込まれてきた。

ある晩、見回りの看護師（女性）がトイレを覗くと、彼がぽつんと一人で、素っ裸のまま小便器の前に立っていた。そして彼女の存在を認めると、自分のペニスをしごきながらにやにやと振り返った。それだけのことなのだが、彼女は、言葉には表し難い根源的な不快感を覚えたという。

放火を行う理由の中で、性的快楽というものがあるらしい。燃え上がる炎を見つつ、それこそエクスタシーに近いものを感じるという。確かにそんな事例はありそうな気がする。しかしそのような放火犯が存在すると昔から言われているにもかかわらず、実際にそんな告白をした人物を見たことがない。文献を調べても、信用に値する症例がない。放火と性的な要素との組み合わせは、まさに精神分析学が好みそうなテーマであろう。燃え上がる炎はペニスの象徴であるらしいし、火事がもたらす破壊力とその劇的な光景はカタルシスに通じる筈だ。ホースによる消火活動は幼児的性欲（ことに尿道愛）を満たす代理行為と説く学者もいる。だが現実にはなかなか絵解きがなされない。世の中に放火犯は稀ならず跳梁しているのに、彼らの心の奥を炎は明るく照らし出してくれないのである。

［失火］

世の中には、不可解な家族というものがある。59歳の男性が警官に伴われて**診察室**へ連れて来られたことがあった。興奮状態でしかも言動があまりにも常軌を逸しているため、精神疾患を疑って受診をさせられることになったのである。彼は母（83歳）と二人暮らしであった。姉がいたが彼が生まれた年に病死した。父も四半世紀前に鬼籍に入っていたが、それなりの資産を残してくれていたので、贅沢さえしなければ母子は十分に暮らしていけた。親戚付き合いもなく、近所付き合いもなく、母子はひっそりと一軒家で隠遁のような生活を送っていた。

一軒家といっても、意外なことに、若者に人気のある繁華街の近くなのである。警察官から場所を聞いて、わたしはその家に思い当たった。誰かが住んでいるのかいないのか分からないような、手入れもされないまま朽ちかけつつある廃屋一歩手前の家を、わたしはかつて商業ビルの裏側で目にしたことがあったのだ（地価は高い筈なのに、ボロ家とのコントラストが異様に感じられたのだった）。ああ、あのおかしな家の住人が、今こうして目の前に座っている人物なのかと思うと妙な感慨に囚われた。

彼は**統合失調症**であった。大学を卒業した頃から発病したようで、一流企業へ半年ばかり勤めたあと退職し、あとは何もしないまま37年間自宅へ閉じこもり続けてきたという。医療に診てもらったことは一切ない。当初は、言動がまるで新興宗教の教祖のようで、とてもじゃないがこんな姿を世間へ曝すわけにはいかないと両親が自宅へ軟禁していた。やがて喋る内容は異常であるなりに大人しくなり、自らの意志で外に出ようともしなくなった。退屈を覚えることがまったくないらしく、テレビや本や新聞にも関心を示さず、ぶつぶつ独り言を呟きながら1日に80本近くの**煙草**を吸っていた。母としてもこんな息子を置いて外へ出るのも心配なので、買い物以外にはまず外出をすることはなかった。若者たちが闊歩する繁華街の近くであるにもかかわらず、母子が棲む空間はすっかり時間の流れから取り残されていた。

そんな彼が受診に至ったのは、火事が原因である。彼が煙草の火の不始末から自宅を丸焼けにしてしまった。失火によって、自らを燻し出してしまったのである。母子ともに怪我も火傷もなかった。ただし59歳の息子（髪は母がときおり切ってやるとのことで、また髭は自分で剃り、案外と身綺麗であった）は興奮状態に陥り、それがためにわたしの診察室へ連れて来られたのである。

あまりに長期間、治療もされないまま放置されてきたので彼の精神はすっかり荒廃していた。いずれにせよ入院は必要だが、回復はほとんど期待出来そうになかった。母は83歳にもかかわらず実に「かくしゃく」としており、なかなか品の良さそうな老婆なのであった。しかし自宅が焼失してしまい、しかも家の恥を曝け出すことになってしまったのだから、動揺は隠せない。今後の二人の運命を思うと、暗い気持になった。

それにしても彼らの秘密の生活は、失火によって明るみに出てしまったのであった。もしも失火がなかったらどうなるのか。おそらく母は自宅で病死ないし老衰死といったことになるだろう。だが息子のほうは母の遺体を前にしても何の反応も示すまい。そして母の死体の腐臭から近隣が騒ぎだすことになるのだろう。あるいは死体はミイラ化してしまうかもしれない。彼には食べ物を自力で調達する能力がないから、母がミイラ化してしまうとしたら、息子もまた後を追うようにミイラとなってしまうことだろう。

［宅配ピザ］

年金暮らしの父親と娘（**統合失調症**）がアパートで二人暮らしをしているケースがあった。娘といっても中年で、医療には一切つながっておらず、親戚等の関与もなかった。さきほどのケースと同様に、娘は10年以上引きこもったままである。

ある日、父親は心筋梗塞で呆気なく亡くなってしまった。救急車を呼ぶとか、警察に連絡をするといったことを娘はまったく行わなかった。近隣にも助けを求めなかった。遺体に布団を被せてあげただけだった。あとは父の遺体と同じ部屋でぼんやりとテレビを見て過ごしていた。

何もしなくても空腹にはなる。買い置きの食べ物もすぐに底をついてしまう。すると娘は、意外な知恵を発揮した。郵便受けに入れられていたチラシを見て、宅配ピザを注文したのである。父親が銀行からおろしてきたばかりのキャッシュがあったことも幸いした。彼女は1日2食、すべて宅配ピザで飢えをしのいでいた（トッピングはいつも同じで、またサイドメニューを頼むこともなかったという）。

宅配ピザの日々が1週間近く続き、また父の遺体は死斑に覆われてすっかり黒ずんできた頃に、幸運が訪れた。父はある新興宗教を心の拠り所にしていたのだが、急に連絡が途絶えたことから信者仲間が心配してアパートを訪ねてきてくれたのである。

信者たちの尽力で質素ながらも葬式は出してもらえた。また生活保護の手続きなどもしてくれ、娘はとりあえず精神科に入院ということになった。彼女は宅配ピザと新興宗教によって救われたのであった。

［陶器のピザ］

精神科のデイケアでは、しばしばプログラムの中に陶芸という作業が組み込まれている。「粘土をこねる」といった素朴な身体感覚に根差した行為が何らかの安心感をもたらしそうなことは想像がつくし、実際に焼き上げた作品を手にすれば、達成感とか満足感もひとしおだろう。

陶芸で作られるのは湯飲み茶碗とか灰皿といったものが普通だが、Y君はおかしなものを作っていた。扇形で頂角が60度の平べったいしろものなのである。円弧の部分はちょっと盛り上がっている。尋ねてみると、ピザの一切れを模したという。自分はピザが好物なので、陶器のピザを作ってみるのだ、と。

ユニークなことを考えるねえ、とわたしは感心した。色付けも赤系統を主体にして本人なりにリアルを目指している。乾燥させてから電気式の窯に入れて焼き上げ、早速取り出してみた。出来栄えはどんなふうであろうか。

残念なことに、頂角の部分が脆かったようである。扇形のピザの、尖った部分がぽっきりと折れていた。まあ食べかけのピザと見れば良いのかもしれないけれど、Y君としては失敗作なのであった。気の毒になるほど彼は意気消沈していた。

Y君は、物心ついた頃から、することなすことすべてこんな調子で、決して達成感を味わったことのない人であった。それに加えて精神を病んでしまったのだから、まさに踏んだり蹴ったりの人生なのであった。彼の人生を少しでも好転させることにおいて、わたしが供与出来たものはほぼゼロであろう（医師として、これ以上病気が悪くならないように働きかけただけでしかない）。せめて本物のピザを奢ってあげたいところだけれど、そのようなウエットで「**けじめ**」のない行為は所詮わたしの自己満足にしかなるまい。

［円グラフ］

小学生の頃、夏休みの直前に円グラフを作らされた。画用紙に、コンパスを目一杯開いて大きな円を描く。360度がすなわち1日と設定する。そうして毎日をどのように過ごすか、その時間配分を円グラフで示すわけである。

睡眠時間を8時間とすれば、120度の頂角を持った扇形の領域がそれに割り当てられる。勉強時間は1時間程度として、だから頂角はわずか15度というまことに尖った領域となる。プールが30度、自由研究も30度とか、まあいい加減な時間配分ではあった。円グラフの分割が終わると、今度はそれぞれの領域を色分けしていく。もっとも領域の大きな睡眠時間の部分を何色に塗るかが大問題であった。部屋の電気を消し、瞼を閉じて寝るわけであるから黒に塗るのが適切かもしれない。だがそうすると円グラフ全体が陰気というか妙に黒っぽくなって見栄えがよろしくない。夢を見るのだから極彩色のペイズリー柄がいいなどと考えるのは大人の発想で、わたしは睡眠時間に相応しい色とは何なのかとかなり真剣に頭を悩ませた。

結局、自分が使っている掛け布団の色を借用して緑っぽい色を塗ってみたのだが、完成した円グラフを眺めてみると、ここに一人の人間の時間割が示されているとは到底思えなかった。緑色からの連想なのだろうが、草原に棲む昆虫の1日を図示してあるような気持がした。

精神科病院に入院している人たちの生活を円グラフにしたら、睡眠の部分が180度を超える患者が沢山いることになるだろう。しかも睡眠の領域を黒く塗ったら、まさに暗澹とした気分になるような円グラフが幾つも幾つも出来上がることになるだろう。

[持続睡眠療法]

現在広く使われている抗精神病薬が登場する前に用いられていた療法のひとつ。早い話が睡眠薬を使って1日20時間近く患者を眠らせる。2～3週間ひたすら眠らせ、あとは眠剤を漸減していくといったものである。

この治療はなかなか効果があったらしい。当然であろう。精神を病んでいる人たちは、大概が不眠症の状態にある。そのためにますます頭の中が興奮してしまう。悩んだり塞ぎ込んでいる友人を前にしたら、我々とて「まあとにかく今夜はゆっくり眠って、それからもう一度考え直してごらんよ」といった助言をするではないか。しかも深く眠ることは、死に限りなく近づくことでもある。ならば深く深く眠ることによって患者は象徴的な意味で「生まれ変わってくる」ことになるだろう。我に返ることになるかもしれない。

現在では、ことさら持続睡眠療法と銘打った治療は行っていない。ただし急性期の患者には、強めの薬を与えて、その結果当初は昏々と眠り続けることが多い。そのようにしたほうが、やはり回復は良好のようである。少量の薬をおどおど使っていては、かえって中途半端な治療に終わってしまいかねない。そのあたりのメリハリの利かせどころが、素人と専門家との違いなのである。

［インシュリンショック療法］

これも過去に使われ現在では廃れてしまった治療法である。**糖尿病**で血糖値を下げるために用いられるインシュリンを投与すると、もちろん血糖が下がる。あまり下がるとショック状態を起こし、これはつまりいきなり極端な空腹状態に陥ったら意識を失い昏睡状態になるのと同じことである。このまま放置しておくと脳に深刻なダメージをきたして後遺症が残る。そこで「寸止め」加減に低血糖性のショックを起こさせることで、精神病を治そうというのである。

昏睡状態となることで、持続睡眠療法に近い効果が得られることも作用機序のひとつであろう。そしてもうひとつは、おそらく身体への危機そのものがもたらす効果である。精神病患者が重い身体疾患に罹ると、往々にして精神状態が改善することが経験的に知られている。人間といえども所詮は動物であり、やはり心よりも身体を優先させるように作り上げられているのだろう。したがって、あえて身体的な危機に患者を曝すことで「狂っている余裕なんかない」状況へと追い詰めてしまおうというのが、この乱暴きわまるインシュリンショック療法なのである。

もちろん現在では、こんなリスクの大きな治療法は行われていない。それにしてもこういった治療法のことを知るにつけ、「**健全な肉体に狂気は宿る**」と思わずにはいられない。

【糖尿病】

精神科の病棟には、糖尿病の患者が何名もいる。大概は肥りすぎ（運動不足、薬の影響、偏った食生活といった理由による）で、カロリー制限が必要となる。しかも近年開発された抗精神病薬は、糖尿病患者には使えないものも少なからずあって治療上悩みの種となる。ところが食餌療法にはそれなりの覚悟を要する。我慢が強いられる。そのような試練に、多くの患者は耐えきれない。まったくのところ、彼らはジャンクフードが大好きなのである。

かつて勤めていた病院（20年近く前のことである）には、買い物は週に1回患者が提出するリストによって、出入りの業者が一括して届けるといったシステムの**閉鎖病棟**があった。三度の食事はちゃんと出されるが、おやつとか本、**煙草**の類は患者それぞれが小遣いの中から支払って業者に頼む。刑務所の「差し入れ」に近いシステムなのであった。リストを眺めていると、餡ドーナツとかポテトチップス、揚げ煎餅、コーラのホームサイズといった注文がやたらと多い。煙草もカートンで買う。雑誌は『漫画ゴラク』『週刊漫画タイムズ』『週刊プレイボーイ』（前二者は既に休刊してしまった）といったところで、しかしときおり『文藝春秋』だとか『中央公論』などが混ざっている。

もちろん糖尿病の患者がリストに餡ドーナツなどと書いても、予めドクター・ストップとする。が、当然のことながら他患と物々交換で入手して食べている。まさか四六時中監視しているわけにもいかない。炭水化物と油とニコチンが人生の楽しみとなっている人が多いので（もちろんアルコールは不可）、あまりに厳しくするのも気が引ける。困ったことである。

糖尿病がひどくなり、両足が壊死をきたして切断され、車椅子生活を余儀なくされている人がいたけれど、それでもジャンクフードに対する執念には凄まじいものがあった。彼の生き甲斐とは、すなわちスナック菓子そのものなのであり、ポテトチップスの形をした抗精神病薬があったとしたらそれこそ致死量まで食べてしまうに違いなかった。

ことに長期入院せざるを得ない人たちの閉鎖病棟では、人生の目的とは果たして何なのかと考えさせられることが多い。生の営みがあまりにも簡略化され、生き甲斐がジャンクフードに置き換えられたりしている光景を目にすると、それこそ身も蓋もない状態を見せつけられた気分になり、わたし自身が「人生とはいったい何なんだ？」と不安に駆られてしまうのである。

【煙草】

精神科の患者における喫煙率は異常に高い。ことに閉鎖病棟ではヘビースモーカーが多い。生活保護を受けていたりすると小遣い銭が不自由するから、必然的に安い煙草を買うことになる。安い煙草ほどニコチンやタールが多いし、日に50本以上吸う人が少なくないので、肺癌の危険度は非常に高い筈である。

にもかかわらず、肺癌となる患者は稀である。少なくとも、リスクに見合わない低発生率なのである。もしかすると、**統合失調症**になることが肺癌に対する何らかの拮抗作用を有しているのではないかと想像してみたりするが、実際のところは不明である。

煙草なんて、所詮は紫色の煙にすぎない。拡散していくだけである。その取り止めもない煙を日がな眺めて過ごす人ばかりなのである。以前はわたしも患者と一緒になって吸っていたことがあったけれども、近頃は喘息が再発したので止めている。

【治外法権】

思い出話をひとつ。かつてわたしが勤務していた総合病院では、喫煙所は一切なかった。身体に害となることが分かっているのに、それを許容する場所が院内にあるのはオカシイという理屈である（その時点では、まだ法令による規制はなかった）。病院は健康にマイナスとなるものに加担するわけにはいかない。

発想はまことに立派であるが、院内でただ一箇所、精神科病棟だけは喫煙室が設けられていた。なぜか。もともと精神科病棟へ収容される患者はヘビースモーカーが多く、また彼らの多くは強制入院となっている。これで喫煙を一切禁止したら、その事実に対して激しく反応し、不穏を呈したり苦痛を訴える者が続出することは目に見えている。そこで、あらかじめ精神科病棟は「別扱い」ということになったのであった。病院機能評価においても敷地内禁煙は大前提だが、精神科病棟だけは不問とされていた（分煙は必要）。

すなわち精神科病棟とは一種の治外法権地帯なのであった。実際、関与する法律も普通の病棟だと病院法だが、精神科は精神保健福祉法に則っているのであって、同一に論じられない。人外魔境などと悪口を言う人もいたけれど、なるほど総合病院のワンフロアにおいて、精神科病棟はひとつの小さな独立国家のごとき色彩を帯びていたのである。

［幻の10年］

10年間入院していたA氏を退院させることになった。彼は一種のパラノイアで、非常に高学歴の人物であったがある人物に対して激しい恨み（他人からすれば、少々的外れな恨みなのであるが）を抱き、鉈を持って家へ押し入り、肝心の人物が不在だったからと代わりに家族へ大怪我を負わせたのだった。当初は有罪ということで刑務所送りとなった。刑務所ではかなり暴れたり逆らったりとトラブルメーカーだったらしい。刑期終了となった途端に精神鑑定を受け、今度は**精神科病院**の**閉鎖病棟**へ入れられることになった。心神喪失や心神耗弱を適用せずに刑を与え、それが終了してから鑑定→精神科病院とはずいぶんおかしな話であるが、服役中に精神疾患が顕在化し、しかもこのまま社会へ戻すことは適当でないといった判断が働いたということなのだろう。

いずれにせよわたしがA氏と初めて対面したのは、彼が入院8年目のことであった。他患とはほとんど交流がなく、ジャンクフードなどにも興味を寄せず、難しい思想関係の本などを黙々と読んでいる。孤高かつストイックな生活を送っていた。

会話をしてみると、いくぶん頑なで気難しい傾向はあるも、ことさら異常な印象はない。それなりに礼節もわきまえ、反社会的な態度も見られない。2年ほど様子を観察した。

新宿のK書店へ本を買いに行きたいというので、出掛けてもらった。ちゃんと買い物を済ませて定刻通り帰ってきた。次第に行動制限を緩めつつ、上手く社会と折り合っていけそうか、問題を起こさないで済みそうか見当をつけていった。そして退院可能であると思われた。家族が四国にいたが、彼と関係することは拒否していた。

いまさら職を見つけるのは難しい。既に生活保護となっていたので、福祉の職員にアパート（家賃4万5000円以下）を見つけてもらい、そこで独り暮らしを送りながら病院の外来へ通ってもらうプランを立てた。A氏としても、当面は独りで静かに日々を送ることが希望であった。そのうちに故郷の家族と和解する機会も訪れるかもしれない。入院10年目。アパートが見つかった。退院は間近となった。そこである日、A氏と福祉担当者、わたしと彼の担当看護師の4人で退院について具体的な打ち合わせをすることになった。

福祉では、新しくアパートを借りて生活をスタートさせる際に、最低限必要となる家電とか家具を購入する費用を負担してくれる。その話を担当者が切り出すと、意外にもA氏はそんな金は不要だと断るのである。彼によれば、家電や家具などは自分が使っていたものがまだ実家にそのまま置いてある筈だという。だからそれを持ってくれば何ら差し支えはない、と。

だがそれはもはや十数年も前のことである。しかも当時とて新品であったわけではないのだから、仮に実家にそのまま取ってあったとしても、埃だらけの15年近く昔の電化製品ということになる。具合が悪くなっても、電気屋ではもはや修理すら受け付けてもらえまい。そんなものをわざわざ運んでくる必要はなかろう。けれどもA氏は、むやみに古い電化製品に固執する。その様子が、いささか尋常ではない。しかも彼は言うのであった、

「実家まで家電を取りに行ったついでに、近所に挨拶回りをしてこようと思うんです。

何しろ、みなさん僕のことを大変に誤解しているみたいなんで、これをいい機会に、ちゃんと事実を説明して来たいんですよね」

それを聞いて、わたしは血の気が引いた。彼は現実をなにも分かっていない。近隣を訪れたら、人々は絶句するだろう。恐ろしがるだろう。彼の凶行は、地元ではある種の伝説となっているに違いないのである。A氏の弁明などに耳を傾ける余裕すら持てまい。そしてそんな近隣のパニック状態に対して、彼は激しく憤り興奮するかもしれない。惨劇を繰り返すかもしれない。

いったいA氏にとって、入院していた10年とは何だったのであろう。10年以上も前の電化製品を遥々と四国まで取りに赴くことの意味、自分の犯行について自己中心的な弁明をして回ることの意味、他人の感情に対する鈍感さ――彼は何ひとつ理解していなかった。波風の立たぬ精神科病院の中でのみ、どうにか暮らしが成り立っていただけなのである。まさに彼の入院生活は幻の10年に過ぎなかった。わたしはA氏の退院を中止した。そして少なくとも今から5年前まではまだ入院していたようだが、その後の消息は不詳である。

［射精遅延］

抗精神病薬を長期間服用していると、副作用のひとつとして射精遅延が生ずることがある。つまり遅漏になる。これは時として当人にはかなり深刻な話となる。

長期入院の男子病棟では、しばしば患者から言いにくそうに相談を受ける。トイレで自慰をしても、ちっとも射精しない。いくら焦っても精液が出ない（つまりカタルシスが訪れない！）。いったいどうすればいいんでしょうか、と。

服薬を中止すれば以前のように自慰を楽しめるだろうけれど、精神症状は悪化する。漢方薬などを試してみたことがあるけれど、上手くいかない。患者のほうも、言いにくいことなのであまりこちらを追及してこない。おかげで、それをいいことに知らんぷりを決め込むしかなかった。酷い話である。

［自慰空想］

自慰をする際に人はどのような空想をするだろうか。あまりにも非現実的な場面を思い描いても、欲望と現実とのバランスが取れまい。自分に都合が良すぎることを考えても、それではいまひとつ興に乗れない。すなわち内面と現実との摺り合わせといった意味で、精神分析では自慰空想の内容が重視されるという。だがわたしが患者になったとしたら、精神分析医ごときに、そんな秘密は口が裂けても言いたくないね。平然と喋るほうが、よほど不健全ではあるまいか。

ドイツ医学には Masturbantenwahn すなわち「**自慰者の妄想**」という言葉があるが、これは自分がひそかに自慰をしていることを周囲の人々が知っていて嘲笑ったり噂したり軽蔑しているのではないかと過敏になることを指す。性行為に対する羞恥や隠蔽の意識が現代とは比べものにならなかった時代においては、この言葉が持つシリアスさには大変なものがあったことだろう。

［筒抜け体験］

統合失調症は思春期に発病するケースが多いが、発病に先立って**自慰者の妄想**が出現することがある。すなわち自分の暗い秘密が周囲に知られてしまう、筒抜けになってしまっているという不安である。

おしなべて統合失調症では、秘密だとかプライバシーが失われてしまう恐怖が妄想のテーマとなりがちである。**盗聴器**が仕掛けられている、尾行されている、**スパイ組織**に狙われている、自分のことが街で噂されていたりテレビで放送されている、思考が盗まれる等々。またこのテーマのバリエーションとして（つまり自我という壁に風穴が開いてしまったという意味で）、**電波**で操られるとか、**テレパシー**、**幻聴**（その多くは自分への悪口や命令、コメントといったものである）などがある。つまり統合失調症の症状の根幹には、自分の内面が筒抜けになってしまっているといった感覚が働いているのではないか。

筒抜け体験という用語は、**長井真理**によってもっと狭義に限定されて提唱された概念であるが（1981年）、その言葉の明快さやイメージし易さからも、統合失調症の精神病理においてきわめて重要な位置を占める。

［居る？］

未治療のまま中年となってしまった**統合失調症**の婦人がいた。不健康な太り方をしていて、化粧がいやに濃い。服装もいささか派手過ぎる。未婚の独り暮らしで、町じゅうの男性が自分に対して（セクシャルな）熱い関心を寄せており、家には盗聴マイクが仕掛けられていると主張していた。すなわち町の助平な男性どもは、寄り集まっては彼女の家から取り込んだ音に耳を傾けていると信じていたのである。その妄想はいささか形骸化しており、自分の生活が筒抜けになっているといった切迫感はもはや希薄となっていた。

婦人が語るところによれば、その集音マイクは、夜になるとスピーカーにもなるという。彼女がそろそろ眠ろうとすると、マイク兼スピーカーからは、彼女の私生活に興味津々の男たちからの挨拶が聞こえてくるのだそうである。今回はその挨拶を、証拠としてちゃんとカセットテープに録音してきました！　と彼女は自信満々に言うのだった。

彼女が持参した大型ラジカセには60分テープがセットされている。再生してみると、ざあざあとノイズが聞こえるだけである。まさかこれを60分にわたって聴かせるつもりではないだろうな、とやや腰が引けた。そこで単刀直入に尋ねてみた。

「で、その挨拶っていうのは、なんて言ってるんですか？」

「なれなれしい声で、『居る？』って言ってくるんですよ。そこの部分、もうちょっとで聞こえますから、耳を澄ませていてくださいね」

わたしは胸を高鳴らせながらラジカセに集中していた。やがて不意に、テープ速度が何らかの加減で一瞬早送りになったような音が聞こえた。

「あれ？　今のがそうなのかな」

あわてて巻き戻してもらい、もう一度耳をそばだててみる。すると、確かに甲高い調子で早口に「居る?」と言っているような気がしないでもない。ただしそれは実際にそういった声を録音したというよりは、いわば磁気テープが録音ヘッドを通過する速度が一瞬遅くなり、その際に紛れ込んだ雑音が結果的に甲高い音で再生されただけとしか思えなかった。わたしは、婦人がこの60分テープの中から、1秒にも満たない雑音を拾い出してそれに「居る?」という言葉を与えたその執念と空耳具合に感嘆せずにはいられなかった。

〔幻の同居人〕

自分が住んでいるアパートの天井裏に、何者かが潜んでいて、そいつが隙を見ては室内へ侵入してきて物を盗ったり悪戯をするので困っている、という訴えをある老婦人から聞かされた。彼女は身寄りもない独り暮らしで、年金を頼りにつましい暮らしを細々と営んでいた。**認知症**ではない。心身ともに、それなりにしっかりしている。買い物も料理も掃除洗濯もすべて独りでこなしている。ただし、あまり他人と交流したり出歩くことは好まない。自室でひっそりとテレビを見たり編み物をするような生活を送っているようであった。

そんな彼女が、天井裏に誰かいるなどと突飛なことを言い出した。ただし恐怖におののいたり、興奮したり、錯乱したりしているわけではない。きわめて淡々とした調子で、天井裏の侵入者に迷惑を受けているので困る、と妙に切迫感を欠いた口調で語るのである(その口調は、「**居る?**」と毎晩語り掛けてくる町内の男たちに困っていると嬉しそうに主張する前項目の婦人とは好対照であった)。

では被害はどのようなものなのか。金魚鉢の金魚が1匹消え失せたとか、古いアルバムの写真が1枚剝がし取られた、編みかけのセーターを買い物へ行っている間に解かれてしまった、洗濯物を積み重ねておいたらその順番を変えられてしまった、愛用の耳搔きが安物の不具合な品にすり替えられてしまった……。いずれも、警察の被害届にも書けないような他愛のない被害ばかりである。だが当人にとっては重要なことである。

たとえ木造モルタルの古アパートの1階に住んでいても、1階と2階とのあいだにはちゃんと30センチ程度の空間があり、これが1階の住人からすると天井裏に相当することになる。ただしこんな暗くて黴臭くて狭苦しいところに何者かが息を殺して潜んでいるなどとは信じられない。

だが老婦人は押し入れの襖を開け、天井板の1枚が外れる部分をわたしに見せながら、「ここから侵入してくるんですよ……。油断も隙もありゃしない」と言い張るのであった。

彼女が精神を病んでいるとしたら、天井裏の何者かは妄想として片づけられよう。けれども彼女は、**認知症**でもなければことさら精神を病んでいたわけでもない。独り暮らしの、ちょっと寂しい境遇の老婦人でしかなかった。

治療の対象にもなり難いし、いったいこのようなケースはどう考えたら良いのだろうかと不思議に思っていた。そんなときに、たまたま「幻の同居人」という精神病理学上の概念があることを専門誌で知ったのである。

米国ニューハンプシャー・ホスピタルの精神科医エドワード・E・ローワンは1984年に、3つの症例を以て「幻の同居人 phantom boarders」なる言葉を提示している。そのうちの一例は76歳の独り暮らしの未亡人であった。2階に間借りしている家族が騒がしくしたりパーティーを開いて迷惑していると頻繁に警察へ苦情を訴えてくる。が、なるほど数ヵ月前には子ども2人を連れた女性が2階に間借りをしていたことがあるけれど、今では引っ越してしまって誰もいない。空っぽである。だがその一家が（厚かましくも）勝手に2階に住みつき、様子を見に上がっていくと巧みに隠れてしまうと彼女は主張するのだった。**精神科病院**を経て介護施設に彼女は送られたが、自宅の2階に昔の間借り人が潜んでいるという「幻の同居人」妄想には最後まで固執していたという。

このように自宅の天井裏や屋根裏、空き部屋、地下室、納屋など「普段は立ち入ることのない薄暗い空っぽの空間」へ見知らぬ人物（たち）がいつの間にか住みつき、もともとの住人から物を盗んだり悪戯をしたり、さらには彼らの会話や騒ぎが洩れ聞こえる等の妄想が、すなわち「幻の同居人」ということになる。

この妄想を抱くのは多くが独り暮らしの老婦人で、しかも既に述べたように、他にはことさら精神症状を伴っているとは限らないことが重要である。つまり正常な人間においてもこの妄想は出現し得るわけで、そこにある種の普遍性がある。

[座敷童子]

前項の「**幻の同居人**」において、それを訴える人には意外な特徴がある。侵入者に対して「迷惑である」とは言っても、恐いとか不安だとは言わない。それどころか、困りつつもどこか狎（な）れ合っているような、ある種の親近感を抱いているらしいフシが窺えるのである。そういった意味で、まさに「同居人」の扱いなのである。あるいは、まるで座敷童子のような存在と感じられる。

「幻の同居人」の成因は、家に住む**孤独**な老婦人が家屋そのものを自分の存在と同一視するからだとされる。すると寂しさや独り暮らしの「よるべなさ」、さらには世間に対する警戒感や不信感が、家に何者かが潜んでいるといった形で具現化されるようになる。だからその同居人に対しては、屈折した親しみを覚えることになる。

都市伝説やフォークロア、通俗小説やB級映画の類には、家の中に何者かが住み着いたり潜んだりしているといった物語が散見される。［図4］は、女性週刊誌に載っていた「屋根裏に〝もう一人の夫〟を27年間住まわせていた女！」という記事——いや、奇譚に添えられていたイラストである。米国ミルウォーキーに住むワルバーガーという主婦が、夫の性的不能によってもたらされた欲求不満を解消すべく、１９０５年から１９３２年まで「愛人」を密かに屋根裏に住まわせ、夫のいない間に寝室へ招き入れては愛欲に耽っていた。おまけに愛人であるサンフーバーは、屋根裏に逼塞中の無聊（ぶりよう）をなぐさめるべく小説を書き、ワルバーガーが売り込みを図った結果６０００ドルの印税を稼ぎ

➡こんな生活がなんと27年間も続いたと知って、今年六月アメリカ中がビックリした
ばね上げ戸は内側からしかあけられない。
愛人
ダイプ・ライダーで小説を書いた
屋根裏に通ずる階段。
妻
夫
T.FUKUDA
イラスト・福田隆義

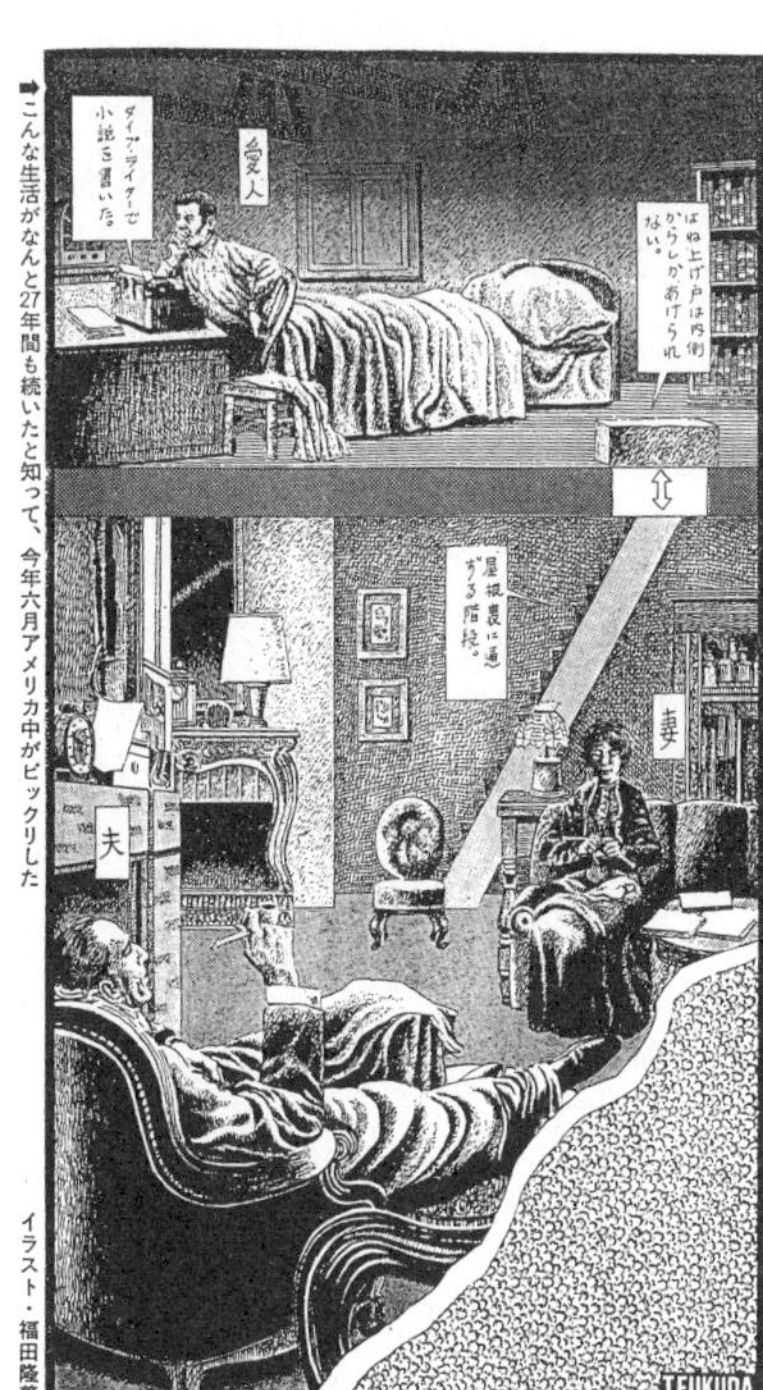

［図4］「屋根裏に“もう一人の夫”を27年間住まわせていた女！」（『ヤングレディ』1975年9月15日号）より

出したというのだ。イラストは、屋根裏でこっそり執筆中の愛人およびワルバーガー夫妻を図解しているわけである。この話は具体的証拠が極めて薄弱で十中八九嘘と考えられるが、まったくあり得ない話でもないと思わせるところに妙味が感じられる。おそらく座敷童子とか幻の同居人といった発想は、誰にでも共通し通底している思考や感覚のひとつということなのだろう。

［座敷牢］

時代劇の類には、精神を病んだ家族を幽閉しておくための座敷牢が登場することがある。いかにも伝奇的な座敷牢であるが、いったいそんなものは実在するのか。法律的に、座敷牢の存在は容認されていた。明治33年から昭和25年までの50年間である。

明治33年に精神病者監護法なるものが制定された。精神病者には親族から監護義務者を選び、病院ないしは私宅へ監置せよという内容で、当時の**精神科病院**は収容人員が少なかったから、事実上、家族は座敷牢を作ってそこに患者を閉じ込めておけということだったのである。

イメージとして座敷牢とは格子のある座敷一間といったものが想起されるかもしれない。だが実際には、庭の隅の鶏小屋か何かのようなものに過ぎなかったり、ときには自宅の土間に木製の檻が据えられていることもあった。［図5］は、庭に独立して建てられたものの写真であり、[図6]は8畳の座敷に誂えられた「檻」である。「檻」はほぼ1坪の広さで木製、一部に鉄の棒を通してある。慶應3年生まれの45歳になる男性（農業）が閉じ込められていた。また[図7]は、居宅の一角に設置された木製の檻である（いずれの図版も呉秀三・樫田五郎『精神病者私宅監置ノ實況及ビ其統計的観察』1918、創造出版による復刻版、1973より）。

それにしても、わたしが生まれる前の年まで座敷牢が国家によって承認されていたという事実は、かなりリアルに恐ろしい話である。

[古い家屋]

吉行淳之介の短篇小説の題名。昭和49年に出版された短篇集『鞄の中身』に収録され

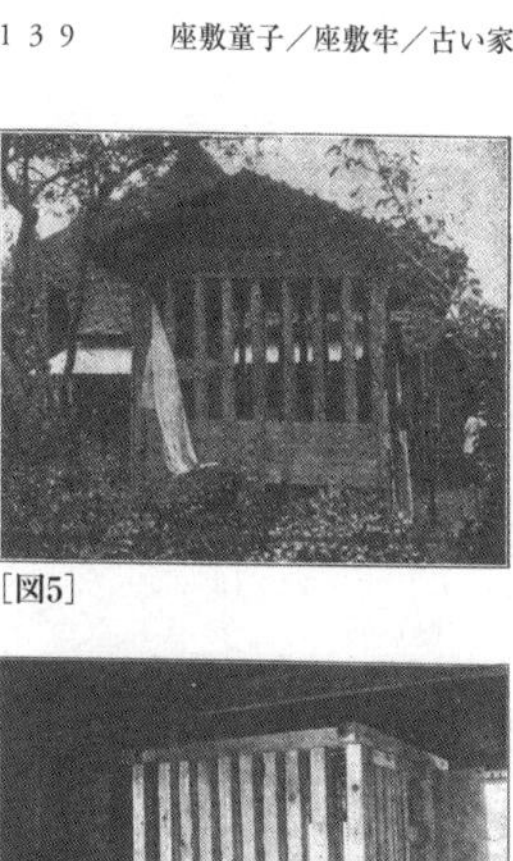
[図5]

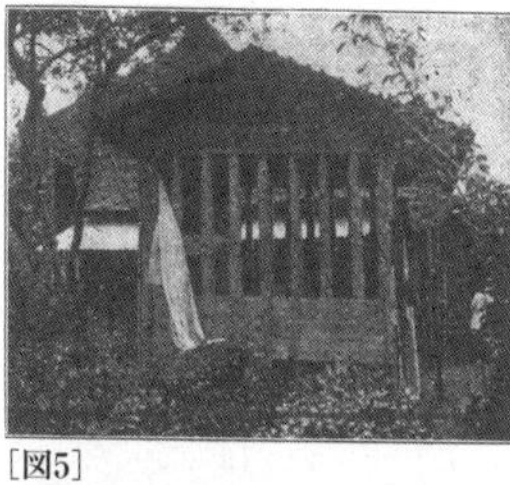
[図6]

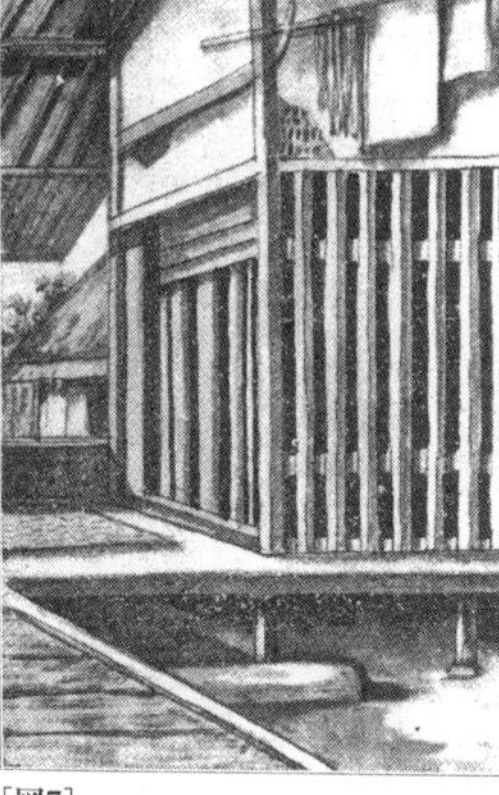
[図7]

ており、不気味なイメージ・スケッチといった内容である。

主人公は7歳の少女である。彼女の家の近所に、1人の青年が両親と暮らしている。古い大きな家に住んでいる。彼は非常にハンサムで、だがどこか得体の知れない**違和感**を感じさせる。青年は少女へいくぶん度を越した関心を寄せてくる。勝手に写真を撮ったり、車に乗せてくれたりする。少女の親は警戒をするも、少女はむしろ冒険心に駆られて青年に付き従う。彼の家を訪れ、部屋の中でとりとめのない時間を過ごすこともしばしばだった。具体的な行動はないが、性的な濃密さを伴った関係性が生じていく。やがて青年の家には謎めいた「離れ」があることに気づく。彼女は隙を窺ってその離れを探索してみる。以下が、物語の最後の部分である。

> その建物に近づいて、入口の引き戸に手をかけた。鍵はかかっていない。戸を開くと、眼の前に、太い木でつくった格子が立塞がっていて、内側は薄暗い。
>
> 座敷牢が、そこにつくられていた。
>
> 蒸れたような、強い臭いがした。籠のなかで小鳥が動きまわっているような音がしている。眼が慣れると、薄暗い中で白いかたまりが動いているのが見えてきた。
>
> 若い女が一人で坐っていて、全裸である。その周囲には捲り取ったようなかたちに、衣類が散乱していた。女の表情は見分けの付かない薄暗さの室内だが、その仕種は分った。

女は新聞紙を細長く引裂いている。機械のような正確さの動作の繰返しで、畳の上には裂き取った紙片が堆く積み上げられていた。

急いで戸を閉め、部屋に戻った。烈しく動悸がしている。七歳の幼女は、これまでのすべてのことの本当のところが、いま分ってしまったような気持になっている。

【保護室】

精神科病院において、興奮や幻覚妄想が著しく、このままでは他の患者に迷惑（危害を含む）を与えたり、逆に本人が怪我をしたり、ときには**自殺**などをしかねないときに、周囲から切り離して事故の発生を防ぎ、集中的な治療を図り、かつ静かな環境で「頭を冷やして」もらうための個室。広さは3畳位か（床はリノリウムが普通）。構造的には刑務所の独房に近いが、その意味合いは大きく異なる。

すなわち、独房は懲罰を与え反省を促すための部屋である。精神的苦痛を与えるための装置である。だが保護室は精神状態の安定しない患者にとっての緊急避難的な場所として作られている。医療者としては、一刻も早く患者に保護室から出られる状態に戻ってもらいたいのである。

にもかかわらず、保護室が懲罰房的に使われたり、医療者サイドの人手不足を補う便法として利用されたり、治療の努力を放棄する隠れ蓑として機能してきた側面も確かにある。保護室こそは諸刃の剣なのである。

患者にとって、保護室はどのような場所として認識されているだろうか。なるほどある人にとっては、懲罰房そのものと映るだろう。**煙草**も吸えないしテレビもない、本もないしゲームもない。話し相手もいないし、部屋は狭苦しい。縊死を防ぐべくズボンのベルトは外され、眼鏡もレンズを割って刃物代わりにされると困るので没収される。**絶海の孤島**へ置き去りにされたようなものである。

反対に、保護室に入って安心する者もいる。**統合失調症**の妄想では、何者かが自分を狙って侵入してくるとか追いかけてくるといった恐怖が生ずることがある。そんな場合には、頑丈な保護室へ「逃げ込む」ことで安心感を得る。パニック・ルームのようなものである。また「世間」から完全に切り離されることで、ゆったりと気持を鎮められる人たちもいる。保護室ならば、誰にも盗み聞きされず思考も「盗まれない」から安心だ、と考えている患者もいる。普段から聞こえ続けている**幻聴**が、保護室に入ると消える人と、逆に強くなる人と2つのタイプが観察されるようである。

ここに昭和35年（1960）に発行された一冊の本がある。『精神病院の管理（第2版）』（関根真一著、医学書院）という病院建築の参考書で、保護室について記された箇所の一部分を引用してみよう。

保護室は患者を監禁する部屋であるという思想が一般に固守されていたので、自然その構造も堅牢を主眼として、陰惨なものとなり、患者もその保護室に入室することを非常に嫌い、かえつて反応を起し、取扱に困ることもあつた。しかるに進歩した薬物療法の出現した今日では、従来の保護室の思想を脱ぎすてて、その構想を新にし、なお保護室という悪名も塗り替えて、新たに静養室と改称したいと提案するものである。

この一文が書かれてから半世紀以上の歳月が流れたが、いまだに保護室は保護室と呼ばれている。ただし新しい建築では、確かに陰惨で不潔な印象は大幅に払拭されている。なお前掲書には保護室のドアについて述べた箇所があるので、参考までに引用しておこう。

扉　保護室の扉の構造は堅牢を主とし、内面には鉄板を張つて強化し、外面は木製にして軟味を与える。扉には看護者に適応した高さの小窓をつけて内部の観察を便にし、透明のアクリライトをはめこむ。扉の開閉の機能は常に扉の位置が安定されていないと、鍵の施行に故障を生じやすくなる。そのため扉の一端が縦軸を中心に廻転して開閉する装置が安全であつて、普通の蝶番を使用すると事故や故障が起りやすいものである。

扉の開く方向は内開きと外開きとの2つの方式があるが、いずれとも決定しがたいが、外開きの方が多いようである。内開きは部屋の使用面積を制限するし、また患者が入室を烈しく拒む場合は閉じるに困難を感ずる。しかし患者が内部から扉につよく体当りするときは、外開きのものよりは扉の枠のため暴力に対しかなり抵抗があって丈夫である。

ある程度重症な患者を扱うとしたら、やはり保護室は不可欠である。率直に申して、使うか使わないかはともかく保護室という選択肢があるだけで、医療者としてはかなり安心して業務に臨める。そうした安心感を背景に医療を行うと、どこか気持に余裕が生じてそれが治療にプラスに反映されるように思えるのである。

なお翻訳小説では、暴れても怪我をしないように壁や床にマットを敷きつめた保護室というものがときおり登場する。弾力性に富んだ室内というわけだが、そのようなものを実際に目にしたことはない。そうした部屋が必要な状態であったなら、むしろベッド上に拘束帯で抑制されるからだろう。

昨今の保護室については、日本全国の精神科病院（35施設）を訪ねて実際に保護室を計測・図解し、あわせて病院や看護者の考えや意見を聞き書きした労作がある。『行って見て聞いた　精神科病院の保護室』（三宅薫、医学書院、2013）という本で、著者は精神科の看護師である。

［鳥居］

以前わたしが勤めていた都立**松沢病院**には、**保護室**がずらりと並んだ急性期病棟の裏側に小さな稲荷神社があった。明治時代に建てられたらしく、どうやら火事を鎮める神様が奉られていたらしい。しかしいつの間にか稲荷は放置され、祠は崩れ鳥居は倒れてしまった。すると病院で事故や急死が頻発し、誰ともなく稲荷の祟りということになった。都立病院であるから、いったいどうやって予算を計上したのか知らないが、とにかく稲荷を再建した。完成して神主に御祓いをしてもらう現場に立ち会ったが、朱色に塗られた真新しい鳥居が、2階建ての病棟と暗い緑色の木々に囲まれ、なかなか趣深いものであった。保護室の窓から鳥居が見えたかもしれない。ただし色鮮やかな鳥居なんかが垣間見られることで、余計に精神が不安定になってしまった患者もいたのではないだろうか。

現在では松沢病院は建て替えられた。大きなビルとなった。あの稲荷や鳥居はどうなったのか。いまだに新しい病院を訪問したことがないので、分からない。

［火山灰］

過呼吸症状を呈する**神経症**患者と喋っていたときのことである。火山が噴火して大量の火山灰が降り積もった光景を雑誌のグラビアで見たことがあったという。その写真に、神社の**鳥居**が写っていた。

　鳥居は構造的には2本の柱を貫（ぬき）という横棒でつなぎ、さらに冠木（かぶき）という横棒を載せた形になっている。その貫すれすれにまで火山灰が積もり、つまりあと少しで鳥居が埋没してしまいそうなほどに灰は厚く地表へ降り積もっていたという。

　その患者氏は、積もった火山灰の表面と鳥居の貫との隙間がわずか30センチ位しかないのを目にして、たちまち息が苦しくなり、窒息しそうな不安に襲われたという。すなわち、30センチの隙間を四つん這いになってくぐり抜けようとしている自分の姿が頭の中にありありと浮かび、そこにいろいろと人生の厄介事を重ねて想像してみることで、あっと言う間にイメージが暴走をしてしまったということらしい。

　確かに火山灰に埋没しかけた鳥居といった奇怪な眺めには、ある種の人にことさら圧迫感を与えるものがあるのだろう。跨ぎ越すという発想にならずに、くぐり抜けるといった発想になるから辛くなるんですよとコメントしておいたが、おそらく彼には何の助けにもならない言葉であったことだろう。

【早すぎた埋葬】

　前項の**神経症**氏が、もしもヴィクトリア朝時代のヨーロッパに生きていたとしたら、あるいは「早すぎた埋葬」の恐怖に取り憑かれていたのではないだろうか。

　早すぎた埋葬とは、つまり本人が本当に死んではいないのに死亡したと誤認され、そのまま棺桶に入れられて地中に埋められてしまうことを指す。やがて仮死状態であった本人は意識を取り戻すものの、そこは狭苦しい柩の内部であり、しかも土の中に埋没している。身動きも取れぬ暗く狭苦しい空間で、恐怖と絶望に苛まれつつ窒息死をしていくことになり、おまけにその無念さは誰にも知られることがない。

この息苦しいイメージには元ネタがある。デンマークに生まれフランスに移住した解剖学者でジャック＝ベニニュ・ウィンスロが１７４０年に、死んだように見えても実は仮死状態でしかなくて後に生き返るケースがしばしばあるといった内容のラテン語の論文を執筆した。しかもウィンスロ自身が、子ども時代と10代との２度にわたって「早すぎた埋葬」をされかけた経験があるという。

この論文自体は広く知られることはなかったけれど、パリの医師ブリュイエが仏訳を行い、その際にいろいろなケースを付け加えて『死の徴候の不確かさについて』なるタイトルで発行、これが西欧諸国に翻訳されてベストセラーとなった。英語版は１７４６年に発行されたが、このヴァージョンには「柩、墓、あるいは解剖医の手の許から甦った、愉快かつ実証済みのさまざまな実例」という章が付加されている。つまるところ、もともとの論文にかなり興味本位の「実例」が添えられた書物が流布することによって、たちまちのうちに「早すぎた埋葬」のイメージは人口に膾炙し、多くの人々を震え上がらせるに至った。そして仮に生きたまま埋葬されても、自分が生き返ったことを地上の人たちに知らせられるような工夫――たとえば「ベイトソン式救命装置」などが大いにもてはやされたという。

早すぎた埋葬に対する不安は、一部の国では下火となるものの、19世紀末には心霊主義運動の勃興とともに再びブームを呈する（ことに英国と米国で）。もちろん今ではそのような「恐怖」は流行らないが、入れ代わるように臓器移植や植物人間といったイメージが我々の心を暗鬱にさせている。以上はヤン・ボンデソンの『陳列棚のフリークス』（青土社、1998）を参照しながら書いた。

ところで我が国においては火葬が行われているが、生きたまま火葬される恐怖といった構図はあまり流布していない。土葬においても、生き埋めの恐怖については取り沙汰されることがない（せいぜい即身仏のイメージが近いか）。これは鍵のかかる部屋に住んでいた人たちと、障子や襖で仕切られた部屋に住んでいた人たちとの心性の違いといったことだけなのだろうか。

わたし個人としては、「早すぎた埋葬」の恐怖があまねく流行するような社会においてこそ、精神分析といったものが通用するのではないかと思わずにはいられない。つまり精神の密閉度が高く、往々にして自分が自分の精神に閉じ込められ、その閉鎖空間をこじ開けることでやっと精神症状が軽快するような人たちが多く存在する世界こそが、生き埋めの恐怖に席巻されたりもするのではないか。本邦で精神分析がまことしやかに行われることに対する**違和感**は、すなわち藁葺き屋根の日本家屋で起こった密室殺人のようなちぐはぐさに由来しているとわたしには感じられるのである。

【棺桶退院】

棺箱退院とも言う。病気が治ったから退院するのではなく、死亡したので柩に入れられて退院するという次第で、つまり病院を生きては出られないといった意味が込められている。結核が不治の病とされていた頃の結核病棟などにこうした言葉が流布していたのかどうかは詳らか（つまび）ではないが、かつての**精神科病院**においては患者の間で使われていた。

精神病には回復の望みなどなく、また精神科病院は狂人を幽閉しておく場所であるといったイメージで捉えられていた時代においては、なるほど患者は棺桶退院をすることによってしか社会へ戻ることは叶わなかったのである。年齢が60歳を超えた長期入院の患者たちならば、結構この言葉を知っている筈である。

【無断離院】

無断離院という言葉がある。入院中の患者が勝手に病院を出て行って、帰ってこないケースである。内科や外科など一般科病院の場合、病院や医療者に不満があったり、医療行為や食事制限などに耐えられなかったり、他患と喧嘩をしたり、理由はいろいろである。出て行くことは患者の勝手であり（入院費を踏み倒していく場合が多いのは問題だが）、その結果としてどんな事態に至ろうとも基本的には患者の自己責任となるだろう。

いっぽう**精神科病院**においては、医療保護入院ないしは措置入院、応急入院の場合、患者は自己責任など問えないような精神状態であるからこそ強制入院となっているのであって、だから無断離院をそのまま放置というわけにはいかない（ことに措置入院は、都道府県知事の権限と責任においての強制入院なので、病院レベルでは済まない問題となる）。保護者や家族に連絡を取るのはもちろんのこと、病院の近辺をうろうろしている可能性は大きいから、看護師が手分けをして病院周辺（および病院の敷地内）を捜索する。最寄りの駅にも人を派遣する。覚醒剤中毒できわめて暴力性が高いなどのケースであったなら、すぐに警察へ事情を伝えて出動してもらうだろう。それほど他人へ危害を加える可能性が高くなかったなら、所轄署へ捜索願を出すことになるが、これは積極的に捜索をしてくれるわけではなく、身元不明者が保護されたり死体で見つかった場合にチェックをしてくれるだけである。ときには無銭飲食で呆気なく逮捕されたり、タクシーの無賃乗車などで簡単に連れ戻されてくるケースがある。

無断離院でそのまま行方不明になってしまった人を何名か知っている。彼らはいったいどこへ姿を消してしまったのだろうか。まともな仕事を見つけることは難しいだろう。知人を頼って行ってもやはりいつまでも匿ってくれるとは思えない。ドヤ街に紛れ込んでしまうのか、別の土地で別の精神科病院に収容されているのか。富士の樹海で行き倒れてしまったのか。**自殺**をしてしかも遺体が見つかっていないのか。

かなり以前、無断離院したまま行方知れずになっていたAさん（彼の場合は任意入院であった。家族や縁者はいなかったと記憶している）を、新宿駅周辺にたむろしているホームレスの中に見かけたと患者の一人から教わったことがある。では早速新宿へ赴いて彼を無理に連れ戻そうといった段取りにはならず（いきなりそんなことをしたら、ただの拉致である。事務上はもはや退院扱いとなっていたし、路上で再入院するように**説得**するのも難しかろう）、わたしとしてはホームレスで暮らしていけるだけの能力が本人にあるならそれでいいじゃないか、と思ったのであった。無責任だと憤る向きもあるかもしれないが、Aさんとしては病院暮らしよりもホームレスのほうが意に沿っているのだろう（Aさんは行き詰ってホームレスに転落するというよりは、超然とホームレス生活に馴染んでしまいそうな人物だった）。ならば、他人に危害を加えない限りは存分に浮浪生活を味わってもらおうと思ったのである。ホームレスすら営めなくなったら、そこで何らかのセーフティーネットに引っ掛かるだろう――病状や体力に鑑みて、彼についてはそのように判断をしたのである。

とはいうものの、やはり気になる。しばらくの間は、新宿駅を通るたびにAさんの顔を確かめようと回り道をしていたが、結局わたしのみならず誰にも彼を見つけることは叶わなかった。

［放浪系と引きこもり系］

統合失調症の患者を眺めていると、放浪系と引きこもり系とに大別されるような気がする。

放浪系とは、たとえばホームレスとなってしまったり、建設作業員をしたりしながら全国各地を転々としたり、少なくとも定住の発想がない人たちである。どんなに生活が辛くても、**精神科病院**なんかに閉じ込められているよりはマシと考える。ただしそれを「自由を求める精神の発露」などと過大評価すべきではない。たんにじっとしていられないだけの人々である。わたしの知っているケースで、新宿でラーメン屋の店長をしている人物がいた。彼によれば、ある日客が耳元で囁いた。「お前、俺たちから逃げられると思うなよ」と。いったい「俺たち」とは誰を指すのか判然としないが、とにかく彼はヤバイ！　と直観した。以来、日本各地の宿屋の厨房で下働きをしながら、「俺たち」から十数年にわたって逃げ回り続けた。妄想型の統合失調症で人格の崩れがあまり目立たない人であったが、最終的にはホームレスとなり、窃盗で捕まった折りに言動がおかしなことから受診につながったのであった。おそらく頭の中に幻覚や妄想を渦巻かせたまま、あてもなく放浪の日々を送っている患者は相当の数に上るであろう。

他方、発病すると引きこもったり「立てこもって」しまうタイプがある。外へ出ると恐ろしいことが起きる、自分を狙っている連中がいる、危険だなどと考え、家の中で息をひそめる。ときには奇妙な**結界**を作って、呪術的な形で引きこもったりする。家族は当惑しつつも、生活を支える。そして自宅に引きこもっている人間が存在すること自体に「慣れ」を生じ、ちっとも不自然なこととは思わなくなる。その結果、何十年にもわたって自室に蟄居しているといった奇怪な事態が生じたりするわけである。

世の趨勢としては、患者の多くが放浪系から引きこもり系に変化しつつある気がするが、それは個室の確保や独り住まいが当然といった世間の認識と平行しているだけのように思われる。

［引きこもり］

引きこもりという名称は、まことに曖昧である。誤解を招きやすい。もちろん病名ではない。引きこもりとは、引きこもっている状態を名詞化しているに過ぎないのだから。

引きこもりには2種類のタイプがあると考えるべきである。

まず第一のタイプは、いわゆる思春期の挫折に準じた状態である。典型的には、親の期待を過大に背負い、親の**コントロール願望**に忠実に生きてきた子どもが挫折を機会に親の期待に応えきれなくなる。その悔しさ、無力感、罪悪感といったものから現実逃避を図り、同時に親に対する逆恨みが立ち上がり（そのため、ときには家庭内暴力が生ずる）、「引きこもり」状態が出来するというものである。こうしたケースに対して、本人をむりやり部屋から引きずり出したり、熱血教師が説教をするといった方策は無意味である。事態を遡ってみれば、それは親子間のパワーゲームや「生きる意味」や価値観の問題に至るのであり、そうした諸要素に和解が訪れない限りは解決とならないからである。薬や入院で一挙解決といった話にもならない。長期戦が必要となるのであり、キーワードは「和解」である。

もうひとつのタイプは、**統合失調症**による幻覚妄想からむしろ「立てこもって」いる状態である。患者は外に出ることに危険を感じている。だから必死に立てこもっている。やがて幻覚妄想は形骸化するものの、もはや部屋から出て行く気力は失われている。こうしたケースでは、早めに薬や入院で治療を開始する必要がある。つまり第一のタイプとは対応が正反対になる。

したがって、たんに「引きこもり」と称しても、いったいどちらのタイプであるのかを見極めなければ戦略が立たない。間違えると逆効果となる。本人を連れていく必要はない、まずは家族だけで保健所ないしは医療機関に相談へ赴くことからすべては始まるだろう。

【結界】

聖域を確保すべく境界を設けると、そこに結界が生ずる。結界は盛り塩だとか柵、注連縄、石などさまざまな「象徴」によって、バリアされている区域であると宣言される。結界とはすなわち想像力（あるいは妄想）がもたらす「穢れなき場所」ということになる。

40過ぎの髭もじゃの男性の家を訪ねたことがある。荒んだ一軒家で、老いた母との二人暮らしであった。彼は長年**引きこもり**状態で（このように母子の二人暮らしで子どもが

統合失調症、そして10年以上の引きこもり状態というパターンは結構多い）、テレビにもパソコンにもゲームにも無関心なまま無為な日々を送っている。

秋晴れの昼間に訪問したのだが、雨戸を締め切り、居間だけは切れかけた蛍光灯が点滅を繰り返し、それ以外の部屋は闇と湿り気に支配されている。台所では、コンロには何も載せられていないのにガスの炎が鬼火のように青く小さく燃えている。台所や洗面所や風呂場の蛇口からは、細く水が流れ続けてそのまま排水溝に消えている。母親によれば、家中の蛇口は常に細く水を出し続けるように調整され、ガスの炎も聖火のように決して消してはならないという。息子にそのように厳命され、もったいないからとガスや水道の栓を閉めると烈火のごとく怒るという。

この男性は未治療の統合失調症で、自分の家が何者かに狙われ侵入されるのではないかという妄想に怯えていた。訪問者であるわたしに警戒感を抱かなかったのは、老母の取り成しがあったからに他ならない。そして彼は侵入者を防ぐべく結界を張るために、水道水を細く流し、ガスの炎を小さく燃やし続けていたのだった。一人の精神病者の家の中で、独自な（そしてシリアスきわまりない）発想に基づいて、民俗学的な営みが秘かに行われていたわけである。

訪問した時点のわたしの頭には結界といったイメージがまったくなかったため、彼の奇妙な「こだわり」が意味するものを理解するためには、いささか手間取らざるを得なかったのだった。

【40トン】

都営住宅（2LDK）の2階に独り暮らしをしていた中年女性が、夜中に奇声を発したり玄関の周辺に他人を誹謗中傷する張り紙をしたり（3階に住む某は、北朝鮮のスパイだ！　とか）、エレベーターの中で、硬く巻いた傘を両手に1本ずつ握り締めて目をぎらぎらさせながら仁王立ちになっていた等の奇行を繰り返していた。入居の際に保証人となった人物は既に死去しており、縁者は誰もいない。住民から、あの人は精神に問題があるようだと保健所に相談が持ち込まれたものの、女性宅を訪ねても居留守を使う。メモを置いてきても反応がない。埒が明かないうちに、水道局から連絡が入った。2ヵ月ぶんの水道代が40万円超（当時）、使用量が1日40トン（！）となっている。尋常な量ではないので世帯主と連絡を取りたいのだが、どうにもならない、と。

階下の住民によれば、昼も夜も頭上からはごうごうと音が聞こえ、滝の近くで暮らしているようだという。水漏れ事故でも起きなければ良いがと心配している。結局、警察がらみで精神鑑定に回され、当人は**統合失調症**ということで遠くの病院へ措置入院となった。そうして水道に関しては、家にある4箇所の蛇口が2ヵ月にわたり全開になっていたという。これもまた当人なりに**結界**を張っていたつもりだったのか、それとも別な意味が込められていたのか。そうした諸々は、分からず仕舞に終わってしまった。

彼女が住んでいた都営住宅にはいつの間にか別な人が入居し、節水を心掛ける暮らしを送っているようであった。

［背負い水］

人は生まれたときに、目に見えない水を背負っている。これを日々消費しながら人生を営み、ついに水を使い果たしたときに一生を終える。このような伝承が、都内でも戦前までは一般的に知られていたという。この話は運命論なのかというとそうではなく、分をわきまえて毎日を大切に生きろという道徳的な意味合いで語り継がれてきたらしい。因みに作家荻野アンナの芥川賞受賞作（平成3年）が、まさに『背負い水』という題名である。

背負い水の量は、いったいどれくらいのものだろうか。大人は1日に3リットルの水分が必要といわれる。1年で1トン以上となるから、子ども時代や老年期にはもっと必要量が少ないとしても、一生では計80トンくらいの水が「背負い水」に相当すると考えられる（背負い水の水は、水とは称しても身体に必要な水分とは別なものだろうが、あえて誤解して話を進めているのである。このような誤解ないし混同は、いかにも**統合失調症**的あるいは発達障害的である）。とてもじゃないが背負えるとは思えない。

まあそれはそれとして、前項で紹介した都営住宅の女性は、たった1日で平均的な日本人の背負い水の半分を蛇口から下水へと流してしまったのであった。罰が当たりそうな所業である。

【水中毒(みずちゅうどく)】

ことに**統合失調症**の患者において、ひたすら水を飲みまくるといった行動がしばしば見られる。その強迫的な振る舞いは、ときに1日で10リットル以上の飲水となり、その結果として血中のナトリウム濃度が低下し、痙攣や昏睡、そして死につながりかねない状態を招来する。ナトリウム濃度が低下しているのだから急速にナトリウムを補えば良いのかというと、今度は脳が浮腫を起こして脳ヘルニアを呈しかねない。なかなか厄介な病態となるのである。

すなわち自分で飲んだ水に溺れてしまうわけで、これを水中毒と称する。

なぜこれほどの水を飲まずにはいられなくなるのか。**保護室**に入ってもらっても、水洗トイレの水さえ飲んでしまうほどの切羽詰った様子を示すのである。抗精神病薬の副作用や、薬剤という「異物」を希釈したいといった思いから大量飲水に走るという説がある。ただし抗精神病薬が開発される前からこうした症状は記録に残されている。精神病患者という制約の多い立場において、せめて自分にとって思いのままになるのは水を飲むことくらいだから、結果的に自己破壊的な飲水行動に走ってしまうのだといった穿った説もあるけれど、いまのところ原因究明も対処法も確立していない。

先日、わたしは尿管結石で七転八倒し、結石を速やかに排出させるべく普段の飲水量に加えて2リットルの水を飲もうとしたのだが、とてもじゃないが苦しくて、到底飲めたものではなかった。冬だったこともありトイレがやたらと近くなって、外出も難しくなる。水中毒へ至る飲水行動がいかに異常であるかを、身を以て知ることとなったのであった。

【水難の相】

顔に関する本を書いたことがあって、その際に**人相学**の本をかなり沢山、古本屋で手に入れた。それらを読んでいるうちに、上唇に黒子（ほくろ）があるのは水難の相であると知った。わたしはまさにその位置に黒子があり、3歳の頃には橋から川へ頭から転落し、20歳を過ぎてからはサイパンの海で溺れかけた。もし自分が精神病になったら、**水中毒**となって「自分が飲んだ水に溺れる」可能性が高いのではないかと思う。

【タイタニック号】

タイタニック号の沈没で亡くなった人たちは、ことごとく水難の相が出ているべきであろう。が、まさか全員が同じ位置に黒子があったとは信じられない。ところでタイタニック号の映画（ジェームズ・キャメロン監督）を独りで見て、映画館を出たら**記憶喪失**になっていたという男性がいた。**精神科病院**の開放病棟で何年も暮らしていたが、本人はずいぶん居心地の良さそうな生活ぶりであった。**詐病**の疑いは払拭しきれなかったけれども、年余にわたって精神科病院で平然と日々を送っていけるところにこそ、心に深く病んだ部分があるようにも思われた。彼にとってタイタニック号が何か象徴的なものであったのかというと、(本人の弁によれば)そんなことは一切ないらしかった。

[オリンピック号]

沈没したタイタニック号は本物のタイタニック号ではなくて、実は**替え玉**の船のほうが海難事故に遭い、そこには船会社ぐるみの陰謀があったという説がある。同じ設計図から建造されたオリンピック号といういわば「**一卵性双生児**」の汽船が存在しており、ただしこちらには造船過程でいろいろと欠陥部分が生じてしまい、手を焼いた船会社がオリンピック号をタイタニック号と偽り、保険金目当てに遭難をさせたというのである。『タイタニックは沈められた』(ロビン・ガーディナー&ダン・ヴァンダー・ヴァット、内野儀訳、集英社、1996)という本に書いてあった説で、わたしが読んだ限りではなかなか説得力があった。どうしてこの説が世間には広く受け入れられないのか。あまりにも絵に描いたような**陰謀説**だから、かえって敬遠されたのかもしれない。

[替え玉]

駅ビルにある文具店で買い物をしていたら、**地球儀**が何種類も陳列してあった。わたしが子どもの頃には、地球儀は勉強机の上の必需品といったイメージがあったけれど、昨今はどうなのか。陳列されていた地球儀はどれも直径が大きく、あれを勉強机に置いたら圧迫感を与えそうに思われた。自分の頭よりも大きな地球儀が机にでんと乗っていては、子どもは勉強に集中出来まい。居間のインテリア兼知的ツールといった位置づけがなされているのであろう。

輸入ものの地球儀があって、宣伝の紙が（日本語で）添えてある。読んでみたら、太っ腹なサービスが謳ってあった。近頃の世界情勢は変化が激しく、国の名前や国境線が変わることが珍しくない。そうなると地球儀の価値は半減してしまう。そこで当社は、地球儀の「球」の部分を最新のものと交換するサービスを行っている、と。情報機器として地球儀を捉え、更新サービスを図るのが今どきのセールス・ポイントという次第である。

球というか玉の部分だけを取り替えてくれるのだから、つまり「替え玉」サービスというわけだなと思った。四半世紀前に博多へ行ったときにはじめてラーメンの「替え玉」というのを知ったのであるが、それまでのわたしにとって「替え玉」とは贋物とか影武者といったイメージしかなかったので大いに困惑させられたのだった。地球儀の「替え玉」は、意味としてはラーメンのほうに近いことになる。

【替え玉妄想】

カプグラ症候群 Capgras synd. とも呼ばれる。身近な人物、ことに家族が実は**贋者**であり、そいつが巧妙に「なりすまして」いるのだと確信する妄想。多くは**統合失調症**で生ずるが、決して統合失調症のみに特異的に出現するわけではない。たとえば**認知症**などでも観察されることがある。

この妄想に基づいて夫や母親に暴行したり家から閉め出す等の事件を、わたしは実際に何例も見聞きしている。精神疾患に由来する**違和感**や相手に対する否定的な気分が、一足飛びに「**替え玉**」といった突飛な発想に結びついてしまうところにこそ、まさに深い病理が窺える。通常、「あんたなんか、本当の親じゃない！」などと罵ることはあっても、だから相手は贋者だといった結論に結びつけるのは、考えようによっては、もはや冗談の領域である。

【変装】

替え玉妄想を主張する患者と話をすると、2つの特徴に気づく。ひとつは、親や配偶者等になりすましている**贋者**の正体については意外なほど無頓着なことである。誰か悪い奴ではあるのだけれど、それ以上のリアリティーを求めない。自分を騙そうとしていることには憤り、こだわるにもかかわらず、**替え玉**の正体のみならず「本物」はどうしているのか、そういったことにも不思議なほど淡々としているのである。

もうひとつは、贋者がなぜあんなにそっくりなのかについて、**一卵性双生児**・整形手術・変装・催眠術といったあまりにも**ご都合主義**なアイテムを平然と持ち出すそのチープな心性である。いくらなんでもそれでは無声映画の冒険活劇レベルではないかと言いたくなるが、そういった点についてまったく内省が働かないところがこちらを絶句させる。「面会に来た夫は贋者です。誰かが変装していたことは、一目で分かりました。だから差し入れには手を付けなかったのです。毒でも仕込んであるかもしれませんから」などと大真面目に言われると、コメントのしようがなくなってしまうのである。

〔文学的変装術〕

種村季弘の傑作エッセイ集『アナクロニズム』（親本は青土社から1973年刊、のち河出文庫、1985）は、医学生の頃に読んでその面白さに圧倒された。いろいろな意味でわたしへ大きな影響を及ぼしている（**澁澤龍彦**よりも遥かに！）。**松沢病院**に収容されていた名物患者である**葦原将軍**について熱っぽく言及しているので、同病院に勤務したことのある当方としては、今になってみれば何やら暗合めいた気分すら覚える一冊である（葦原将軍についてはちゃんと項目を立ててあるので400頁を参照されたい）。

さて『アナクロニズム』には、「文学的変装術」と銘打った章がある。どのような所業が**変装**なのか。たとえば**岡本かの子**の未発表短篇小説が発見されたとか称して、まったくの贋物をでっちあげる。文体や表現上の癖などは精緻に再現し、また作品の質も彼女の傑作群に匹敵するものを作り上げる。そうして研究者や本好きの連中を翻弄し、ただしそれで一儲けしようとか自分が有名になろうなどといった卑しいことは一切考えない。いわば無償の知的喜び、ないしは一種の愉快犯に近いものとして文学的変装術なる行為を定義しているのである。

章の終わり近くで種村は以下のように述べる。

変装家の才能の主たるものは、本来の自分ではないもの、すなわち他者に変身する同化能力であるが、そのためには同時に、本来の自分を消去する断食苦行僧にも似た意志的禁欲が必要とされる。そのことは前にも言ったが、ここから生ずる結果として、本来の自分が意図していた権力意志なり、金銭なり、一定の現実的目的の獲得という欲望までが禁圧され、かくて現実的基盤を喪失した変装それ自体が目的となった変装という遊戯的倒錯に導かれる。変装は何物かのための手段ではなくなって、それ自体が目的となる。変装術の極意ともいうべきものは、手段であったものが目的となるこの最後の顚倒にあるに違いない。

なるほど、それは**替え玉妄想**で語られる**ご都合主義**としての変装とは、まったく質の異なったものである。文学的変装術は、手段が目的と化してしまう点においてもはや**禁欲的**なナンセンスそのものを体現している。

［確認強迫］

ガス栓がきちんと閉まっているか、戸締りがちゃんとなされているか、等々が気になって仕方なく、いくら確認しても気が済まない。外出先から気掛かりな余りに予定を中断して大急ぎで家まで戻ったり、あるいは何度も何度も確認を繰り返してもはや外出が困難になってしまったり――そのように病的な**不確実感**に囚われて確認行為から離れられない状態を、確認強迫と称する。自分でも馬鹿げていると理解しつつも、確認をやめられないところに苦しさがある。

本来、ガス栓や戸締りを確認するのは推奨されるべき振る舞いであろう。だがそういった確認はつつがなく外出するための「手段」である。それが「目的」と化してしまった倒錯がすなわち確認強迫の正体である。まさに不毛この上ない症状といえよう（同じように手段が目的化しても、**文学的変装術**においては無意味さやストイックさであったものが、確認強迫では不毛として立ち上がっているわけである）。

わたしも医者になりたての頃に、確認強迫で苦しんだことがある。当時は独り暮らしで、しかも**煙草**を吸っていたのであるが、外出をすると吸殻の不始末が心配になってくる。きちんと消えていない吸殻の火が無人の室内でゾンビのように復活し、灰皿の縁を易々と越え、散らかった机の上の書類や雑誌に喰らいつき、じわじわと火種は力を得ていく。やがて火はすっかり凶悪化した炎へと成長し、室内を舐め回し、もはや止めようもない火事へと巨大化していく。そんな光景がありありと想像されて、わたしは激しい不安に囚われる。吸殻を消したときの様子を思い起こして、「そう、だから間違いはない、大丈夫だ！」と自分自身を**説得**してみるものの、もはや黒々とした不確実感はわたしの心を占領している。

理屈としては、禁煙をすれば問題は一挙に解決する。だがそうはいかないのが人間の行動の厄介なところである。そこで自分なりの工夫を試みた。

まず、灰皿ではなくスクリューキャップのついたガラス壜に吸殻を棄てることにした。きちんとキャップを締めれば酸素は断たれるし、その様子をガラス越しに観察出来る。だがそれでも安心はもたらされない。そこで壜に水を注ぎ込んで勢いよくシェイクし、吸殻がばらばらにほぐれるところを確認する。しかしそれでもまだ不安は払拭されない。その壜を今度は**冷蔵庫**へ突っ込んでしばらく放置しておく。そうやって壜が冷えた頃合いに冷蔵庫から取り出し、それを自分の頬に押し当てて「ひんやり」感を覚えることでやっと気持に区切りがついた。

とりあえずそのような儀式で不確実感を払拭出来ることが判明したのは喜ばしいことだったが、なにしろ儀式のワンセットを成し遂げるには時間がかかる。出掛けようとしてもすぐには家を出られないのには閉口した。

結局わたしは精神科医に相談することはなく（その頃はまだ産婦人科医であった）、当時抱えていた個人的な悩みも解消することはなかったのだけれど、一人で当直をまかされるようになったら、忙しさのあまりに**強迫症状**もいつしか姿を消してしまっていた。まあその程度の、さして深刻ではないレベルで済んでいたのは幸いであった。

［そんなつまらぬこと］

英国のミステリ作家**ロイ・ヴィカーズ**には迷宮課事件簿という倒叙探偵小説の短篇シリーズがある。1962年にハヤカワポケットミステリとして刊行された同シリーズの一冊『老女の深情け』（村上啓夫訳、原書は1954年に出ている）には「そんなつまらぬこと」という題の作品が収録されており、**確認強迫**をテーマにした妙に生々しいミステリであった。内容を紹介してみよう。

成功した海運業者のピーター・カーウェンには**強迫神経症**の傾向があった。

　カーウェンは、五晩に一晩ぐらいのわりで、居間の電燈を消したかどうかを確かめるために、夜中の一時か二時ごろベッドから起き出てみるくせがあった。彼はまた、床の上に落ちているピンを気にしてよく見つけたたし、それから劇場に出かけるようなときには、必ず途中でそわそわしはじめ、切符を家に忘れてこなかったろうかと、つぶやくのが常だった。

妻のマリオンは、夫のそうした性癖を異常であると指摘する。あまつさえ、精神科を受診したらどうだなどと言い出すのであった。

「名前は忘れましたけれど——つまり、間違っていても大したことのないような、つまらぬことをくよくよ心配する病気ですわ。第一、間違ってたことなんか、一度もありませんよ。電燈はいつもちゃんと消されていたし、壜の栓はキチッとしまっていたし、水道の蛇口だって雫の落ちていたことは一度だってありませんわ。それなのに、あなたは、それがだんだんひどくなってくるんですもの、ピーター」

そこでピーター・カーウェンは、なるほど**神経質**過ぎてオレは周囲に迷惑を掛けていたようだと反省する。妻の顔を立てて、もうちょっと「おおらか」に、もう少し「いい加減」に振る舞おうと決心する。

さてある風の強い日に、彼は仕事でヘッジカッター街の法律事務所に赴いた。事務所は、古ぼけたヴィクトリア朝式の大きな建物セバストポール館の中にある。用を済ませると、「帰りがけに、彼は入口のホールで、吸いさしのタバコを、備えつけの大きな真鍮の壺の中へ投げ入れた」。吸殻入れとして大きな壺がホールに置かれていたわけである。だが建物を出てから、またしてもカーウェンはあの**不確実感**に囚われる。

おれはあのタバコを壺に投げ入れたが、それがちゃんと中にはいったかどうか実際に見たわけではない。火事の多くは少なくともそのいくつかは——不注意に投げすてられたタバコの吸いがらが原因になっている。万一あのタバコが壺に入っていなかったとしたら？　そして、それが床の上をころがって行って、床板の隙間へでもはいりこんだとしたら？　こんな風の強い日には、あんな古い建物は木片のように燃えてしまうだろう……。彼の頭には、瞬間火災の時のあわただしい光景がひらめいた。遮断された交通、見物の野次馬を制する警官。半鐘の音がきこえ、階上にいる呪われた人たちの叫喚が耳にきこえるような気がした。なぜかけもどって、あのタバコがどうなっているかたしかめないのか？……「いや、あんなばかでかい桶みたいな壺に、どうして入れそこなうわけがあろう！　こんなことを考えるのは、自分にいままでのやり方を改めたくないという気持があるからにちがいない。だが、おれは必ず改めるとマリオンに約束したのだ。約束した以上、はじめなければいけない！」

こうしてカーウェンは自分で自分を無理やり説き伏せ、その場から立ち去る。ところが何時間か経ってから彼が再び同じ場所を通ろうとすると、とんでもない事態が出来していたのである。

ヘッジカッター街に近づいたとき、彼はまごうかたない半鐘の音を耳にした。街角では交通が遮断され、消防隊が活動を開始し、警官が見物の群集を制していた。見ると、セバストポール館が火焰に包まれていた。

最初それを見た瞬間、カーウェンは狼狽しながらも何か一杯くわされたような気がした――まるで、火事は絶対に起きないと約束されてでもいたように。喘ぎながら、彼の眼はじっと火事の光景を見まもっていた。煙を通してチラチラ見える焔の上に、片手で切妻をつかんで身を支えながら一人の男が最上階の窓の敷居に立っていた。救助梯子がその男の方向に向かって揺れていた。梯子のさきが窓敷居の端に達したとき、男は切妻をつかんでいた手をはなして、梯子を手さぐるように身をかがめたが、そのひょうしにからだの平衡を失った。カーウェンは眼を閉じた。彼の心は三時間前にとびもどった。セバストポール館から十数ヤードはなれた、風の吹きすさぶ路上に立って、どうしようかとためらっている自分の姿がはっきりと網膜にうつった。

「ああ、あの時自分がもどっていたら、あの男は死なないですんだだろうに――」

カーウェンは激しい**自責感**に苛まれる（だが火事の責任がいったい誰にあったのかは、現場検証を経ても結局判明しなかったのである。必ずしもカーウェンのせいではなかったかもしれない。もっともそうした割り切れなさが、なお彼を苦しめたのだった）。自己嫌悪とともに、彼の（過剰な）用心深さを咎めた妻へ憎しみが募っていく。マリオンのせいで、案の定、こんな恐ろしい事件が起きてしまったではないか！　と。

やがて些細な行き違いから、とうとうカーウェンは妻に怒りを爆発させる。「やっと、きみにもわかったろう！　やっぱり――時には、起るんだよ。居間の電燈だって――ときどき――つけっ放しになっていたのを、きみは知らないのだ」

こうして逆上のあまりに彼はマリオンを絞殺してしまう。そこで我に返ったカーウェンは、あわてて偽装工作を図る。他人には窺い知れない動機であったことが彼には幸いして、もう少しで完全犯罪が成立しそうになる。しかし最後には、刑事コロンボの結末のように犯罪は見破られて夫は逮捕されてしまうのだった。

わたしにとっては、まことに身につまされる物語であった。そんなつまらぬことLittle Things Like That　などと油断すると、どこに罠が潜んでいるか分かったものではない。

〔冷蔵庫〕

確認強迫に囚われていた時分のわたしにとって、冷蔵庫は**不確実感**を鎮めるための重要な祭具として機能したのだった。

それにしても冷蔵庫の内部は一種の聖域であり、多かれ少なかれプライバシーと密接にかかわる生々しい空間であるに違いない。だから他人の家で無遠慮に冷蔵庫を開ける者は、他人の寝室を平然と覗き込むのと同じ位に「**けじめ**」と礼節を欠いているように見えることだろう。

潮田登久子という写真家が、１９９６年に光村印刷から『冷蔵庫』と題した写真集を出している。57軒のありふれた家庭の冷蔵庫を撮影している。頁の左側には、扉の閉められた状態の冷蔵庫の写真が配され、どこにどんな状態で置かれているかが分かる。扉にシールが貼られていたり、メモがマグネットで留めてあったり、あるいは神棚が冷蔵庫の上に置かれている家があったり、箪笥と冷蔵庫が仲良く並んでいたり、親しみ深い眺めから唖然とするものまでいろいろである。右側の頁には、扉が開いた状態の冷蔵庫の写真が掲げられ、内部が詳しく見える。缶ビールばかりが入っていておよそ生活感に乏しかったり、何種類もの薬の袋がシリアスそのものといった態で入っていたり、惣菜のパックが息苦しくなるほどに詰め込まれていたり、逆にほとんど空っぽで虚ろな冷蔵庫があったりと、まことにバラエティーに富んでいる。そして巻末に、それぞれの冷蔵庫が鎮座している家々について、家族構成や職業、家の作りなどのデータが示される。

どこの家庭にでもある冷蔵庫――それが家の中へどんなふうに溶け込み、またどんなものがどのように収容されているか。そうした事実と家族の外面(そとづら)との間には、往々にしてギャップがある。あまりにもギャップがあって(あるいは、あまりにも予想通りで)、それこそ心の闇を見せつけられたような気分に陥ることすらある。あるいは一種の猥褻さや「いかがわしさ」じみたものを感じることも少なくなかった。もちろんそれが写真家の眼目であり、また面白さでもある。

この写真集を眺めていく営みは、おそらく精神科医が面接を進めていく過程と少なからず重なる部分があるように思われた。

［寡黙な死骸 みだらな弔い］

小川洋子の連作短篇集のタイトル。1998年に実業之日本社から刊行され、現在では中公文庫版が流布している。
この連作では**冷蔵庫**という存在（というか、打ち棄てられていた冷蔵庫の中へ入ったまま出られずに死んでしまった子どもというイメージ）が大きな意味を持つのであるが、最後に置かれた「毒草」という短篇では、廃棄された無数の冷蔵庫で覆い尽くされた異様な風景が描き出される。

突然、目の前が開けた。なだらかな斜面が一面、四角い何かで覆われていた。木は一本も生えておらず、地面はほとんど見えず、風景のすべてをその箱が支配していた。

一番近くにあったそれに、手をのばしてみた。冷蔵庫だった。壊れた冷蔵庫が、あるものは逆さまになり、あるものは半分潰れながら積み重なっていた。白、ブルー、黄緑。扉がはずれたの、巨大なの、手で持てるの、落書きされたの……。あらゆる種類がそろっていた。

私はそれらの間を縫って歩いた。風さえなく、耳が痛いほどに静かだった。どれもこれもが傷つき、打ちひしがれていた。

胸が苦しくなってきた。背中を気持の悪い汗が伝っていった。絡み合ったコードに引っ掛かり、一つの冷蔵庫に抱きついた。両開きでステンレス製の、レストランの厨房にあるような立派な冷蔵庫だった。鳥のフンがあちこちにこびり付いていた。

この冷蔵庫を開けたらさて何が入っていたか、というところで連作は完結する仕掛けになっているのであるが、総じて作者は何かで目の前が埋め尽くされるといったシーンに取り憑かれているように見える。

他の一篇では道路一面にトマトが散らばり、さながら赤い花がアスファルトを覆い尽くすように毒々しく咲き乱れているような、さもなければ事故に遭った運転手の血が流れ出しているような光景に見えたという描写もある。

さらに他の一篇では部屋いっぱいの空間を果実のキーウイが埋め尽くすといった光景もあり、甘酸っぱい匂いがなおさら見る者を圧倒するのだった。

こうした眺めは、現実であろうとフィクションであろうと、とにかく妙に記憶を刺激する。十数年前に岡山市吉備津へ、妻と一緒に「鼻ぐり塚」を見に行ったことがあった。宗教団体・福田海(ふくでんかい)本部にあるそれは、食肉用の牛の鼻輪（直径約10センチのプラスチック製で、赤青緑黄等さまざまな色がある）を供養のために寄せ集めたもので、屋外に7百万個の鼻輪がびっしりと堆積しているのだ。富士塚さながらのボリュームでカラフルな鼻輪だけが積み重なっていると、それと引き換えに殺された牛の生命の集合が想起されて声を失う。

埼玉県秩父郡小鹿野町にある地蔵寺も強烈なインパクトであった。水子供養の地蔵が1万体、平地を越えて山の斜面まで隙間なく並んでいる。地蔵だけなら**灰色**一色となろうが、すべてに赤い前掛けと風車とが供えられているために、それがアクセントとなって異様に禍々しい眺めが現出している。うろたえつつも、**寺山修司**がこれを目にしたら喜ぶだろうな、などと余計なことを考えてしまったことまでありありと思い出す。

何かがびっしりと空間や風景を埋め尽くすという描写は、あからさまに言ってしまえば狂気を仄めかすということであろう。あまりにも過剰な物量、逸脱した固執としか思えない単一性は、均衡を崩した精神を容易に連想させる。これで思い出すのは、1987年に**ピンク・フロイド**が発表した『鬱』というタイトルのアルバムである。これのジャケットは、浜辺に見渡す限り等間隔でパラノイアックに並べられた病院用のベッド、という光景である。絵ではなく写真なので、これだけ沢山のベッドを手配し並べる手間だの経費を想像しただけで気が遠くなるが、確かに「**うつ病**」によってもたらされる果てしのない絶望感を表現することに成功しているように感じられたのであった。

［ピンク・フロイド］

当初はきわめて内省的な香りを持ったサイケデリック・バンドといった位置づけがな

されていた。クスリのやり過ぎでメンバーの一人であったシド・バレットが**精神科病院**に収容されてしまったり、『狂気』というタイトルのアルバムがあったり、どうも精神の暗い側面を追求するようなイメージが多少なりとも伴っている。そのせいかわたしはかなり長いこと、バンド名のフロイドは精神分析の祖である**フロイト**（本邦ではフロイドと読む人も多い）Sigmund Freud（1856～1939）に依っていると信じてきた。LSDによる幻想として出現したピンク色のフロイド博士というわけである（ついでに付け加えておくと、ピンク・フロイドと改名する前のバンド名はザ・ティー・セットであった。『不思議の国のアリス』において、三月ウサギの庭園で開かれたA Mad Tea-Partyを連想させる）。

ところがこの解釈はまったくの間違いで、黒人ブルース歌手のピンク・アンダーソンPink Anderson（1900～1974）とフロイド・カウンシルFloyd Council（1911～1976）とを合体させただけの命名であるという（それぞれ、YouTubeで音源を聴ける）。つまらない話である。ブラック・ユングだとかレッド・ライヒなんてバンドもあるかもしれない位のことまで想像していたのに。

【マタニティーピンク】

今から30年以上前、まだ産婦人科医をしていたときに、**マタニティーブルー**について調べたことがあった。マタニティーブルーとは産後数日のうちに抑うつ気分や涙もろさなどが母親に出現し（子どもが授かったことが嬉しくてならない筈なのに）、しかし産後一ヵ月以内には特に治療をしなくとも自然に治ってしまうといった病態を指す。ホルモンの関係であるとか、子宮がいきなり空っぽになってしまった喪失感に由来しているとか、さまざまな説があったが決定的な理由は特定出来なかった。

で、マタニティーブルーについて考えているうちに、それとは正反対の状態、すなわち産後の一過性の躁状態についても先行研究があるのだろうかと調べたら、見当たらない。そこで臨床で少しばかりリサーチをしてみたが、赤ん坊を得て嬉しい気持と軽躁状態との区別が困難なため、結局、研究は断念した。まあそれはそれでともかくとして、マタニティーブルーとはちょうど逆の状態はどのように命名されるべきなのだろうと頭を捻った。ひょっとしたらマタニティーピンクではないかと見当をつけたものの、ピンクにはむしろ可愛いといったイメージが当てはまるようで、軽躁状態のいくぶん逸脱したトーンとは馴染まない。仕方がないので大修館の『イメージ・シンボル辞典』などを繙き、マタニティースカーレットのほうが相応しいという結論に達した。学術誌にマタニティースカーレットをキーワードにして短報を投稿して掲載されたが、反響はまったくなかった。

［想像妊娠］

性交の有無を問わず、自分が妊娠していると妄想的に確信すること。生理は往々にして精神の変調によって停止するから、その確信はなおのこと強まり、「つわり」や腹部膨満感といったもののみならず、乳汁分泌や胎動の知覚といった現象まで伴うことがある。

会ったこともないスターの子を宿している等のレベルになると妊娠妄想と呼ばれるべきで、ヒステリー的な心性から**統合失調症**までさまざまな病態水準にて観察される。もちろん、想像妊娠が分娩へと至ることは決してない。ある者は臨月を越えて何年経っても平然としたまま日々を送るし、別の者は「さっき産まれたけど、赤ん坊は川に流しちゃった」などと、さながら民話でも語るような口調で分娩を告げ、翌日にはまた妊娠中であると主張する。

【エロトマニー】

いかにも猥褻感の伴う名称であるが、**恋愛妄想**と訳され、きわめてプラトニックなものである。殆どは女性に見られ、ある男性（有名人や手の届かぬ上司であることも珍しくない）と自分とは相思相愛にあると確信する妄想である。だが実際には、相手は恋愛関係を否定する。驚き呆れるどころか不快感を露骨に表明したり、怒り出す者も稀ではなかろう。

ところがエロトマニーの患者は、男性側のそうした反応にたじろぐことはない。何者かがこの情熱的な純愛を邪魔しようと企み、阻止を図っているのであると解釈するのである。したがって男性が「冗談じゃない！」「あなたなんかにはまったく関心はない」「あんた、頭が変じゃないの？」などと否定的な態度を示しても、それは妨害者が男性を騙したり、催眠術にかけたり、洗脳したり、誤った情報を吹き込んだ結果であると考える。激しい愛ほど、成就するためには試練を必要とするのであり、つまり相手の冷たい態度はそれが冷たいほど実は情熱的な気持の裏返しであると見做されることになる。

横恋慕をする者、さもなければ悪意と嫉妬に満ちた者を勝手に想定することで、思い通りにならないといった事実こそがますます情熱を燃え立たせるといった反転の構図をエロトマニーは形作るのである。

そうなると男性側が取るべきもっとも賢明な態度は「無視」という結論になるだろう。話し合いによる解決は絶対に上手くいかない。だが無視によってすぐに相手が諦める筈もない。**ストーカー**と化すことすらある。安物の香水の噎せ返るような匂いを鼻先に突きつけられるごとき「押しつけがましさに満ちた日々」を、彼は延々と耐え忍ばなければならない。

［禁欲的］

純粋であることを**エロトマニー**の患者は志向する。したがって、きわめて禁欲的な態度を示す。肉欲など、もっとも忌み嫌うところである。

禁欲的であることは、歪んだ**自己愛**ないしは自己肯定につながる。どこかマゾヒステイックで選民意識に彩られている。禁欲的であり続けるためには、意志の弱い者や享楽的な者たちを軽蔑しなければならない。そのようにして自らを鼓舞する。おしなべて禁欲的な人間は狭量なのである。

かつて多くの青少年を魅了した漫画に、梶原一騎原作の『空手バカ一代』という作品があった（『週刊少年マガジン』昭和46年5月23日号～昭和52年12月25日号）。極真空手の大山倍達（ますたつ）を描いた求道的な伝記漫画であるが、独りで山にこもって修行をする場面があった。心身ともに過酷な修行で、主人公の大山は**孤独**感に耐え切れなくなって山を下りそうになってしまう。そこで己を戒めるために一計を案じる。自分の顔から、片方の眉だけを剃り落とすのである。両方の眉がなければそれはそれで見過ごせるが、片方の眉だけがないとその顔はひどく滑稽に見えてしまうものである。したがって自ら片方の眉だけを剃ってしまえば、羞恥心から、山は下りない。そのような工夫なのであった。

あまりにも分かりやすい話なので、大いに感心した。ある種の禁欲的な物語と受け取って感心していたのである。だが今になって考えてみると、「変な顔を他人に曝したくない」「笑われたくない」というきわめて俗な発想を担保として自分を戒めていたわけである。ちっとも純粋でないし禁欲的でもない。

とはいうものの、禁欲的なようでいて実は卑俗といったところが、この主人公には相応しかったのである。そうでなければ、「けれん味」たっぷりの空手になどのめり込むまい。あまりに純粋であることを追求する姿は、どこか精神的な不健全さを窺わせる。

大山倍達の俗物加減にこそ、精神の健全さは宿っているのである。

［秘宝館］

禁欲的なものの対極に位置する存在として、たとえば秘宝館が挙げられるだろう。秘宝館とは、性風俗にまつわる雑多な資料や標本、ジオラマといったものを興味本位に展示した施設である。ときに学術的な雰囲気を持たせようとしたり、民俗学的な意味合いを強調しようとしたりするも、あくまでもエロティックな見世物小屋として位置づけられる。

多くの秘宝館は、観光スポットに建てられ、団体旅行の好色なオヤジ連や性的妄想で頭が一杯になったカップルを目当てにしていた。これほどにAVが流布し、性を垣間見るためのハードルが低くなった現在、もはや秘宝館はブルーフィルムだとかビニ本、エロ映画、無修正ポルノ、トルコ風呂といったレトロなアイテムと同列の意義しか持たない。

もしも今現在において秘宝館へ入ったときに感ずるであろうものは、形骸化した欲望であるとか空疎なユーモアといった虚ろなテイストであろう。動物の性器標本や交尾中の写真が並んでいても、そこには今さら驚異も神秘もない。大奥で使われていた張り形であるとか、SM用具、体位を描いた図やそれを立体化したマネキン、スターに似せた人形が演じる性交の場面、民間信仰に絡めた性の図象、セックスにまつわる陳腐なジョークをそのまま再現したような展示物（裸の金髪美女のマネキンが四つん這いになってテーブルと化しているとか）等々。すなわちキッチュそのものである。

秘宝館は思い込みの上に成り立っている。誰もが好色で、セックスに対する関心の前には悪趣味であるとか猥雑であるとか安っぽいといった要素は不問に付される、と。いかがわしいことと性的好奇心とは同じである、と。性を賛美することは人間という存在を肯定することであり、だから性をテーマとした蒐集こそは人間賛歌そのものである、と。どこか論理が破綻しており、それは結局のところ安直で自分勝手な解釈を世間常識へ割り込ませようとする鈍感さに由来しているだろう。しかも洗練とは程遠い善人ぶりを伴った鈍感さに。

実害が及ばない限りは、そのような鈍感さは愛すべきものとして映らないでもない。だから今でも少数の物好きが、絶滅危惧種としての秘宝館を探訪する。奇人や変人を眺めることを楽しむかのような精神を以て。

［残遺状態］

急性期には幻覚や妄想が活発に出現し、不穏や興奮の目立っていた**統合失調症**の患者も、治療によって落ち着くといわゆる慢性期の状態へ移行する。

慢性期においては、幻覚妄想興奮といった「いかにも」な狂気の症状は姿を消す。ではそれで疾患は治癒したのか。いや、微妙な後遺症が高率に残る。後遺症とはいっても、それは片手が麻痺するとか視野が狭まるなどといった具合に客観的に評価することは困難な症状である。

簡単に言うならば、精神が多かれ少なかれ形骸化するといった状態であろうか。日常生活を営むぶんには、さほど問題は生じない。感情も論理的な思考もそれなりに保たれている。だがその両者ともが、変に形式主義的なのである。多彩な感情は脳の中で数少ないパターンへと無理やり振り分けられてしまう。精神から柔軟性が欠落し、ステレオタイプな発想や安直な先入観ばかりが幅を利かせるようになる。つまり「みずみずしさ」が失われ、当人の発想は一見理屈に合っているようには見えるがどこか雑駁で見当外れなものとなる。そのような微妙に不自然な状態は相手に困惑を与える。そうした困惑を与える慢性期のありようが、すなわち残遺状態にほかならない。

秘宝館を作った人物は、いくぶんなりとも残遺状態に通ずる精神の持ち主のように思われる。だからといって、秘宝館は統合失調症の人によって生み出されたなどと言いたいわけではない。病気を患っていなくとも、もともと残遺状態的な、つまり形骸化した精神の持ち主はいくらでもいる。往々にして彼らは、どこか変人めいたトーンを持つ。妙な思い込みと頑なさ、いまひとつ感情移入しかねる形式主義、ちぐはぐだけれども一所懸命な態度、ニュアンスにおいてしか指摘出来ないようなわずかだけれども「まぎれもない」**違和感**、そういったものが窺われる。

世間にあまた散見されるキッチュなるものは、おそらく残遺状態に準じる形骸化した精神を介して、狂気や奇人変人やアウトサイダーたちとつながっているのである。

〔状態像〕

精神科の臨床に携わっていて、もっとも難しく思われることは、状態像から**診断**へと絞り込むプロセスであろう。

患者を前にして、医師はまず状態像を把握する。**うつ状態**であるとか、幻覚妄想状態であるとか、不安緊張状態であるとか、現状をしっかりと観察する。この時点で、診断名となりそうな疾患パターンがいくつか候補として挙がってくる。そこで次には、病状の推移や発病状況、元来の性格や生活ぶりなどを検討する。心理テストを施行してみることもあれば、さしあたって薬を出してみてその反応から逆に推察をしてみる場合もある。そのような試みを経て病名がはっきりし、すると治療法や予後といった見立ても具体的に浮上してくるということになる。

たとえば精神科の病気で「うつ状態」を示さないのは**躁病**のみであり(躁病も多くはやがて「うつ」へと転ずる)、それ以外は、**神経症**であろうと**統合失調症**であろうと**依存症**であろうと**認知症**であろうと**パーソナリティー障害**であろうと器質性精神病であろうと、うつ状態を呈する可能性がある。いや、正常であろうと、辛いことや嫌なことがあれば「うつ状態」になることはいくらでもある。うつ状態イコール**うつ病**だったら診断など誰でも出来るが、実際の医療は、それほど簡単なものではないのである。

前項で述べた**残遺状態**についてはどうか。この言葉に限っては統合失調症においてのみ使われる。統合失調症を患ったことを前提として用いられる言葉である。

しかし統合失調症とは無関係でも、それどころかいかなる精神の病気にも該当しなくとも、残遺状態そっくりの精神状態が現出することはある。言い換えれば、残遺状態をそもそも病気モードと断じることは躊躇される。なぜなら、「妙な思い込みと頑なさ、いまひとつ感情移入しかねる形式主義、ちぐはぐだけれども一所懸命な態度、ニュアンスにおいてしか指摘出来ないようなわずかだけれども『まぎれもない』**違和感**」といったものを持ち合わせている人物は、程度の差こそあれ、それなりにどうにか社会生活を営んでいることが決して珍しくはないからである（一部は発達障害圏と見做されるかもしれないが）。

このような要素が目立てば奇人変人ということにはなるかもしれないけれど、本人が望まない限り精神医療の対象にはならない。場合によっては、ひょっとしたらこの人は若い頃に軽い統合失調症となり、しかしあまり症状も目立たず、受診もしないまま自然に軽快したものの、残遺状態を呈するに至ってしまったのかもしれないと疑わせる人もいる。が、今さら本当のところは分からない。

正常と狂気とはグラデーションになっているといった意味のことを主張する人は少なくないが、残遺状態めいたケースを見ると、なるほど狂気と変人と正常者とが曖昧なまま接しているエリアを前にしていると実感させられることがある。

〔単一精神病〕

状態像の把握から病名に至るまでの経過（**パターン分類**）が、すなわち**診断**という営みなのであった。ところが世の中には、病名など必要としない精神医学体系も存在する。

単一精神病という考え方がある。精神疾患にはいくつもの種類があるわけではなく、たったひとつしか実在しない。それなのにあたかも沢山の病名が必要に思えてしまうのは、錯覚に過ぎない。精神病はただひとつだけで、ただしその進行段階に応じてさまざまな状態像を呈する。それぞれの段階にいちいち病名を付与するのは誤りであり、つまり出世魚において成長段階の各時期に別々の魚の名前を与えるようなものであろう。と、そのような考え方に基づいている。

こうした発想が現れたのは19世紀における**ドイツ・ロマン派**の時代である。生物学や医学のジャンルでのロマン派運動は、啓蒙期の実証主義がもたらした機械論的・細分的な考え方への反発であり、全体的有機的な生成・発展とか自然の全一性 All-Einheit der Naturといった思想に裏づけられていた。その流れで、あらゆる精神疾患はひとつである、といった考えが導き出されたもののようである。

アルベルト・ツェラー Albert Zellerが発表した「ヴィンネンタール療養所の活動第２報－１８４０」によれば、狂気は憂うつ状態（含・不安）⇓躁状態⇓妄想状態（含・部分的狂気）⇓痴呆状態、といった経過を辿るという。それぞれの段階には特有の状態像が認められるが、それらは「ただひとつの精神病」の断面像でしかない。

一見、突飛に思える考え方であるが、精神医療に携わっていると実感として納得のいくところもある。たとえば「うつ」と「躁」である。両者はあたかも正反対のベクトルを持った病理といったイメージを持たれがちだが、実際のところは躁状態のほうがはるかに病理が深いように思われる。**うつ状態**の底が抜けると躁状態を呈するといった理解のほうが現実を言い当てているように感じられるのである。あるいは別々の疾患なのに同じ薬剤で効果があったり、**躁うつ病**と**統合失調症**との中間のような病状（**非定型精神病**、104頁参照）が散見されたりすると、心情的に単一精神病説に与したくなる。

現代においても単一精神病説はときおり取り沙汰される。それだけの実感と説得力とを備えているからであろう。現実問題として精神疾患は唯一か複数かといった論争は不毛で、ただし理念としての単一精神病的な考えはいまだに少なからぬ精神科医たちを魅了しているのである。

【反復説】

単一精神病というアイディアは、いささか眉唾めいた部分もあるものの、精神科医の直感に訴えてくるものがあった。ある種の普遍性を感じさせるような力強さを伴った概念ゆえに、いかにも自然の摂理に合致しているかのように思わせるところがあった。

同じように魅力的な概念として、**エルンスト・ヘッケル**（1834～1919）の唱えた反復説はどうであろうか。「個体発生は系統発生を繰り返す」というやつである。いかにも気宇壮大で、しかもダイレクトな説得力がある。発想の質としては、生物学・医学におけるロマン派運動、すなわち全体的有機的な生成・発展とか自然の全一性といった思想が透けて見える。そうした意味では、単一精神病説も反復説も共通の根を持っていると認定することが可能かもしれない。

なお反復説は精神医学にも影響を及ぼしており、精神病者の魔術的思考を未開人の思考に重ね合わせて理解するとか、精神は原始性を底に秘めた層状の構造になっているといった考え方は、その好例といえよう（［**退行**］［５８９頁］や［**先祖返り**］［５９０頁］の項を参照）。

［差別］

反復説は、**無意識**のうちにヒエラルキーを内包していた。未熟で不完全なものが下等動物であり、下等動物よりも立派かつ偉いものとして高等動物が存在し、その最高峰が人類であるといった具合に。

こうした発想はやがてナチスに利用される。同じ人間の中でも下等ないし劣等な民族がいて、そのような人種はアーリア人種に蹂躙されて当然である、といった類の論調にすりかえられたわけである。そして同じ論調で精神病患者は劣等方向へと退化した存在と見做される。すなわち差別の対象となる。

精神病であることをどのように捉えるか。さまざまな視点があり得る。機械が故障したように精神が故障しているといった視点もあるだろう。ある種の特異な人生論の表明がすなわち狂気という生き方なのだと断じる視点もあろう。ストレスや困難に対するいささかアバンギャルドな対処法から導き出された精神状態が狂気なのだと考える視点もあるだろう。もしかすると**神**が人類の心に仕掛けた「罠」こそが、精神疾患という名のパターンであると言えるかもしれない。そして人間が退化し下等となった証が狂気であるとする視点もあり得よう。

退化に類するトーンを付与されたとき、精神病を患った者は差別され蔑まれる立場に追いやられる。

【ロンブローゾ】

生来性犯罪者説で有名なイタリアの精神医学者・法医学者が、チェーザレ・ロンブローゾ（1835〜1909）である。彼が1867年に著した『犯罪者論』に生来性犯罪者についての学説が述べられているが、それによれば多くの犯罪者は隔世遺伝によって**先祖返り**をしており、つまり未開人や動物レベルに退化しているゆえに犯罪を犯す素質ないし運命を担っている。いわば時代錯誤の野蛮人なのであり、しかも彼らは特有の容貌を備えている。『犯罪者論』には「犯罪者3939人の人体測定と人相」なる章があり、たとえば殺人者と押し込み強盗は黒い縮れ毛の髪で肌浅黒く鷲鼻、顎が逞しく犬歯の発達が著しく、耳は厚く把手の形をして張り出し、頭蓋は平たい（斜頭蓋症）か円錐形（先頭蓋症）、額は反り返り眉弓は突き出て小顎骨はきわめて大きい。さらに殺人の常習犯は斜視で、目に輝きがなく冷ややかで動きを欠き、ときおり充血している。鼻は鷲鼻どころか猛禽のように鉤型で顎は頑丈、顔色は蒼い。と、そんな調子で彼は犯罪者の外見を描写し、軽犯罪者の95％、偶然にも正常者の2％に特有の人相を見出せると断言する。

ロンブローゾにおいて、先祖返りや退化は悪と同じことであり、したがって**差別**されることも当然といった理屈になる。進化は善であり、未発達であるのは忌まわしいことと同義になる。そして狂気もまたある種の先祖返りであり、差別されるに値する人々ということになろう。

【耳】

生来性犯罪者の外見上の特徴のひとつは、厚く張り出した把手型の耳であった。耳の形は確かにどこか暗示的である。アメリカの死刑囚ばかりを撮った写真集を見ていたら悪魔みたいに尖った耳をした男がいて、現実的な裏づけなどないのに「なるほど、やっぱりねえ」と納得してしまったことがある。生活保護を受けながら細々と暮らしている精神障害者がいて、ある日彼の耳が布袋のように素晴らしい「福耳」であることに気づいたときには、ひどく不思議な気分にさせられた。所詮はステレオタイプな先入観に操られているだけなのに、耳の形状はどうも気に掛かる。

1957年フランスの神経科医ポール・ノジェ博士が、耳の形が胎児に似ていることに気づき、耳のツボと身体の諸器官との関連性を想定して耳介刺激に着目、それが耳ツボダイエット法に発展したという。このダイエットの効果はいまひとつ判然としないが、耳を胎児の形状に見立てたのは卓見であろう。特徴的な形態の耳を目にしてつい勝手にその人の性質や生活を思い描いてしまうのは、心の底で、耳の形が当人のありようを集約しているといった発想があるからに違いない。

【キラー・コワルスキー】

かつて力道山と闘ったこともある悪役レスラー。得意技はニードロップ。1952年に、そのニードロップで対戦相手のユーコン・エリックの左耳を削ぎ落としてしまうという事件が起きた。その後エリックは**自殺**、キラー・コワルスキーのほうは肉をまったく食べることが出来なくなり、厳格な菜食主義者に転じた。プロレス・ファンの間ではかなり有名な逸話である。
わたしは**トラウマ**という言葉を聞くと、いつも反射的にニードロップの件を思い起こしてしまう。わたしにとってトラウマとは、削ぎ落とされた**耳**の画像としてイメージされる。たとえもっと精神的に複雑なトラウマについて取沙汰しているときでも、どこかに耳のイメージがつきまとってしまうのである。

【ゴッホ】

オランダの画家フィンセント・ファン・ゴッホ（1853〜1890）は1888年12月に自分の左耳を剃刀で切り落とし、それを顔見知りの娼婦へ送りつけている。その後彼は**精神科病院**で過ごし、最後には**自殺**を遂げる。

ゴッホの耳切り事件は、昔から、いかなる精神の錯乱によってもたらされたのかと諸説が唱えられてきた。癲癇、**統合失調症**、**ヒステリー**、酒精中毒、耳鳴り等々である。自分の絵の悪口を聞きたくないので（象徴的な意味合いで）**耳**を切り落としたという説もあるようだが、そうなると右耳のほうは痛みのあまりに切除を断念したということなのだろうか。**幻聴**がうるさくて耳を切り落としたという統合失調症患者の報告を聞いたことがないことからも、悪口シャットアウト説はいささか苦しい説のように思われる。

【耳栓】

幻聴が**耳**について離れない——その苛立ちから暴れたり全速力で疾走したり大音量で音楽を流す等の振る舞いを示す**統合失調症**患者はいるが、耳を切り落としても仕方がないことはさすがに認識しているようである。ただし耳栓をする患者はいる。もちろん幻聴は内なる声だから耳栓など何の役にも立たないが。

真っ黒に汚れた脱脂綿やチリ紙製の即席「耳栓」は、その不潔さが患者の苦しみをかえってリアルに際立たせてくる。それを見ると、こちらとしては痛々しさに言葉を失ってしまう。小奇麗な市販のシリコン製耳栓を装着している患者とは、なぜかまだ出会ったことがない。

［ガス栓］

外出したとき、自宅のガス栓をきちんと閉めてきたかが急に気になる。果たして、しっかりと締まっていたであろうか。不安は急激に広がっていく。ガスが洩れたままになっていて、それが次第に玄関の外にまで漂い出て、たまたま**煙草**を吸いながら歩いていた人物によって引火する。通りかかったその喫煙者は火達磨になって即死、自宅も爆発と炎上とで跡形もなくなってしまう。帰宅すると家が焼失しているばかりか消防官と警察官とが目を光らせて待ち構えている。自分は過失致死の加害者となっており、実刑と莫大な賠償金とを科せられ、社会からも非難を浴びせられ、人生は完全に破滅する――そんなことまでを次々に（しかも生々しく鮮やかに）想像し、焦燥感でいてもたってもいられなくなる。そこで外出に際しては何度も**ガス栓**を確認するのだが、すぐにまた気になって再度確認をせずにはいられない。出掛けるどころではない。といった具合に**不確実感**に取り憑かれ、ガス栓へのこだわりから逃れられないとしたら、その症状は**確認強迫**（164頁参照）と呼ばれるだろう。

確認強迫は**強迫症状**のひとつであり、水道栓や火の始末、戸締りなどさまざまな対象において起こり得る。

強迫症状の理解において重要な点は3つある。ひとつは、既に記した「不確実感」。日常の動作は、いちいち指差し呼称しながら行われるわけではない。仕草の流れの中で**無意識**に行われていることが大部分だし、そうでなければ円滑に生活は営めない。が、そうした流れにいったん疑惑を覚えてしまうと、人生は曖昧で不確かなことだらけになってしまう。そういった意味で、現実感覚からの逸脱と言い換えることも出来よう。

もうひとつは想像力の「連鎖反応」。さながらドミノ倒しのように、悪い方向に想像力がとめどなく広がっていく。確率や可能性の大小は無関係に、スラップスティックさながらに事態は急展開していく。だから本人は真剣に心配しているのに、周囲の者には滑稽としか映らない場合が少なくない。

さらにもうひとつは、「攻撃性」である。強迫症状に苦しむ患者は、表面的には自己抑制をしていても、どこか内面に激しい攻撃性を秘めているように思える人物が多い。おそらく扱いあぐねた攻撃性を、強迫症状といった無意味かつ消耗性の活動へ振り向けることで、精神のバランスを保とうとするもののそれが裏目に出て収拾がつかなくなっているといった機制が見て取れるのである。

確認強迫にはエンドマークが訪れない。いつしか確認行為は形骸化し、儀式となってしまうが、それはそれで決して安心材料とはならない。儀式はどんどん複雑かつ完遂が困難なものへと変貌していく。確認強迫の恐ろしさは、そのグロテスクなエスカレート加減に求められよう。

【インバスターロ】

北イタリア出身の作家**ディーノ・ブッツァーティ**の短篇小説「忘れられた女の子」（脇功訳、短篇集『待っていたのは』所収、河出書房新社、1992）に登場する人物の名前。この人物はインテリ風だが嫌味な感じのする男で、理由もなくいつもせせら笑いを浮かべている。

ある夏のこと、未亡人のアダ・トルメンティ夫人は従兄夫妻の招待を受けて、ひとりで彼らの別荘に出掛ける。いくぶん長めに滞在する予定で、また、その別荘にはアダ以外に多くの招待客が訪れていた。インバスターロも、そうした招待客のひとりなのであった。

> その男（引用者注・インバスターロのこと）がこう言った。「私がナポリの家を留守にすると、へっ、へっ、いつもなにか起こるんだよ、へっ、へっ」（彼は理由もなく絶えずせせら笑っていた、それとも理由があったのか、それも同席の人たちの気を悪くさせるという理由が?）「たとえば、家を出て、二キロも行かないうちに、出しっぱなしの水が洗面台から溢れたり、消し忘れた煙草の火で書斎が火事になったり、泥棒が入って、なにもかもそっくりかっさらっていったりとか、へっ、へっ、あるい

は、この暑い季節にただ一人がんばっているアパートの管理人が卒中でぽっくりいって、翌朝気づいたときにはもう、やれ蠟燭だ、神父だ、棺桶だと、さっそく埋葬の準備が始まっていたりとか。おそらく人生とはこんなものじゃあないだろうかね？」

「さいわい」トルメンティ夫人は言った。「いつもそうとは決まってませんわ」

「そう、いつもそうだというわけではありません。でも、奥さん、たとえば、あなたはおうちをすっかりきちんとしてきたと誓えますか、なにひとつ忘れてこなかったと？　よく考えてみてごらんなさい。なにもかもちゃんとしてきましたか？」

実はインバスターロの出番はこれだけなのである。アダへ日常生活に潜む罠と**不確実感**とを、せせら笑いながら講釈する役でしかない。しかし結果として彼はアダの心へ強烈な揺さぶりを掛けたのだった。

アダは別荘へ来るに際して、娘のルイゼッラ（四歳）を叔母のところへ預けてきた筈であった。ところが不意に、そのことに不確実感が生じた。自分は本当にルイゼッラを叔母のところへ連れていったのだろうか。**記憶**を手繰ってみても、まったく思い出せない。それはあまりにも当たり前のことなので記憶に残っていないのか、さもなければそもそもそんなことをしていないから記憶にないのか、いったいどちらなのか判然としない。

もしかするとわずか四歳のルイゼッラを、うっかり家の中に閉じ込めたまま出掛けて来てしまったのではないだろうか。「……もう十日もたっているのだ、なにしろひどい暑さで、おまけに家には食べ物はなにも置いてこなかった。この暑さだ！　土用のさなか、閉めきった家の中では、家具さえゆだるだろうし、生き物がいたとすれば、息もできずに死んでしまうだろう」と、彼女は考える。すると不安と恐怖とでアダはパニックをきたしそうになる。ついに我慢出来なくなり、彼女はミラノへ引き返す。しかも朝の四時に。

自宅へ戻ったアダは何を見出したか（あるいは見出さなかったか）？　短篇小説の結末として、これは大いに気になる。以下に最後の部分を引用してみよう。

次の間の窓のところに駆けていき、ブラインドをいっぱいに開けると、後ろを振り向いた。

二メートルほど離れた、嵌め木細工の床の上に、なにか見えた。幅の広い、あちこちに伸びた染みのようなものだったが、かなりの厚さがあった。近づいていって、足の先で触ってみた。灰だった。なにかを象るように、一様に積もっていた。胸元のあのしこり（引用者注・アダの激しい不安感のこと）が地獄の業火となった。その灰はルイゼッラそっくりの形をしていた。

このシュールな結末は、どのようなことなのだろうか。生死を問わず、娘のルイゼッラの姿は家の中になかった。ということは、当初の不安であった「娘をうっかり家の中に閉じ込めたまま出掛けて来てしまった」可能性は否定されたことになる。この時点で安堵の溜め息を漏らすことが可能となる筈だったのである。

それなのに床には不気味なものがあった。**灰**である。つまり何かが燃え尽きてしまった痕跡である。だが灰だけを見ても、それで何かが分かるものではない。けれども灰は影法師さながらに、ルイゼッラのシルエットを模して広がっていたという。ここには灰という抽象と、シルエットという具象とが同居し、しかし最終的には何も意味していない。結論は持ち越されてしまっている。

おそらく娘は自宅へ閉じ込められはしなかった。だがすぐに次なる不安がアダ・トルメンティ夫人を襲い、それは連鎖的に延々と彼女を混乱させ続けるだろう。永遠に終わらない不確実感のシンボルとして、抽象と具象との混合物であるあの奇妙な灰が作者によって提示されたのではないか。ただしそれはわたしなりの解釈に過ぎない。

それにしても罪作りなのはインバスターロであり、彼こそは**神**の悪意を具象化した存在であるに違いない。

〔灰〕

境界性パーソナリティー障害の若い女性と面接をしていたときのことである。アート志向の彼女はちょっと風変わりなペンダントを首からぶら下げていた。チャームの部分が中空の容器になっている。ニューヨークの先鋭的なアーティストたちは、ここへコカインなどを入れて持ち歩き、折に触れてそれを吸引してインスピレーションの引き金にするという。ではあなたは何を入れているのかと問うと（彼女はその質問をしてもらいたそうな表情を浮かべていたのである）、さも得意げに、「灰です」と答えた。過去の日記や作品をすべて空き地で焼き捨て、その際に生じた灰を入れてあるという。彼女いわく、「コカインより、もっと危険かも」

いかにもアート系境界性パーソナリティー障害の女の子が考えつきそうなエピソードだとわたしは思った。

【灰色】

灰色には、どっちつかずとか曖昧といったマイナス・イメージがしばしば付与される。疑わしいがいまだに証拠が挙がっていない事案に対しては、灰色であると形容されたりするわけである。

しかし精神科や臨床心理の領域においては、灰色はむしろ歓迎されるべき発想につながる。

心を病んだ人々には認知に歪みが生じていることが多く、そのような歪（いびつ）な認知パターンのひとつとして二分割思考と称されるものがある。何でも物事を白黒に分けたがる。

中間領域がなく、つまり灰色を認めようとしない精神である。これは墓穴を掘りやすい。

たとえば同僚を常にライバルと見定め、日常の細部に至るまで勝ち負けの二分法でしか相手を眺めようとしない人物がいたとしよう。仕事上の優劣にこだわるのならともかく、相手が素敵なネクタイをしていたからとそのことに敗北感や悔しさを覚えたり、相手が学生時代に陸上競技で優勝したことがあるという事実に嫉妬したり、相手の軽口を自分に対する挑発ではないかと深読みして苛立ったり――と、そんな調子で常に勝った・負けたという文脈でしか相手を認識出来なかったなら、日々はまことに緊張の連続となり、心は決して休まるまい。些細なことにも過敏に反応し、どうでも良さそうなことに一喜一憂する。これでは健康な精神状態とは言い難い。勝ち負け（白か黒か？）を離れた灰色領域での付き合いが出来なければ、ストレスを溜め込んで自滅してしまう。人生そのものも楽しくあるまい。下手をすると、妄想方向に精神がドライブされる危険すらある。

灰色とは、二項対立からの脱却を意味する色なのである。二項対立をメリハリが利いていると好む向きもあろうが、それは悪しき徹底主義に過ぎない。ニュアンスや機微を許さないその雑駁さや非情さは、市民の日常生活には馴染まない。灰色は、我々の弱さや**迷い**、逡巡を肯定する色であることを忘れてはならない。

［色彩ショック］

ロールシャッハ・テストは、10枚の曖昧かつ左右対称な図版（インクの染み）の印刷されたカードを被検者へ順番に与え、そこからどのようなイメージを見出すか、そしてその際の態度や説明なども含め図版への反応を詳細に検討し、精神の内面を探る心理テストである。

図版は基本的にモノトーンである。濃淡があるから、つまり白と黒と灰色から成る。ただし2枚目と3枚目のカードには、一部分、赤い色が重なっている。また8枚目以降はフルカラーとなる。

モノトーンに色彩が加わったとき、そのことに動揺を示す被検者がいる。色彩という刺激に対し、必要以上に混乱をきたす。このような反応を色彩ショックと称する。2枚目や3枚目の赤にショックを呈したり、8枚目以降のフルカラーないし特定の色のみにショックを呈するなど、さまざまなパターンがある。

色彩ショックをきたす者は、普段から感情の抑圧が強く、即ち**神経症**的傾向が強いとされている。また2枚目の図版（カードⅡと呼ばれる）は性的な連想を誘いがちでそこに赤い色が加わっていることから、カードⅡでの色彩ショックは性的な問題と関連しやすいとされている。

わたしは精神科医になって間もない頃に、自身を被検者として、ベテランの臨床心理士にロールシャッハ・テストを施行してもらったことがある。そのときの詳しい記録は今でも手元にあるが、読み返してみると、カードⅡでまぎれもなく色彩ショックを起こしているのである。「こ、これは」などと吃っている台詞までが書き取られている。わたしとしては、うん、なるほど思い当たるところは確かにある。

[電気ショック]

電気痙攣療法 electroconvulsive therapy、略してECTとも呼ばれる。イタリア人のツェルレッティとビニによって創始された。

この療法が確立された背景には、**統合失調症**と癲癇の双方を一緒に病む患者はいないという経験的知識があった（実際には、併発している患者は少数ながらいる。なおこうした発想は、たとえば結核患者には癌患者が少ないといった知見から開発された丸山ワクチンなど、科学の世界ではポピュラーな考え方であろう）。そこで、癲癇による全身の痙攣には、もしかすると統合失調症の症状を抑制する作用があるのではないかと推論された。で、ためしにカルジアゾールなどの薬剤で統合失調症の患者に痙攣を誘発させてみたところ、見事に症状が改善したのである。これは画期的発見だ！

しかし薬剤で痙攣を誘発するのは、コントロールが難しくて危険である。生命の危機を招きかねない。何か安全な方法はないかとツェルレッティたちが模索していたところ、屠場で家畜を殺す際には電気が使われ、しかも家畜は全身痙攣をきたすことを知った。そこで、いささか乱暴な話だが、人間に電気を流すことで痙攣を起こさせればそのほうが安全かつ簡便であろうということから、電気痙攣療法が開発されるに至ったのである。

1938年4月のことであった。

電気痙攣療法第1号の患者は、妄想によってミラノからローマまで無賃乗車でやって来て保護された40過ぎの統合失調症の男性で、**幻聴**に悩まされていた。通電で劇的に改善し、ミラノで再び働けるようになった。またツェルレッティはソルボンヌ大学等で、この治療法の開発によって名誉学位を授けられている。

我が国で行われてきた電気痙攣療法は、基本的には、両側の「こめかみ」に電極を当て（電気抵抗を減らすべく、電極は生理食塩水で濡らされる）、百ボルトの交流電流（つまりコンセントから取り込んだ家庭用電気をほぼそのまま用いる）を数秒間流す。それだけである。

電気を流した瞬間に全身の筋肉は収縮する。両手両足はファイティング・ポーズを取るかのように屈曲し（強直性痙攣）、通電が終わるとガクガクと全身痙攣（間代性痙攣）がときに10秒以上も続く。そして痙攣が自然に治まると睡眠に移行する。こうした治療を、たとえば連日ないし隔日に5回連続で行うなどの方式が採用されている。なお、患者には、あらかじめ静脈注射で入眠させておいて施行するのが通常である。

電気痙攣療法は万能ではない。統合失調症の緊張病性興奮や昏迷状態、**うつ病**の激越状態などで薬剤の効果が思わしくない時に用いられることが多い。**確認強迫**だとか慢性の**不安感**などには効果がない。一種の緊急避難的な治療法と位置づけられよう。

最近では、麻酔医の管理のもとに全身麻酔を行い、筋弛緩剤投与下で電気痙攣療法が行われることが多くなった（修正型電気痙攣療法m－ECT）。筋弛緩剤が用いられているので痙攣は観察されない。このほうが患者に負担が少なく、また麻酔医が管理するので事故を防げるというわけである。ただし本質的には、旧来の電気痙攣療法と作用機序はまったく同じである。

確かにこの治療は劇的な効果を示すことが多い。ただし効果は一時的で、放っておくとすぐに症状が「ぶりかえして」しまう。そこで一時的に落ち着いた時点で薬物治療を適切に行い、再び通電をせずに済むように計らうところに医師の技量が問われることになる。ところで電気痙攣療法はいかにも脳に深刻なダメージを与えそうに思われるが、大量の薬物投与よりもよほど危険は少ないようである。また一時的に**逆行性健忘**が生ずるが、たとえば本療法で患者が**認知症**化してしまうといった心配は不要である。

［記憶］

電気痙攣療法で通電を受けた瞬間、患者の表情は苦痛に歪む。少なくとも苦痛を感じているように見える。しかし目を覚ましたとき、脳への通電がもたらす**逆行性健忘**によってその苦痛は忘れ去っている。せいぜい軽い頭痛を訴える程度なのである。

激しい苦痛を感じたとしても、それが記憶に残らないとしたら、果たしてそれは苦痛として成立し得るものなのだろうか。忌まわしい思い出、辛く不快な体験として個人の記憶に棲みつかなければ、苦痛というものは存在しないのではないか。

言い換えれば、人間は記憶によって延々と苦しみを背負い込む。記憶こそが人間の苦しみを司っていると考えるのは間違っているだろうか。

【PTSD】

心的外傷後ストレス障害 Post-Traumatic Stress Disorder のこと。

災害や生死にかかわるような事故、戦争や凄惨な状況への直面、レイプや暴力の被害者となること——こうした体験は、誰にでも高い確率で深刻な**トラウマ**をもたらす。そして数週間から6ヵ月程度の潜伏期を経て、当人は恐怖や無力感や神経過敏をきたし、それに伴うさまざまな精神症状を呈するに至る。ときに症状は動揺しつつも慢性化し、また事件を想起させるような事物によって突発的に症状が先鋭化することもある。

なぜPTSDは生じるのだろうか。単純に忘れ去ってしまえれば、問題とはなるまい。性懲りもなく事件を思い返しては混乱をきたすところに、根の深さがある。忘却しきれず執着へ向かってしまうのはどうしてなのか。

ひとつには、たびたび事件を（**無意識**のうちに）思い返すことで「慣れ」の感覚を生じさせ、そのことでトラウマを克服しようといったメカニズムが働いているのだろう。しかし事態はあまりにもショッキングなため、慣れなど生じずに毎回苦しむといった逆効果をもたらしてしまっている。もうひとつは、思い返すという営みの主体は自分自身だということにある。いかに勝手に記憶が蘇ってくるにせよ、「本物の」事件のイニシアティヴが**神**（それとも悪魔？）にあったのに対して、記憶の中の事件のイニシアティヴはあくまでも自分自身にある。そのような対比を確認し続けていくことで、無力であった自分を打ち消そうとしているのではないか。ただしこれもまた、逆に記憶の生々しさに翻弄されるだけの結果しかもたらしていない。

ＰＴＳＤはトラウマへの対応策が裏目に出てしまった状態と見ることも可能なのである。

［教師キャロルの記憶］

英国の作家ティム・ウィルスンが書いた長篇小説の邦題。１９９９年に扶桑社から岡聖子の訳で文庫として出版された。帯には「初めて見た少年の面立ちが彼女を悪夢に引き戻す。戦慄の心理サスペンス！」と記されている。

一人娘のキャロルは、自宅に押し入った4人組の少年たちによって、両親が面白半分に惨殺される光景を目撃してしまう（警察の必死の捜査にもかかわらず、事件は未解決となってしまう）。そのとき彼女は8歳であった。**PTSD**に苦しみつつも、誠実な精神科医の助けもあってキャロルはトラウマを克服する。いや、克服した気になった。

事件から15年後、キャロルは小学校の教師となって田舎町で暮らしはじめる。ある日、生徒の一人の顔に**既視感**（**デジャ－ヴュ**）を覚える。初対面なのに、どこかで見た顔としか思えない。やがてその生徒ベンの顔が、かつて両親が殺されたときに目撃した犯人の一人に面立ちが似ていることに気づく。忌まわしい**記憶**が蘇り、ＰＴＳＤも再燃してしまう。だがもちろん小学生のベンが犯人の筈がない。ということは、彼の父親が犯人だったのではないか。それならば顔のことも年齢のことも辻褄が合う。

実際にベンの父に会い、過去を隠したがる性癖に鑑みて、キャロルは彼が犯人の一人であったと確信する。けれども警察が動いてみると、なるほど彼は問題のある人物であったが、アリバイがあった。犯人ではあり得ない。しかしそれではあの既視感の説明がつかないではないか。

真相は以下の通りである。犯人のひとりはベンの母親だったのである。本人いわく、「あのころはちょっとばかり男の子っぽかったからさ。髪はめちゃめちゃ短かったし、スカートなんか絶対はかなかった。脚が細すぎていやだったんだ。おっぱいがやっとふくらんできたのだって、十七か十八になってからだしね。十五歳のころなんて、ぺったんこよ。だから、ほんと、間違えてもむりはなかったんだ」。少年ではなく、実は少女だったというオチである（くだらん！）。

ベンの母は真相に近づき過ぎたキャロルを殺そうとして、その際にぺらぺらと真相を語る。だが結局キャロルは救出され、真犯人は事故で首の骨を折って死ぬ。

まことに**ご都合主義**のストーリー展開で、あざとい惨殺場面などが描き込まれてはいるものの、「戦慄の心理サスペンス」からは程遠い。これではＰＴＳＤに対して失礼であろう。

［デジャ-ヴュ］

前項で『**教師キャロルの記憶**』の悪口を述べたが、小説の中で1箇所、なかなか気の利いたことが書いてあった。

既視感はデジャ-ヴュ（déjà-vu）というフランス語の**別名**があるからこそ、世間ではより珍重されるのではないかと疑っていたのであるが、それは英国でも同様らしいのである。精神科医とキャロルがデジャ-ヴュについて会話している部分を引いてみる。

「……ロマンチックで神秘的なもののように聞こえるのは、フランス語の名前のせいさ。なんでもそうだ」

こういう独断的な言い方に反論してもらうのが、コーフマン博士のもっとも好みとするところだ。で、キャロルは口をはさんだ。「同じ船酔いでもシーシックよりマルデメールのほうがロマンチック？」

「そうさ、シーシックよりはましだ。旅人はマルデメールに苦しみ、日帰りの行楽客はシーシックにかかるのさ」

［ドゥ・クレランボー］

フランスの精神科医（1872～1934）。1905年より死去するまでパリ市警視庁特別医務院に勤務し、その期間に精神自動症や熱情精神病といったテーマで重要な論文を発表している。**ラカン**は彼の臨床講義を受けて感銘したことがあると書き残している。178頁に記した**エロトマニー**は、その命名や研究はドゥ・クレランボーによる。

彼はステレオタイプなイメージとしてのフランス、つまりロマンティックで華やかで芸術の香りがするといった文脈そのままの人物であった。あたかもデジャ－ヴュやマルデメールといった言葉の響きのように。彼は精神科医であると同時に、女性の衣裳について強い関心を持っており、美術学校やパリ民族学会で布地やドレープについて講義や講演を行っている。高橋徹によれば（『近代精神病理学の思想』金剛出版、1983）、「死後、かれの部屋からは、多数の布地の蒐集や、衣裳やドレープなどを撮った四万枚にも及ぶ写真、それに、かつてオーストリアでその病いの看護をしたことのある某伯爵夫人のイニシャルの印のあるハンカチが発見された」。

結婚はしたことがないようで、また布地マニアというかドレープ・フェチといった側面があることから、生活ぶりには下種な好奇心を向けたくなる。が、そのあたりは調べがつかなかった。ただし彼の生涯は**自殺**によって幕を閉じており、自宅で**鏡**を前にピストル自殺をしている。かなりナルシスティックな人物だったようである。

【タウスク】

ドゥ・クレランボー以外にピストル**自殺**をした精神科医はいないものかと調べてみたところ、オーストリアの精神分析医ヴィクトール・タウスク Victor Tausk が拳銃で自殺していた（1919年7月3日）。ただし手口は念入りで、あらかじめカーテンの紐（コード）を首に巻きつけてから軍用拳銃を「こめかみ」に当てて引き金を引いている。弾丸によって倒れると、そこで首が絞まるという念の入れようであった。

タウスク（1877〜1919）は『精神分裂病における影響機械 Influencing Machine の起源について』という論文で知られ、**フロイト**とは深い確執があった。**パーソナリティー障害**の傾向が目立ったらしく、また自殺の決行は結婚式（再婚）の1週間前という時期であった。

ところで彼の自殺方法について、拳銃自殺ではないといった説がある。弘文堂の『新版 精神医学事典』（1993）に奇怪な記述があるのだ。すなわち、「その死に方は、みずから去勢して死ぬという、ことさら陰惨なものだったといわれる」。つまり刃物で自分の睾丸を抉り出して、失血死をきたしたということなのだろうか。考えようによってはいかにも精神分析医に相応しい死に方ではある。だが、いくら何でも現実離れしていないか。P・ローゼンの『ブラザー・アニマル』（小此木啓吾編訳、誠信書房、1987）によれば（タウスクの、紐を首に巻いてのピストル自殺は同書の記述による)、**去勢**による自殺について「根拠のない噂」と一蹴し、その噂はH.F.Petersの『My Sister, My Spouse』(New York: Norton; 1962)の281頁に載っていると明記している。

【眼球自己摘出】

睾丸の自己摘出とは、男性であるわたしにとって、想像するだけで鋭い痛みが広がってくる。頭を掻き毟りたくなる。が、**統合失調症**の患者において、睾丸の自己摘出や陰茎の自己切断の報告は少ないながらも存在する。

しかし**自傷行為**でもっとも凄惨なのは、眼球の自己摘出であろう。東京都精神医学会誌の14巻1号(1996)に載っている報告は、統合失調症で入院していた30歳の女性のケースである。入院治療中に、朝、頭から布団を被っていたので看護者がめくってみたところ、眼球がつぶれて飛び出した状態で、両眼球の強膜は破裂、外眼筋は断裂、硝子体や網膜、脈絡膜はほとんど原型をとどめていなかったという。しかも当人は「ごめんなさい、私が悪いんです。痛くはありません」と言い、取り乱してはいなかった。ただちに眼科へ搬送されたが、結局、両眼とも視力は失われた。しかし当人は後悔や絶望の様子は見せず、淡々としていたという。自己摘出の原因ははっきりせず、「自分の目は、良い人と悪い人を、見た目で決める悪い目だから目も要らないと思った」などの発言は聞かれたものの、決定的な要因は見出せなかった。

同報告によれば、欧米では眼球自己摘出の例は案外と多いらしい。マタイ伝の「汝の右眼が罪を犯したならば、それをえぐり取りなさい」という一節を文字通り実行したケースが多いということのようで、だから逆にそれが本邦ではケースが少ない理由なのかもしれない。

【疼痛】

ちょっと目にゴミが入っただけでもあれだけの痛みなのである。眼窩へ指を突っ込んで自分の目を抉り出すときには、途方もない疼痛が伴ったに違いない。これは経験的に医療者には良く知られている事実である。**統合失調症**の患者は痛みにものすごく強い。**転倒**して額に裂傷を負った統合失調症の患者の傷を縫合したことがある。通常、顔は痛みに敏感だから局所麻酔をする。ところがその患者は麻酔なしで縫合してもまったく平気であった。痛くないかと尋ねても、超然とした表情で否定していた。痛覚がほとんど無くなることは、精神のありようとリンクしているに違いない。少なくとも彼らが感じている「現実に対するリアリティー」は、かなり希薄なのではないか。（妄想以外の）あらゆることに無関心で無頓着になったとしても当然な気がする。

統合失調症は時代や民族を問わず、発病率がほぼ1パーセント弱と一定している。もしも人類にとって統合失調症がマイナスの意味合いしか持っていなかったら、自然淘汰的に発病率はもっと低下していくのではないか（統合失調症には遺伝的素因が関与する。ただし発病に至るまでには、別な複数の要素が必要と推定されているがいまだにそれが何かは突き止められていない）。

言い換えれば、統合失調症であることが生存にプラスとなる状況が地球には潜在しているからこそ、そうした場合に備えた保険としてこの病は少ないながらも一定の比率で発症し続けているのだという説がある（15頁［**漂着者**］の項を参照）。

では統合失調症の患者に秘められた能力とは何か。一例として、彼らは**孤独**に対する耐性が大きい。ひとりぼっちで淡々と長期間生きていくことが得意である（そして他人とソツなく接することが極端に不得手である）。あるいは、彼らの「兆候＝微分（回路）的認知」の優位さ。これについては**中井久夫**が『分裂病と人類』（東京大学出版会、１９８２）で述べている。

それでもなお、彼ら（引用者注・狩猟採集民ブッシュマンのこと）が三日前に通ったカモシカの足跡を乾いた石の上に認知し、かすかな草の乱れや風のはこぶかすかな香りから、狩りの対象の存在を認知することに驚くべきである。ブッシュマンは、現在カラハリ砂漠において、彼らに必要な一日五リットルの水を乾季にはほとんど草の地下茎から得ているが、水分の多い地下茎を持つ草の地表の枯蔓をそうでない草のそれから識別する能力にもまた驚くべきである。要するに彼らの兆候＝微分（回路）的能力に驚くべきである。

もちろんその兆候＝微分（回路）的能力が仇となって統合失調症患者は幻覚や妄想といった暴走に陥ってしまったわけだが。まあそれはそれとして、天変地異でも起きて孤独かつ過酷な環境を生き抜かねばならないときには、彼らは圧倒的な強みを発揮するだろう。同じように、疼痛を感じにくいことも、サバイバルでは重要なことなのかもしれない。

我々の未来が、統合失調症患者に託されるといった可能性は否定出来ないのである。今現在のような世界のありようが未来永劫持続していく筈などないことを、あらためて自覚すべきであろう。

［薬指］

統合失調症と**疼痛**との関係で、こんなエピソードがあった。未治療のまま放置され、すっかり人格の荒廃してしまった初老期の男性がいた。一時期はホームレスをしていた。彼はある日、気まぐれに輪ゴムを左手の薬指に巻きつけた。しかも強く巻きつけた。そのため、指は血行障害をきたした。

普通は、痛みや痺れで気がつきそうなものである。それなのに、件の男性は延々と輪ゴムを薬指に巻きつけたまま独り暮らしを送っていた。やがて指は壊死を起こして脱落してしまった。腐って落ちてしまったのである（凍傷でも、似たようなケースがあるという）。それでも平然と彼は日々を過ごしていた。特に不便も感じなかったらしい。

では落ちた指はどうなったのか。本人に尋ねても、「さあねえ」とまったく他人事なのである。道端に指が1本落ちていた、などという突飛な話にはちゃんと裏づけがあり得たのであった。

【人差し指】

当直で緊急精神鑑定を行うための**診察室**では、患者と医師とは必ずスチール・デスクを隔てて向き合うように按配し、デスクの上には余計な物を置かないようにしてある。興奮した患者が飛び掛かってきた際に、デスクがあれば障害物として作用するからであり、デスク上に不用意に筆記具や置時計などがあると凶器にされかねないからである。わたしが勤めていた病院では、患者用の腰掛けにはウェイトが付いていて、椅子を振り上げて攻撃出来ないように配慮してあった。

10年前。当直へ行ったら、そこの病院の診察室はむやみに狭く、患者との間にデスクが置かれていない。これでは危険なのである。（医師にとって）非人道的なレイアウトなので腹が立ったが、仕方がない。するとその晩、**躁病**の痩せた中年女性が警官に連れられて来院した。身元不明、些細なことから深夜のコンビニで大暴れしたが、警察で保護したところ言動がおかしいので精神鑑定を実施することになったのである。

安ホステスみたいなけばけばしい女性で、とにかく落ち着かない。面接中にいきなり立ち上がり、わたしの鼻先に人差し指を突き付け、「お前は権力の犬だ！」などと喚く。

脇に立っていた警官も、油断していたのか阻止してくれなかった。

こちらは座っていて彼女は立っている。そういったポジションで鼻先に人差し指を突き付けられていると、わたしは動きを封じられてしまう。位置的に相手が完全に有利なわけで、次の瞬間、どんな暴力を振るわれるか分からない。

「トンボを捕まえるんじゃあるまいし、指なんか突き出さないでよ」と、わざと軽い調子で言ったら、案の定、彼女は面白がって指をぐるぐる回しはじめた。笑い声まで上げている。その隙に警官に目で合図をして、彼女の身体を取り押さえてもらった。危ないところであった。

不意に鼻先へ突き出される人差し指は、相当にスリルがある。

〔躁病〕

躁病を明るく陽気といったイメージで捉えることは間違いである。最初のうちは高揚感や万能感から気分は爽快であっても、すぐに苛立ちや情動不安定、焦燥感や攻撃性が前景に立ち、やがて気色ばんで逆上するに至る。あるいは誇大妄想に走り、気持はうわつき、浪費や性的乱脈、逸脱した言動を示す。いずれにせよ、躁病は病人と見做されるよりは「歯止めの外れた危ない人」「軽佻浮薄でキッチュな人」と見られがちで、そのために信用を失墜したり財産を失ったりと甚大な被害を背負い込む。彼らが正気づいたときには、まさに「**あとの祭り**」となるのである。

躁病に似合うものとしては、選挙が挙げられる。しばしば躁病患者は立候補をしたがる。当然であろう。選挙は天下を取ることにつながる。彼らの野心を、誇大妄想傾向を刺激してやまない。ことに、選挙は人生における一発大逆転的色彩を帯びているのでなおさらである。おまけに選挙運動はある種の祝祭である。気分が昂ぶる。金が動き、人の出入りが激しくなる。演説や万歳三唱、陰謀術策、そして宣伝カー。彼らはわくわくする。一生選挙戦が続けば、彼らはどれだけ楽しいことだろうか。

躁病とは、人間の心に宿る俗物性を露わにする。これほど恐ろしい病気はないと感じる人は、決して少なくない筈である。

［葬式躁病］

本来、葬式とは悲しく痛ましいものである。気分は沈み、憂鬱さに包まれて然るべきものである。しかし、ときには葬式に臨んで妙に気持が高揚し、いやに活動的になって言動が逸脱気味となり、周囲を困惑させる人が出現する。そのような人は葬式を喜んでいるわけではないものの、追い詰められた気分とセレモニーがもたらす仰々しさとが変な具合に共鳴し合って、当人の気分をハイなものへ駆り立てるようなのである。ときには錯乱状態にまで至ることがあり、これらを葬式躁病と呼ぶ。

こうした事実を、「うつ」の底が抜けると躁に通ずるといった**単一精神病**（186頁参照）的な考え方へと事寄せることも可能なのかもしれない。

[全日空61便]

全日空61便・羽田発千歳行きのジャンボ機（乗員乗客を合わせて517名が搭乗）がハイジャックをされたのは、平成11年7月23日午前11時25分のことであった。犯人は28歳の男性ただ一人で、政治犯ではなかった。彼は包丁で客室乗務員を脅すことで、コクピットのドアを開けさせた。

犯人のNは副操縦士をコクピットから追い出して副操縦席へ座り込み、操縦させろと機長に迫った。Nはゲームのフライトシミュレーターに夢中で、本物のジャンボ機で宙返りやダッチロール、レインボーブリッジの下を潜り抜ける等を実行してみたくてたまらなかったのである。

機長はNの機嫌を損ねないように気を遣いながら、けれども操縦を任せるわけにはいかないから、さまざまな**説得**を行った。しかしハイジャック発生10数分後に機長の悲鳴が上がり、飛行機の高度がぐんぐん下がり始めた。副操縦士および、たまたま同機に乗り合わせていた2名の機長がコクピットのドアを蹴り開け、操縦席に座って操縦桿を握っていたNを取り押さえて高度を上げ、危ういところで61便は墜落を回避したのだった。だが51歳の機長は、Nに包丁で刺し殺されていた。即死であったという。

子どもではあるまいし、あまりにも荒唐無稽な動機による犯罪であった。しかもNの学歴はまことに輝かしく、一流大学の商学部を卒業していた。

Ｎはかなりの飛行機マニアで、犯行の前月にたまたまインターネットで羽田空港ターミナル・ビルの見取り図を眺めていた。すると構造的欠陥から、凶器を簡単に機内へ持ち込めることを発見してしまう。そこでＮは空港警察署や警備会社などにその旨を知らせたが事実上無視されてしまった。彼はその時点で、ハイジャックを行って自分の指摘が正しかったことを証明してみせると同時に、念願のジャンボ機操縦を行い、最後には横田基地へ着陸して**自殺**するといった計画を練り、かなり詳細にわたってプランを詰めていった。すなわち、気まぐれさと周到さの入り混じった犯行だったのであった。

逮捕後、言動の奇妙さや現実離れした動機から、３回の精神鑑定が実施された。１回目はいわゆる簡易鑑定で、その結果は正常の範囲内とされた。２回目では、広汎性発達障害の１タイプとされるアスペルガー症候群と**診断**された。だが裁判所としては説得力に欠けるとしてさらに別の医師に精神鑑定を命じた。

第３回鑑定の結果は、抗うつ薬の影響による躁うつ混合状態とされ、裁判官はこの鑑定を採用、心神耗弱として判決は無期懲役となって結審したのだった。

Ｎは犯行当時、精神科から抗うつ薬を投与されていたのだった。いわゆるＳＳＲＩと呼ばれる当時としてはまだ新しいタイプの薬で、アメリカでは気分が前向きになるということでハッピー・ドラッグなどと呼ばれていたものの一種であった。おしなべて抗うつ薬は使用法を誤ると、「躁転」と称して**うつ病**から**躁病**へと切り替わってしまうことがある。さらにＳＳＲＩでは、躁転とは限らないが衝動性が高まったり精神が不安定となり、突発的な自殺を招来するといった危険性が既に指摘されている。Nの場合は、うつ病としてSSRIのパキシルを投与されている間に、妙な具合に精神がハイになり、うつ的な暗い気分と攻撃的・誇大的気分とが混ざり合うことによって、自暴自棄かつ浅薄きわまりない犯行に及んだと思われる。そういった意味では、Nもまた不適切な治療の犠牲者といった側面がある。

葬式で躁が惹起されることもあれば、抗うつ薬が躁をもたらすこともあるのである。

【日航350便】

悲劇が起きたのは、昭和57年2月9日午後8時45分のことであった。乗員乗客併せて174名を乗せた福岡発羽田行きのダグラスDC8（日航350便）は、着陸直前にいきなり機首が下がり、滑走路手前の海面に墜落したのである。その結果、死者24名、重軽傷者149名という大惨事となった。

墜落の原因は、K機長（53）の異常な操縦によってであった。着陸直前にエンジンを逆噴射させ、さらには操縦桿を前に倒したための失速が原因だったのである。

K機長は以前からミスや異常な操縦が目立ち、昭和55年には産業医の診察を受けたものの「**心身症**」との**診断**で勤務継続を承認されていたのだった。しかし実際には、彼は妄想型の**統合失調症**を患っていた。墜落に至る異常な操縦は、**幻聴**に命令されての行為であった。つまり彼は産業医によって**誤診**されていたのである。

事故後に逮捕されたK機長は精神鑑定によって統合失調症であることが確認され、心神喪失とされた。代わって日航幹部および産業医が業務上過失致死容疑で書類送検をされた。この事件によって、心身症という言葉の曖昧さや産業医の診察の実態がクローズアップされ、また「逆噴射」という言葉や、K機長の異常な操縦に対して副操縦士が叫んだ台詞「機長、何をする！」が一種の流行語となった。

〔逆噴射家族〕

日航350便の悲劇が起きた2年後の昭和59年に封切られた、石井聰互監督による映画の題名。原案は漫画家の小林よしのり、制作はアート・シアター、出演は小林克也・倍賞美津子・工藤夕貴・植木等という豪華な布陣で、スーパー・バイオレンス・アクション・ギャグ・ファミリードラマと称していた。題名からして際物のイメージであるが、いじましいマイホーム家族の狂気と解体そして再生を描いたドラマと見るなら、これはなかなか珍重すべき好作品であった。

〔無責任男〕

映画『**逆噴射家族**』でトリックスター的な役を演じた植木等は、昭和37年に封切られた『ニッポン無責任時代』で主人公の無責任男、平均（たいらひとし）が当たり役となってブレークしたのだった。その後は『日本一のホラ吹き男』や『日本一のゴマすり男』などの日本一シリーズで初等(はじめひとし)(中等(なかひとし)のこともあった)役を演じさらに人気を高めた。

ところで脚本家の笠原良三の証言によれば(週刊サンケイ・昭和47年11月24日号)、無責任男には実在のモデルがあり、その人物はポール中岡という名前であった。当人は日系二世と称していたが実は純粋な日本人であり、昭和元年生まれ。生まれながらの詐欺師とでも形容すべき人間であった。

陸軍航空学校を出てポツダム少尉として終戦を迎えたのち、闇屋やいかがわしげな仕事に携わり、やがて進駐軍で働きながら英語を身につけていく。愛嬌のある人物だったらしく米兵たちに可愛がられ、軍属となって米国へ渡り、カリフォルニア大学を卒業、日系女性と結婚し、昭和32年にはアメリカの永住権を得ている。

彼は映画界に取り入り、ハリウッドとコネを持つ日系人として邦画界に知られるようになる。20世紀フォックスと大映とで日米合作映画『黒船』(1958)を撮るためジョン・ウェインが来日した際には、「日本ロケ・ゼネラルマネージャー」として同行した。彼は口八丁手八丁で周囲に自分をさも重要人物であるかのように思わせ、アメリカに対して頭の上がらない「敗戦後」の時代を自称日系人として蝙蝠のように立ち回り、羽振りの良い生活を送っていた。しかしメッキも次第に剝げ、映画も斜陽産業化するに従ってポール中岡は出番を失っていく。遂には尾羽打ち枯らし、昭和47年に来日した際にハイジャックを決行した。

同年11月6日午前7時20分発の日航351便・羽田発福岡行き(ボーイング727機、

乗員6名・乗客120名）をピストルで200万ドルおよびキューバ行きを要求した。しかし航続距離の短いボーイング727ではキューバまで行き着けないため羽田に引き返してダグラスDC8機に乗り換えることとなり、その乗り換え中に警官隊に取り押さえられたのだった。

彼はパラシュートまで用意していたが、ハイジャックそのものはかなり思いつきに近いものでしかなかった。警官に取り押さえられたときに発した台詞は「賭けに負けたッ」であったという。人生という名の賭けに負けたという意味であろう。

【空想虚言者】

ポール中岡のような人間には奇妙な懐かしさがある。かつて会ったことがあるような、どこかで見聞きしたことがあるような普遍性を感じさせる。ありがちな詐欺師タイプということに過ぎないかもしれないが、直接に被害を受けない限りは、人間観察の視点からはなかなか味わい深い一類型と言えるだろう。

昔から、**パーソナリティー障害**の**分類**については2つの流れがあった。ひとつは精神病の前段階ないしは軽症型と見る考え方。なるほど、たとえばある種の変人は、その変人の度合いがもっと煮詰まり濃くなったら**統合失調症**や**躁病**となるのではないかといった予想を抱かせる。そのような流れとしてのパーソナリティー障害観がある。

もうひとつは、むしろ変人図鑑とでもいった見方である。つまり、ありがちな変人をいくつかのタイプに分けてみようといった文学的というか人間喜劇的な発想に基づいている。したがってこうした見方による分類はバルザックの小説と大差がないと言っても良いのかもしれない。昨今のＤＳＭやＩＣＤといった精神疾患分類におけるパーソナリティー障害の項を参照すると、その考え方には右記２つの流れの折衷といった印象がある。

さてポール中岡は演技性パーソナリティー障害あたりに分類されようが、19世紀以来多くの分類体系に登場している一類型として「空想虚言者」というものがある。自己顕示欲が強く、また自分に都合の良いファンタジーに浸っているうちに自分でもそれを半ば信じてしまう。天性の詐欺師であり、他人に迷惑をかけても内省はなく、自己を虚飾し目先の欲望を満たすことに汲々とする。彼には空想虚言者といった古典的名称のほうが遥かに似つかわしく思われるのである。

［生来性売春婦］

グルーレが１９２２年に発表した「異常性格類型」には、以下の如き10の類型が示されている。**パーソナリティー障害**に相当するものもあれば、たんなる性向や**状態像**までさまざまな概念の「ごった煮」ではあるが、歴史的遺物としてはなかなか興味深い。

10の類型とは——①遅鈍者、②興奮者、③生来性浮浪者、④生来性売春婦、⑤類癲癇質、⑥空想者、⑦敏感者、⑧**ヒステリー**性格、⑨偏執性人格、⑩神経性疲憊であり、おそらく⑥の空想者の亜型として空想虚言者は位置づけられるだろう。

気になるのは④の生来性売春婦である。なかなかインパクトに満ちた名称である。その説明を、切替辰哉の『精神医学的性格学』（金原出版、１９８４）に載っている邦訳から引用してみよう。

生来性売春婦 die geborene Prostitute：女友達と地下室、倉庫などで夜を明かす。浮動性、軽率、ずる休み、不定着性の点で男性にひけをとらない。性的に早熟で、あらゆる情事、さらに売春におもむく。

確かにそのような女性はいるが、いやに具体的過ぎて奇異な印象を受けるし、時代を感じさせる記述である。彼女たちはいかにも新宿歌舞伎町や渋谷のセンター街辺りに数多くたむろしていそうだが、さすがに「生来性売春婦」とまで言い切るには度胸がいるだろう。グルーレの人間観や苦々しげな表情が見えるようで、思わず微苦笑が生じてしまう。

［欠陥状態］

欠陥状態という言葉がある。１８２頁で述べた**残遺状態**に意味が近く、慢性でそれなりに安定しているものの一種の後遺症を残した**統合失調症**が該当する。ニュアンスとしては、不可逆的な後遺症を抱えているといったマイナスのイメージが強い。いやそれどころか、この言葉からはむしろ自分の無力さにげんなりしている精神科医の**自虐的**な気分が伝わってくるような気すらする。**生来性売春婦**という名称からグルーレの不機嫌さが髣髴としてきたように、欠陥状態という名称からも、ベクトルこそ異なるけれども無力感に肩を落とした医師の不機嫌さが炙り出されてくるように思えてならないのである。

【スーツにネクタイ】

欠陥状態、いや**残遺状態**であるN氏は、アパートで独り暮らしをしている。生活保護を受けながら作業所に通い、隔週で病院の外来へ通っている。

N氏は来院時には、いつもスーツにネクタイ姿である。スーツは発病前から持っていた安物だし、ネクタイは擦り切れかけている。だが彼としては、スーツを身につけるということは真剣さや真面目さ、礼儀正しさを示すという行為に他ならない。しかも彼は医師へ過剰に敬意を払っていた。先生のおかげでこうして退院して暮らしていけます、と。

受診日には、待合室の長椅子にきちんと両膝を揃えて座り、静かにN氏は順番を待っている。社会人として恥ずかしくない服装を担当医に見せることこそ、自分が安定していることを雄弁に語ると考えている。

なるほどそれはもっともな説であろう。けれども、それならば髪も梳ってくるべきなのである。いつもN氏の髪には「寝癖」がある。寝癖が目立つ。普段着やジャージーならそんなに目立たないのに、なまじスーツなんか着るから、寝癖が目立つ。奇異に映る。いかにも精神科の外来に通っているように見えてしまう。それなのに当人は、スーツにネクタイという形式のみに固執し、寝癖とのバランスの悪さには思い至らない。

このような些細だけれども案外と重要なエピソードが、欠陥状態、いや残遺状態ではしばしば観察される。そして人間はこうした微妙なことにおいて周囲から「変な奴」だとか「どこかおかしな人」などと断罪されがちなのである。

［アルツハイマー病］

M氏には初期のアルツハイマーとの**診断**が下っている。本人に病名は（はっきりとは）告げられていないが、薄々察知しているようではある。記銘力は低下し、見当識も低下しつつあるものの、一時期のような激しい**不安感**や情動不安定は影を潜めている。世間話を数分交わす程度なら、彼が**認知症**であることには気づかない人のほうが多いだろう。

アルツハイマーの進行を抑える薬（552頁［**アリセプト**］参照）と安定剤をもらうために、娘（といっても中年の婦人）に付き添われて毎月精神科の外来へ通っている。通院は、娘が自分の気持を落ち着かせるための儀式といった意味合いをも含んでいた。

通院時には、M氏はいつも**スーツにネクタイ**であった。かつては一流の商社マンであった彼は、今でもスーツが似合う。だが外来診察に、わざわざスーツにネクタイの必要などないのである。けれどもこうした格好をすることによって、そして背筋をぴんと伸ばすことによって、M氏としては自分がアルツハイマーに侵食されつつあるといった事態を打ち消したかったようなのである。また娘も、父がそのような格好をすることで、認知症に伴う陰惨なイメージを払拭出来るかのように感じていたらしかった。

スーツにネクタイ、この格好にはある種の呪術的なものが込められている場合がある。

[回避性パーソナリティー障害]

とっくに会社をクビになっているのにその事実を妻へ告げられず、毎朝**スーツにネクタイ**で家を出るものの、公園や図書館で夜まで独り寂しく時間をつぶして帰宅する。そうした誤魔化しの日々を送っているうちに、とうとう事実を隠しきれなくなり、妻に激しく非難され詰問され、狼狽と癇癪で自分を失った「はずみ」に妻を殺害してしまった——そのような事件が、ときおり報道される。

気弱な夫の逆上、といった文脈で理解されるわけであるが、もともと夫に現実逃避的な傾向が顕著であったとしたら、彼はおそらく回避性パーソナリティー障害と見做される可能性が高いだろう。ただしパーソナリティー障害レベルでは、心神耗弱や心神喪失は適用されない。自己責任の範疇として、彼はスーツを獄衣へと着替えることになるだろう。

団塊の世代から、「新人類」と称される世代の直前まで——そんなジェネレーションの少なからずにとっては、青年期においてひとつの思い込みがあった。それはスーツとネクタイに対する反感である。

資本主義体制の走狗となり、批判的精神を捨て去り、愛と自由を放棄する、そんな愚かな生き方を具現化したものがスーツとネクタイと考えられていた。それは、髪を長く伸ばしたり、マリファナを吸ったり、芸術を愛好したり、ロックを日常のバックミュージックとする生き方と真っ向から対立する。個性を尊重し自由に目覚めている人間ならば、スーツとネクタイなんて囚人服（獄衣）と同じであると気づく筈だ！——と、彼らは無邪気に信じていた。

このように既成の保守的な価値観や制度（その象徴が、スーツとネクタイというわけである）など意味がない、メジャーよりもマイナーこそが正しい、といった反体制的なスタンスに自己の**アイデンティティー**を求めるありようを対抗同一性と呼ぶ。**福島章**が70年代に提唱した概念で、まさに時代の空気を反映した言葉であった。アンダーグラウンドなもの、リトル・プレス、独立プロダクション、自主レーベル、自主上映や自主公演などもこの概念に沿った存在である。

しかし今や**スーツにネクタイ**を着用しているか否かで他人の思想を見分けられるほど

［対抗同一性］

単純な時代ではなくなってしまった。ロックと歌謡曲との区別はなくなり、革新性とアングラとは相関性が見出せなくなってしまった。

対抗同一性といった言葉が輝きを帯びていた頃、精神医療はスーツとネクタイの人々に属するものと考えられていた。人々の心を矯正して企業戦士に仕立て上げるためのシステムに近いものと捉えられていたのではないか。あるいは**差別**と偏見の助長装置として。

それにしても対抗同一性なる単純明快な概念が流通していた時代は、「敵」が見えやすいといった意味でシンプルな（あるいは牧歌的な）世界だったのである。さて当時に比較して現代の精神疾患患者の特徴は、①顕著で分かりやすい症状を呈するケースが少なくなった、②症状は軽くなったが症例は増えた（浅く広くなった）、以上の2点である。こうした動向は、おそらく、対抗同一性なる概念が通用しなくなっていった経緯と軌を一にしているのではないだろうか。

今やわたしたちは、曖昧で手応えのない世界に生き、じわじわと精神を窒息させられていくのである、たぶん。

［診断名としてのパーソナリティー障害］

よその医療機関から患者が紹介されてくることがある。紹介状には、**パーソナリティー障害**と記してある。そこで本人に向かって、「あなたは前のドクターから、どのよういるかで、こちらの対応に違いが出てくるからである。本人がどのように自分の問題を理解しているかで、こちらの対応に違いが出てくるからである。

わたしの予想としては、**うつ状態**とか**神経症**、自律神経失調症あたりの無難な病名で曖昧に説明を受けているだろうと考える。で、そういったケースが実際に多いのだが、ときたま本人が自信たっぷりに、いやむしろちょっと自慢するような口ぶりで「パーソナリティー障害と言われています」「境界性パーソナリティー障害です」などと返答し、度肝を抜かれてしまうことがある。

もしわたし自身にパーソナリティー障害との**診断**が下されたなら、これはかなりショックに感じるだろう。お前は困った奴でしかも嫌な奴だ、と断罪されたかのような気分を覚えそうである。だがパーソナリティー障害という名称に、むしろ非凡であるとか時代に理解されない天才、反逆のアーティスト的なニュアンスを感じ取る人たちもいるようなのである。それは換言すれば、**対抗同一性**に沿った価値観を満足させてくれているということに他なるまい。

パーソナリティー障害と名指されて、あたかも自分がエゴン・シーレやアルチュール・ランボーやジム・モリソンの同類であると錯覚出来る幸福な人たちがいるわけである。その病名を告げた医師は、本人にとってプラスのことをしたのだろうか。それとも強烈な悪意に基づいていたのだろうか。

［完璧な人間］

パーソナリティー障害者の特性として、彼らは「経験から学ばない」「経験を生かせない」といった傾向を挙げることが出来る。すなわちフレキシビリティーの欠如であり、彼らにとって世界は常に同じ肌触り、同じ意味合いしか持たない。経験をもとに自分を変え、そのことで世界の見え方が、あるいは手応えが異なってくることを信じようとしない。試みようともしない。ひたすら意固地な態度に終始する。それゆえに彼らは、奇妙なほど愚かに映る。毎回同じようなトラブルを繰り返し、同じパターンの問題に嵌り込み、同じ怒りや絶望に駆られる。機械的な**反復**によって彼らの人生は成り立っている。

この事実は、視点をずらしてみれば、彼らはもはや変わりようのない存在という意味において究極であり完全であるとも言えるだろう。完璧な人間であり、同時に進化の袋小路でもある。その完璧さと自己完結性とが、彼ら自身に歪な自己満足をもたらしている場合は少なくないように思われる。

［自己実現］

米国の心理学者**マズロー**によれば、人間には5段階に及ぶ基本的欲求があるという。最下層から①生理的欲求、②安全の欲求、③親和（所属愛）の欲求、④自我（自尊）の欲求、そして最後に⑤自己実現の欲求となる。

自己実現の欲求とは、自分なりの能力や才能をフルに引き出し、創造的な活動や自己の成長を図ることを願う欲求である。もっとも次元の高い欲求であり、まさに人間に独自な欲求であると言えるだろう。

おそらく自己実現には強烈な満足感や喜びが伴うに違いない。周囲からも賞賛を浴びるであろう（本当は賞賛など無関係なストイックなものである筈だが、昨今では**承認欲求**と自己実現とはほぼ双生児の関係となっている）。となれば現在の不平不満だらけの自分の生活は、自己実現からは程遠いことになる。いったい自分は何をしているのか。どこが間違っているのか。少なくとも、今の自分は本来あるべき姿ではない。わたしは間違った方法で社会に参加させられている。よりにもよってアストンマーチンが郵便配達の業務に使われ、その挙げ句にエンストばかり起こして性能の悪い自動車だと評価されるような、そんな誤った形で自分は評価され、自身でも自己嫌悪に陥っているのではないか？といった次第で、自己実現はいともたやすく「**自分さがし**」へと話がすり替わり、それは根拠のない全能感と何ら変わるところがない。自己実現という概念は、ときとして罪作りなのである。

ところで**パーソナリティー障害**者たちの多くは富や名声への渇望はあっても、黙々と努力を重ねて自己実現を目指すことはない。詰まるところ、自己の成長は願わない。なにしろ彼らは完璧な人間なのだから、自己の成長などとは無縁なのである。

【自己実現休暇制度】

平成15年度より（株）大阪ガスで実施されている制度であり、「社員が自己啓発や、ボランティア活動等の社会貢献活動への参加を目的に受けることのできる休暇制度を設けることにより、社員のエンプロイアビリティの向上をはかるとともに、ワークシェアリング的効果を期待する」ものだという。満50歳未満の社員においては、1年以上4年以下の連続した期間の休暇が取れ、休職扱いとはなるが「自己実現援助金」として年収の4分の1が支給され、また会社に届け出れば期間中のバイトや副業も可能だという。実際に制度を活用したケースでは、カリフォルニア大学大学院に機械工学の研究で留学とか、法科大学院進学、税理士や弁理士や保育士資格取得、障害者デイケア施設でのボランティア活動などがあるという（なお現在においてこの制度は、会社採用の情報には掲載されていない。育児休暇や介護休暇、ボランティア休暇や裁判員制度休暇はあるようだが）。

自己実現とはいうものの、たとえばミステリ長篇を書いて江戸川乱歩賞を狙いたいと会社へ申請しても、おそらく「自己啓発や社会貢献活動」と認定してもらえる可能性は低そうな気がする。

【罪の段階】

米国の作家、リチャード・ノース・パタースン（1947年生まれ）が1992年に発表したリーガルサスペンスの傑作のタイトル。彼は『ラスコーの死角』（1979）によってMWA処女長篇賞を受けた有望作家であったが、**弁護士**でもあり、数作を発表したのちは大手弁護士事務所で弁護士業に専念していた。しかし7年の勤続に対する慰労として3ヵ月の休暇を与えられ、その期間に『罪の段階』を執筆したという（たった3ヵ月で、こんな分厚い本が書けるとは！　たぶん推敲と清書のための期間だったのだろう。この作業こそは、まとめて一気に行わなければ上手くいかないから）。出版されると高い評価を受け、ベストセラーにもなったため、彼はあっさりと弁護士事務所を退職、専業作家として現在に至っている。

彼にとって3ヵ月の休暇は、まさに**自己実現休暇**に該当したのであった。

【弁護士】

裁判で訴えられるのは、嫌なものである。都立病院に勤務していた頃、病院の住所へ配達証明付きの封書が送られてきた。高松地方裁判所からである。中身の文面を読んでみると、あなたは訴訟の被告人となったので来月の水曜日に裁判所へ出頭せよと書いてある。こちらは東京で働いているのに、いきなり四国の地方裁判所へ、しかもウィーク・デイに来いというわけである。

一方的にそんなことを言われてもスケジュールのやりくりなどつく筈がない。しかし無視するわけにはいかない。何しろ被告の立場に立たされているのだから。

ストーカーについての本を執筆したことがあって、四国の大学で教鞭を取る人物について言及した。教え子である女性に執拗につきまとい、セクハラとパワハラとストーカーとを兼ねた気味の悪い行状を繰り返した。女子学生は精神的に追い詰められて退学し、その後、件の教授は女子学生から訴訟されて有罪となっている。写真週刊誌には彼の書いた「ラブレター」はおろか当人の顔写真も掲載された。わたしは新聞雑誌からの引用で、ストーカーの事例として自著で言及したのであった。名前はイニシアルにしておいた。

ところがこの教授は、自分の行為を恥じることもなく、わたしを名誉棄損で訴えてきたのである。後日知ったことであるが、彼は一種の訴訟マニアで、わたし以外に出版社や新聞社を軒並み訴え、しかも訴状は自分ですべて書いていた。暇な人物なのであるが、教授職は謹慎中なので確かに時間は有り余っているらしかった。

都立病院勤務、すなわち地方公務員の身で訴訟を受けるのはなかなかのプレッシャーである。本の執筆はプライベートなことに属するので、あえて病院や都庁に相談はしなかった。出版社と話し合い、とにかく弁護士を立てることにした。

まさか裁判で負けるとは思わないけれど、1千万円を払えという図々しい訴えである。手続きの遺漏などで向こうの思う壺になったら大変である。そうなると、やはり経験豊かで名の知られた弁護士に頼みたくなる。

編集者と一緒に雑誌で顔を見たことのある弁護士を訪ねた。こうしたことには慣れているようで、出頭の代理も含めてまことに手際よく処理を進めてくれた。わたしは一度も裁判所へ行くことなく勝訴した。

ただし勝訴したからといって、弁護士の料金を相手が払ってくれるわけではない。裁判が終わった時点でも、わたしは費用がどれ程のものなのか、まったく見当がつかなかった。銀座の寿司屋でカウンターに座って飲み食いしたあとの料金のようなもので、適正価格がどれ位かといったイメージすら浮かばない。

最終的に料金は出版社と折半になり、また出版社との関係でかなり割り引いてくれたらしかった。２泊３日、夫婦でやや贅沢な九州旅行をした程度の料金で済んだ。ほっと胸をなでおろしたのであったが、昔から医者と弁護士は友達に持つべきだと言われる。まさにその通りだなあと、しみじみと思ったのであった。

〔司法試験〕

司法試験はやはり難関である。少なくとも倍率は大変に高く、それは受験資格がきわめて「おおらか」だからであった。ギャンブルに近いものと心得て受験する者も少なくなかったのだ。

学歴なんかなくても司法試験は受けられる、しかも合格すればたちまちエリートの仲間入りである。金銭的にも恵まれる。さらに、司法試験は六法全書を丸暗記すれば突破が可能である——と、そんなイメージが世間には長いこと流布してきたようである（しかし2012年以降、受験資格として法科大学院修了ないし司法試験予備試験合格が必要となったため、様相が一変してしまったのだが……)。かつて司法試験は、挫折した人生から抜け出して勝ち組となるための逆転装置であるとも思われていたのだ。

どこの**精神科病院**にも、司法試験マニアのような入院患者がいたものである。一発大逆転を夢想しつつ、来る日も来る日も病室で六法全書と睨めっこしている。丸暗記したから合格出来るほど単純な話ではないのに、彼らはとにかく六法全書を幸福へのパスポートと考えている。だから暇さえあれば繙き、とんちんかんな箇所にアンダーラインを引いたり注釈を書き込んでいる。ただし実際に試験を受けることはあまりない。自分でも、合格がほぼあり得ないことは薄々分かっている。

彼らにとって重要なことは、六法全書が幸福へのパスポートと「なり得る」という可能性があることと、この一冊さえマスターすれば良いのだというその限定された安心感なのである。本当に受験をして夢を壊すことを恐れ、彼らは六法全書を心の伴侶とすることだけで満足している。

[これだけで十分]

長い間、今に至るもわたしはバイブルサイズのシステム手帳を愛用している。基本的に電子機器を信用していないので、そんなものにスケジュールだとか大切なメモを託す気には到底なれない。たとえアナクロと言われようと、手に馴染んだシステム手帳でなければ仕事の伴侶と思うことが出来ない。

システム手帳にはカードや**名刺**、常用薬、付箋、予備の鍵、猫の写真なども仕舞ってある。とりあえずこれ一冊あればどうにかなる、といった態勢になっているわけで、それが安心感につながる。おしなべてシステム手帳愛用者は、その実用性以外に、ある種のお守りに近い機能を秘かに認めているように思われる。

統合失調症の患者はシステム手帳を好むのではないかと考えていたことがある。彼らは、たとえば奇天烈な数式を示して「この式で、森羅万象はすべて解き明かせます」とか、一冊の大学ノートを持ち出して「このノートに、宇宙の秘密は全部書いてあります」などと得意げに語ることがある。ここで重要なのは数式の妥当性だとかノートの中身ではない。数式や大学ノートといったコンパクトなものに「すべて」が凝縮され収められている、「これだけで十分！」――そういった魔法めいた感覚が生じ得るかどうかが問題なのである。それはささやかな全能感と安心感とが融合した感覚であり、それを希求するあまりに彼らは形骸化した数式や大学ノートを見せびらかすといった空疎な振る舞いに及ぶわけである。六法全書を病棟内で心の伴侶とすることも、おそらくそこに通底している。そしてその感覚は、システム手帳を好む性向ともつながっているのではないかと推測したわけであった。

が、そもそもシステム手帳を持っている患者とは出会ったことがない。もしかするとシステム手帳に伴いがちな、いかにもビジネス・ツールめいた「忙(せわ)しない」印象が彼らを気後れさせるのかもしれない。

〔諺〕

中井久夫先生が、**統合失調症**の患者は諺を好むといった意味の文章を書いていらした筈である。諺はコンパクトな文章の中に人生の真実を盛り込んであるわけで、そこが形式的にさきほどの「数式」や「大学ノート」に準ずる。しかも昔から語り伝えられてきているという点で、彼らの権威主義的な傾向にマッチする。

彼らの最も好む諺は「出る杭は打たれる」であるらしい。なるほど、被害妄想に囚われやすく、自尊心に敏感な彼らにとってこの諺は言い得て妙、と感じられるのだろう。

因みに、諺とは違うが、わたしは自分に対して最も相応しい言い回しが「鳥無き里の蝙蝠」であると思っている。

〔案ずるより狂うが易し〕

もちろんこれは「案ずるより生むが易し」をもじったものである。

精神疾患をどのように解釈するかは人さまざまであるが、わたしは「**神**の悪意」と「案ずるより狂うが易し」の2つに大別出来るのではないかと考えている。

たとえば**統合失調症**や（**躁**）**うつ病**は、発病のきっかけとしてストレスや何らかのエピソードがあったとしても、原因そのものは体質的というか不運というか、少なくとも本人の心掛けや努力で避けることが可能であったわけではない（105頁［**内因性精神病**］の項も参照されたい）。そのような意味で、まさに神の悪意としか思えぬ側面がある。そして治療には、基本的に薬物で対抗するしかない。

いっぽう**神経症**（解離性障害なども含む）や**依存症**といったものは、精神的な危機を乗り切るための戦略が裏目に出たため、といったニュアンスが強い。正攻法で現実と直面しようとせず、風変わりかつ安直な戦略を採用したがために、結果として「案ずるより狂うが易し」といった事態に陥っている。

たとえば**解離性障害**のひとつである**多重人格**（264頁参照）。現実生活においてある危機に直面したとき、人格が別人へと変わってしまえばその危機をクリア出来る可能性は高いだろう。下世話な言い方をしてみるなら、仕事で失敗したときに当人の人格が変換してしまったら、上司は怒る気力も失せてしまうだろう。「責任を取れ」と言う前に「精神科医のところへ行け」と言うだろう。おかげで、まんまと失敗は不問に付される。ただし、以後、当人は信用を失うだろうし、多重人格者という異様な存在として周囲から眺められることになる。

問題は、人格変換といった「戦略」は、なるほど理屈上は成立するし短期的には有効かもしれないが、長期的には明らかに損な方策であるし、そんな突飛な作戦を実行することは常識からすればあり得ないということである。それをぬけぬけと実行してしまうところに当人の非現実的な性向、バランス感覚の欠如が指摘されることになる。

本人なりに必死ではあるのだろうけれど、周囲からすれば突飛な戦略を採用して自滅する「困った人」としか映らないのである。なお、なぜその人はそのような奇異な戦略を「わざわざ」採用したのか、その解明はおそらく精神分析の仕事である。

さらに付け加えるなら、戦略には流行がある。誰かが多重人格という作戦を用いたと知れば、それだけで「その手があったか」と思う人もいるだろう。潜在的な戦略が掘り起こされるだろう。したがって、「案ずるより狂うが易し」の「狂う」には、往々にしてブームに近い動向が観察される。

【リストカット】

リストカットをひとつに括って論じることは出来ない（585頁「**自傷行為**」の項も参照）。周囲の人間の反応を試したり、あてつけに近いニュアンスで実行されることもあるし、注目を集めるためのパフォーマンスと解釈すべきケースもある。しかし、しばしば本人は自分でも気がつかないうちにリストカットを実行しており、また痛みもまったく感じておらず、（プチ）**解離性障害**と見做されるべきことも多い。つまり、「案ずるより切るが易し」ということである。手首を切ることによって、自分が主体となって不幸（のミニチュア）を自分に与える。そう、主体となったという事実こそが本人を無力感から救い出すのである。だからリストカットには心理的には癒しの効果がある（のだろう）。

頻回のリストカットが繰り返されると、右利きの場合、左手首は傷跡で埋め尽くされてもはや切るべき皮膚がなくなってしまう。そうした場合、リストカットの位置はどんどん上昇していき、前腕部や上腕部の内側には切創がノートブックの罫線のように平行に刻まれて抽象的な模様を作り出す。この時点でさらにリストカットが続く場合には、カッターを左手に持ち替えて右腕にあらたな傷痕を刻んでいく場合と、左手には持ち替えずに今度は縦方向に切っていく場合とがある。どちらを選ぶかは、個人の趣味や癖によって決まってくる。

左手に腕時計をしていれば、それが**解離**状態下でのリストカットを未然に防ぐかといえば、そんなことはない。腕時計を避けて切りつけるだけの話である。

ところで20年以上前、ある男性が自分は精神的に異常がないことを証明して欲しいと一人で来院したことがある。痴話喧嘩の延長で、相手から「あなたは精神がどうかしている」と言われたからだという。そんなことで精神科を受診するのも奇妙であるが、ふと見ると、彼は左右両方に腕時計をしている。実に異様に見えた。

そこで、なぜあなたは右手にも左手にも腕時計をしているのかと尋ねてみた。彼が答えるには、仕事として小型ヘリコプターで農薬散布をしている。で、小型のヘリコプターはあっという間に燃料が尽きてしまうらしい。つまり時間との勝負といった性質が仕事には付きまとうらしく、そのため安全を期すべく左右に計2つの腕時計をしているのがパイロットとしての嗜みであるという。

辻褄は合っているように聞こえるが、果たして本当なのか。感情の非常に不安定なところがあり、こんな人が実際にヘリコプターを操縦しているかどうかも怪しい。結局、当院では症状があればそれを治療はするけれども、「正常であることの証明」は出来ませんとお帰りいただいたのであった。それから15年近く経ってから、知人の知人がヘリコプターの操縦士だということを知り、試みに問い合わせてみたところ、左右の腕に時計をするのは本当の話であることが判明したのだった。ただし、だからあの人物が正常であったという証左にはならないのであるが。

〔腕輪〕

中国の奥地出身の若い女性が入院していたことがある。かなり巧みに日本語を喋る。その女性は左の手首に翡翠の腕輪をしていた。入院中はアクセサリーの類を外してもらうことになっているので、その旨を伝えたところ、外せないという。物理的に不可能なのだ、と。

なるほど、確かに腕輪を破壊しない限りは腕から抜けない。手首の周囲をぐるぐる回せるだけの余裕はあるが、抜き取ろうとしても引っ掛かってしまう。聞くところによれば、彼女の故郷では、子どもの頃に翡翠の腕輪を嵌める風習があり、やがて成長して抜き取ることが不可能になったらあとはそのまま生涯を腕輪と過ごすのだという。腕輪には家族の祈りが込められているので、自分としても外そうとは思わないし、現実問題として外すことは無理なのであると説明してくれた。

死ぬまで外せない腕輪というものを目の当たりにして、わたしは気が遠くなりそうな気持に囚われた。人間の一生がひどくちっぽけなものに思え、もしかしたらこの腕輪は彼女の祖先が嵌めていたことがあったのではないかと考えたが、なんだか薄気味悪くてそれ以上尋ねることが憚られてしまったのだった。

それにしても、翡翠の腕輪を絶対に外せないとなると、仕事の選択にかなり制限が出てきてしまうのではないか。アルバイトも、案外と職種が限られてしまうのではないか。その点を問い質してみると、「まったくその通りなんです」と、彼女は深々と溜め息をついたのだった。

【輪投げ】

看護学校の生徒たちが、時おり、実習のためにやって来る。1週間ばかり精神科の患者を相手に看護のあれこれを試みるわけである。内科や外科とはまるで勝手が違うので、なかなか新鮮な体験と映るらしい。もちろん、当たり前のアプローチではコミュニケーションの成立しない相手に四苦八苦させられるようなカルチャーショックも伴う。

生徒たちは、1週間の締めくくりとして患者と一緒のレクリエーションを開催する。

グループごとに、どのような出し物にするかは異なる。ビンゴ大会をするグループもあれば、患者と学生が一緒になって合奏を試みるグループもある。クイズ大会をするグループもあったりと、まことにバラエティーに富んでいる。

あるグループは輪投げ大会を企画した。どこかから道具は借り出してきたらしく、点数を競う形でゲームは始められた。

わたしはただの傍観者であったが、正直なところ、「いい大人を相手に輪投げかよ」と、いささか懐疑的な気持であった。輪投げなんて子どもの遊びであって、なるほど抗精神病薬を服用している患者に激しい運動は**転倒**などの危険が伴うからその点では安心だけれど、どこか患者を軽んじているような印象を受けたのである。それは**認知症**の老人に幼児言葉で話しかけることを以て「優しさ」と勘違いするようなセンスに近いように思えたということである。

ところがゲームが進んでいくうちに、参加者たちが夢中になっていることがわたしにも伝わってきた。最初はだらだらと義理で患者が看護学校の生徒に付き合っている雰囲気だったのに、輪が入っただの外れただのと、いつしか全員が一喜一憂している。シニカルな顔をしていたわたしも段々気になってきた。輪投げって、そんなに面白いのか？

考えてみれば、大西部のカウボーイたちも蹄鉄投げに夢中になっていた。血気盛んなカウボーイの心を捉える位なのだから、普遍的な魅力を備えているに違いないのである。

ゲームが一段落したところで、ゲスト参加ということでちょっと投げさせてもらった。

すぽんと輪が杭に入ると拍手喝采となり、外れると全員が熱い溜め息を漏らす。なるほど、わくわくしてくるのである。丸めた紙屑を屑籠に放り投げて、首尾よく入らないと意地になって、ちゃんと入るまで投げることを繰り返す性癖が自分にあったことが思い出された。いつしかわたしは、患者や生徒と一緒になって輪投げに夢中になっていた。

【カラオケ】

カラオケは精神科の患者にも人気がある。おしなべてリズムも音程もとんでもなく下手な人たちばかりだが、およそ意に介さない。楽しそうにマイクを握っている。

わたしはこの光景が不思議なのである。精神病であるということは、すなわち自分と世界とがしっくりいっていない状態を指すであろう。**違和感**や**不全感**、困惑や不安に彼らは悩まされている。いっぽうカラオケは、たとえ歌い手が途中で絶句しようとリズムを外そうと音程を間違えようと、そんなことはお構いなしにどんどん伴奏を進めていく。マイクを持った当人を置き去りにして平気なのである。

自分の頭の中では上手く歌える筈が、実際に声に出して歌ってみれば散々の結果であることは珍しくない。カラオケは、彼らを苦しめてきた（そして今も苦しめつつある）違和感・不全感・困惑・不安をそっくりそのまま蘇らせる悪夢の装置として機能すると考えたほうが妥当ではないのか。

だが彼らは嬉々としてマイクを握り、声を張り上げる。机上の空論はカラオケの音によって雲散霧消してしまう。

【カミカゼ・カラオケ】

チベットにすら**カラオケ**・バーが軒を並べるご時勢であるが、アメリカにはカミカゼ・カラオケなるものがあるという。ロンドン大学のジョウ・シュンとマンチェスター大学のフランチェスカ・タロッコの共著である現代社会文化論『カラオケ化する世界』(松田和也訳、青土社、2007)によれば、

カミカゼ・カラオケでは、各自が得意な歌を選んで歌う代りに、KJ(カラオケ・ジョッキー)が選曲した曲を歌う決まりになっている。大きなソンブレロに札がたくさん入っており、それぞれの裏には、「モニー・モニー」「マイ・ディンガリング」「アイム・トゥー・セクシー」などのとんでもない古い曲名が書いてある。それを引いて書かれた曲を歌うのである。バーテンダーはカミカゼ・カラオケのコンセプトを予測不能の課題満載のイベントにするため、罰ゲームや豪華賞品を出す。それは商業的にも成功しており、客は非常に楽しんでいるようである。

どんな曲を歌う羽目になるのか、見当もつかない。存在すら知らなかった曲と出会うことになるのかもしれないのだ。あるいは聞いたことはあっても、とてもじゃないが歌

いこなせそうにない曲かもしれない。運さえ良ければ、ちゃんと知っているし音程やリズムも自分の技量に収まる曲を割り当てられる。歌が多少下手であっても「そんな昔の歌、そんな珍しい曲をよくもまあ知っているものだ」と感心され喝采を浴びる場合だってあるに違いない。

これはいわば人生の縮図である（すなわち、人生では**神**がＫＪを務める）。知識と技術がなければ玉砕は必至であり、でもあらゆる事態をカバーし得る知識と技術を身につけることは事実上不可能だろう。あとは、知らない曲と出会った際の振舞い方に尽きる。そこで呆然と棒立ちとなるか、照れ笑いを浮かべながらおずおずとチャレンジしてみるのか、さもなければロデオでも乗りこなすように即興で歌い切るか。そうした不意打ちに対する処理能力によって、人生模様が如実に異なってくる。

カラオケ好きの陽気な患者たちであっても、さすがにカミカゼ・カラオケには躊躇するのではないだろうか。

【ロシアンルーレット】

カラオケ・ジョッキー（ＫＪ）は**神**のように君臨して曲を采配する。では仮にＫＪが他人の生死を自由に采配出来るようになったとしたら、もしかすると彼はロシアンルーレットという仇名を頂戴することになるのではないだろうか。

実弾を１発だけ装塡した拳銃のシリンダーを出鱈目に回し、何発目に弾丸が発射されるかを分からなくしたうえでプレイヤーがそれぞれ順番に「こめかみ」に銃口を押し当てて引き金を引いていくゲーム、それがロシアンルーレットである。映画『ディアハンター』（1978）で広く知れわたることになった。

実際にロシアンルーレットを行い、神の悪意によって死亡したケースのひとつは、モダンジャズのヴァイブ奏者、レム・ウインチェスターLem Winchester（1928年、フィラデルフィア出身）である。21歳以来警察官として勤務しながらアマチュアのジャズマンとして頭角を現し、1958年ニューポート・ジャズ・フェスティバルで高い評価を受けてプロ・ミュージシャンに転向。6枚のリーダー・アルバムを出すが、1961年1月13日、インディアナポリスのジャズクラブで、オーナーのピストルを使ってのロシアンルーレットで死亡している。

もう一人は、R&Bシンガーのジョニー・エースである（プロレスラーのジョン・ロウリネイティスのリングネームも同名だが、もちろん別人）。1952年にデビューシングル「マイ・ソング」がR&Bチャートの1位になっているものの、54年ヒューストンでコンサートの合間に楽屋でロシアンルーレットを試みて死去した。

ロック・バンド「シカゴ」のオリジナルメンバーでギタリストだったテリー・キャスが1978年にロシアンルーレットで落命した（享年31）と述べている記事が散見されるがこれは間違い。「ほら、弾丸なんか入っていないよ」と言いながら拳銃でふざけていたら実弾が入っていたのが真相で、不注意による事故に過ぎない。

『グレアム・グリーン自伝』（田中西二郎訳、早川書房、1974）には、1923年の初秋にグリーンがロシアンルーレットを試みたことが述べられている。

……なるほど不幸な恋はときに若者たちを自殺に追いやるけれども、しかしこのときのはたとい検死陪審が何と言おうとも自殺ではなかった――それは、一に対して五のチャンスで検死審問に不利な賭けであった。目にみえる世界を全的に失う危険を冒すことによってその世界をふたたび享受することが可能だという発見、これはわたしが遅かれ早かれ運命づけられていた発見であった。

わたしは拳銃の銃口を右の耳の内側にあてがって、引金をひいた。小さなカチリという音がして薬室をのぞきこんで見ると、銃弾は発射される位置に移動していた。わたしは一つ違いで助かったのだ。まるで暗い単調な街にパッとカーニヴァルの灯がついたように、すばらしい祝祭のような歓喜の情が湧いたのを憶えている。心臓が檻のなかで衝き動かされ、人生は無限数の可能性を含むものとなった。それは若者のはじめての上首尾な性の経験に似ていた――まるでアシュリッジのブナ林のなかで男性としてのテストをパスしたかのようだった。わたしは家に帰り、拳銃を隅の戸棚に戻した。

彼にとって、この運試しは癖になったらしい。1923年のクリスマスまでの間に若きグリーンは5回もロシアンルーレットをひっそりと行い、しかし次第に興味は薄れていった。彼は語る、「わたしは歓喜の気持を失い、この経験から粗雑な興奮の衝撃だけを受けるようになった。それは恋と情欲との差であった」。

【OD】

オーバードース Over Dose の略。薬物過剰摂取と訳される。事故や予想外の薬物相互作用によって安全域を超えた薬理作用が発現することも意味するが、精神科領域では、**依存症**による過剰摂取ないしは**自殺**目的での大量服薬を指すことが多い。

睡眠薬を含む向精神薬のODにおいては、それを頻回に繰り返す人たちがいる（585頁【**自傷行為**】の項も参照）。ことに**境界性パーソナリティー障害**的な傾向の人々に見られやすく、彼ら自身どこまで本気で死のうとしているのか、それとも「あてつけ」や周囲の反応を試そうとしているのか判然としないことが多い。その行為には、むしろ**ロシアンルーレット**にも似た心性が宿っているように感じられる。

【フィロバット】

ハンガリー出身の精神分析医**マイクル・バリント**（1896～1970）による造語。彼の著書『スリルと退行』（中井久夫・滝野功・森茂起訳、岩崎学術出版社、1991）に詳述されている。フィロバット Philobat は、アクロバットの類語として考え出され、意味するところは「スリルに喜びを見出す人」である。フィロバットの対語として**オクノフィル** Ocnophil という語も彼は作り出しており、こちらはギリシャ語の「尻込みする・ためらう・**しがみつく**・ひるむ」を示す動詞を基にしているという。意味するところは「安全や平穏を第一義とする人」である。

人間をフィロバットvsオクノフィルという二項対立で捉えるという発想はなかなか明快である。ジェットコースターやスポーツカーが大好きで、冒険こそが生きる手応えと豪語し、チャレンジと積極性と変化を尊び、無謀な振る舞いや危険な行為、九死に一生といった事態にある種の美学を感ずるのがフィロバットであり、彼らからすればオクノフィルは保守的で臆病で日和見主義で退屈な連中ということになろう。だが実際には一人の人間の心の中にはフィロバット的なものとオクノフィル的なものが混在している。また、若い頃はおしなべてフィロバティックであっても老いるに従ってオクノフィリックとなっていくのが通例ではないだろうか。

〔192〕

作家の中で、もっとも**フィロバット**のイメージに近い人物は**サン＝テグジュペリ**（1900〜1944）ではないかと勝手に思っている（ヘミングウェイとかジャック・ロンドンあたりを思い浮かべる人のほうが多いかもしれないが）。彼については、**境界性パーソナリティー**との親和性を指摘する向きもあるらしい。

どうでもいいことだが、サン＝テグジュペリの身長が192センチもあったことを知ったときには、ひどく意外に感じた。フランス人の**飛行士**で、しかも永遠の少年といった先入観に引きずられてのことだろう。

因みに、第41代横綱千代の山と第69代横綱白鵬も身長は192センチである。

〔映画『誘惑』〕

昭和32年に公開された日活映画。左幸子が主演、千田是也や芦川いづみ、さらには小沢昭一や天本英世、殿山泰司、浜村純なども登場する。伊藤整の新聞連載小説の映画化で、モダン派のコメディ。音楽は黛敏郎。昨今ではカルト映画に近い扱いを受けている。なお監督の中平康は1958年、**サン＝テグジュペリ**同様に民間航空パイロットを務める人物を主役（石原裕次郎、身長178センチ）とした『紅の翼』を撮っている。

映画『誘惑』は、画家の**岡本太郎**（1911〜1996）と**東郷青児**（1897〜1978）がそのまま画家の役で登場していることでも知られている（それぞれ、役名は山本次郎、西郷赤児）。スクリーンでは鼻の下に髭を生やした岡本太郎のほうが、強烈な存在感を発揮していた。

ところで岡本太郎はスリリングな前衛芸術家として生涯を貫き、また艶福家なるも独身を通し、スキーやピアノや写真にも閃きを示し、妥協を嫌い、母親（**岡本かの子**）と同じく**フィロバット**の典型のような人物であったのではないだろうか。

東郷青児もまた未来派の画家として出発し、宇野千代と心中未遂を起こしたり派手な女性関係を繰り広げ、精力的かつ奔放な生き方を押し通した。そうした意味では彼もまたフィロバットの一人のように映る。が、映画『誘惑』に出演した頃の彼の作風は既にあの「青児調」のパターンに固定し、形骸化ないしは通俗化への道を辿りつつあった。そのありようはむしろ**オクノフィル**であり、本人自身そうした**解離**に悩んでいたのではないか。ただしそんな素振りは決して他人に見せず、悩みを打ち消そうとするかの如く二科会の総帥として権威に固執し政治的な活動にのめり込んでいく。フィロバットを装ったオクノフィルの懊悩——ここにこそ、人間としての東郷青児の面白さが窺えるだろう。

〔自己愛〕

巧い**分類**は、漠然と感じていた事柄を一気に明確なものとして理解させてくれるような爽快感をもたらす。**フィロバット**と**オクノフィル**といった分類もそれに当たるだろう。自己愛については、それが度を越して病理性を帯びたケースに対して誇大型と過敏型といった分類があるが、これもまた鋭い視点を感じさせられる。

誇大型は、いわゆるナルシストというか尊大な目立ちたがり屋である。自惚れが強く、自己顕示欲を剝き出しにし、周囲を蔑み常に注目の的にならないと気が済まない。ある意味でまことに分かりやすい。

他方、過敏型は一見したところ強い自己愛を秘めているようには映らない。目立ちたがらないし、引っ込み思案でおどおどしている。彼らは、自己愛も強いが恥の意識も強い。誇大型では唯我独尊状態となっているが、過敏型は過剰に他人の評価を気にする。喝采されたいと切望すると同時に、絶対に恥をかきたくない。醜態など死んでも見せたくない。その防衛的な気持ゆえに、みっともないところを晒す位ならばむしろ人目につきたくないといった行動へ走らせる。人生は消極的となり、ただしオレだって本気を出せば凄いんだと夢想する。内面は傲慢そのものの**引きこもり**、といった人たちが典型となろうか。失敗を回避すべく容易に「**うつ状態**」となるタイプもいる。いずれにせよ表面的には**対人恐怖**めいてしかも覇気を欠く人物が、心の中では大変なナルシストというわけで、なかなかの意外性と説得力とを備えた話ではある。

岡本太郎と**東郷青児**、どちらも自己愛は相当に強かろうがちゃんと世間的に認められているおかげで、病的状態には陥らずに済んでいる。強いて言うなら、岡本太郎は「天然系」の誇大型に近いだろう。だが東郷青児は、ことに作品がパターン化してからは、ひた隠しにしていたであろう過敏型の側面が有名人という鎧と精妙に組み合わされることによって、あの「あざとい」生き方が算出されたのではないだろうか。やはり彼という人間は面白い。

[ウォッシャーとチェッカー]

強迫性障害における強迫行為は2つに**分類**され、それはウォッシャーwasherとチェッカーcheckerである――しばしば教科書には、そのように記されている。

ウォッシャーは、自分の手が汚れているのではないかと気になり、いくら丹念に繰り返し洗っても気が済まない。ときには何時間洗ってもまだ不安が残る。そうなると100回手を擦り合わせたら大丈夫だが、途中で誰かに声を掛けられたら最初からやり直しとか、ある種の儀式めいたものを作り上げるようになっていく。しかもそのルールはどんどん複雑化していき、いよいよ当人は自縄自縛となっていく。そのような自己完結型の悲痛な行為を指す。

チェッカーでは、戸締りやガス・水道の栓をきちんと締めたか等をいくら確認しても気になって動きがとれなくなるといった類のものである。自分を信用出来ない。だからときには家族など他人に保証を求め、確認行為に参加することを強要する。つまり他者を巻き込む場合もある。

なかなか興味深い分類である。だが、たとえば目についたものはいちいち数えてみないといられない**計算癖**などは、ウォッシャーなのかチェッカーなのか。机の上の品々がまっすぐ平行に並べられていないと我慢がならない、といった不完全強迫はどちらなのか。要するに強迫性障害の根底にあるのは世界に対する**不確実感**であり、決して「これで完全」といったゴールがないことに対する絶望と怒りの表明なのである。どれほど努力しようともそれは決して克服出来るものではないし、だが無視したり諦められない往生際の悪さがなおさら本人を苦しめる。

ウォッシャーとチェッカーといった分類はちょっと気が利いているものの、それだけで強迫性障害を全てカバー出来ないところが残念である。その不完全さは、強迫性障害の患者にとってはいよいよ苛立ちの原因として作用することだろう。

とはいうものの、こうした分類をしてみずにはいられないのが人間の性である。以下に小谷野敦の『退屈論』(弘文堂、2002)からの一節を引用する。その内容に沿った営みとして、ウォッシャーvsチェッカーといった(あたかも)単純明快な表現は発想されたのであろう。

> つまり、自分を取り巻く「世界」を分節(アーティキュレイト)して整理するというのが、ヒトが大脳を使って考え出した最も高度な退屈しのぎの方法なのである。

[計算癖]

計算症、計算強迫とも呼ばれる。黒川博行の短篇「カウント・プラン」は1996年に第49会日本推理作家協会賞短篇部門賞を受賞しているが、ある犯罪と計算癖の男とを実に巧く組み合わせた秀作である。その意外性には、**ロイ・ヴィカーズ**の迷宮課事件簿シリーズにも似た肌触りがある(167頁[**そんなつまらぬこと**]も参照)。メンタルな病理を小説に絡ませるのは予想以上に難しいもので、色盲や内臓逆位、嗅覚障害などと同様にどこか人を「ないがしろ」にした無神経さを露呈しかねない。その点においてもこの短篇は素晴らしいのである。

〔計算魔〕

小学生の頃、すなわち昭和30年代のことであるが、学習雑誌にコースターくらいの大きさの円い計算尺が付録として挟み込まれていたことがあった。これを使えば難しい計算もたちまち出来る。もちろん電卓などなかった時代である。試してみると、なるほどちゃんと答が出るので楽しくなった。数日間はその計算尺に夢中になった。

さて雑誌の記事は計算の勧めみたいな内容で、タイトルに「君も計算魔になろう！」と書いてあったと**記憶**している。まあ言いたいことは分かるが、ナントカ魔となると「白昼の通り魔」とか「連続射殺魔」とかろくなイメージが湧いてこない。今どきのヒステリックな言葉狩り社会では通用しないかもしれない。結局わたしは計算魔にも学者にもエンジニアにもなれなかったし、これが伏線になって大人になってから**計算癖**に悩むこともなかった。

なお、大修館書店の『日本語逆引き辞典』（１９９０）で「××魔」と称する言葉を拾い上げてみたら以下のようであった。すなわち、天魔・閻魔・通り魔・邪魔・夢魔・断末魔・死魔・白魔・悪魔・色魔・病魔・妖魔・睡魔・水魔の14個である。書き並べてみると、魔という字の画数の多さとも相俟って、禍々しげな言霊が立ち上がってきそうな気配を感じてしまう。

【大局将棋】

現在、世間で行われている将棋は本将棋ともいわれ、それよりももっと升目も駒も多い将棋がかつては存在した。まず中将棋、大将棋があり、それをスケールアップさせたものに大大将棋がある。升は縦横17で、持ち駒は96枚。天竺大将棋は升が縦横16。摩訶大大将棋は升が縦横19だが持ち駒は大大将棋と同じく96枚。無上泰将棋は升が縦横25、持ち駒は177枚（93種類）。そして最大の将棋が「大局将棋」で、升は縦横36、持ち駒は敵味方とも402枚（209種類）ずっという途方もないものである。

さて駒をそれぞれ見ていくと、王将とか金将とか歩兵といった馴染み深いものもあるが妙に影は薄く、むしろ異形なものたちの集合のように感じられてくるのである。盲虎・飛猫・猫刃・酔象・火鬼・森鬼・奔鬼・奔狗・走蛇・横蛇・毒蛇・隠狐・横龍・香象・崎犬・変狸・馬麟・禽曹・金翅・無明・踊鹿・鯨鯢・豚将・金鹿・悪狼・老鼠・竪豹・雨龍・奔獏・鳩槃・飛牛・白虎・嗔猪・雲鷲といった具合で、山海経に載っていそうに思えたり、語尾に魔がつく言葉を書き並べると禍々しげな言霊が立ち上がりそうな気配になるのと同様に、グロテスクな生き物が蠢いてきそうな気味の悪さがある。江戸時代に考案されたらしいが**棋譜**など残っておらず、おそらく実際に製作され試合が行われた可能性は低いらしい。

現実問題として、通常の頭では盤面の広さと駒の多さを把握することは困難なのではないか。普通の人間には遊ぶことが事実上不可能な将棋――それは遊具であるだけになおさら不気味に感じられる。怪奇作家の**ラヴクラフト**は異形な者たちをチープでおどろおどろしい言葉で描写しようとしたものだが、優れた作家であるならば大局将棋のような存在を描写するだけで、人知を超えた奇怪な能力を備えた者たちを強烈に読者へイメージさせられるのではあるまいか。

【食魔】

岡本かの子（1889〜1939）の短篇小説の題名である。美青年だが性格のねじくれた天才料理人、鼈四郎（べつしろう）の生い立ちと鬱屈した日々が描かれている。気位が高く他人を軽蔑し、自分の境遇を呪い、富と名声に憧れ、優しさや思いやりを欠く。そんな異形な精神を持った人物の人生が綴られている。

野暮なことを申すようで恐縮だが、精神医学的には、この主人公である鼈四郎は**自己愛性パーソナリティー障害**に該当するのだろうなと漠然と思いながら読み進めていた。だが読み終えてから、「待てよ?」と思わざるを得なかったのである。そもそも自己愛性パーソナリティー障害はある種の思い上がりとか慢心が固定化した精神のありようを示しているのであり、「本人が思っているほど大したことはない」というショボい構図が本来的なものである。そうなると、髑四郎は本当に料理の天才なのだから傲慢だろうと自惚れようと実力が伴っている。なるほど協調性や共感に欠けるし嫌な奴ではあるが、最初から自己愛性パーソナリティー障害などには当てはまりようがないのではないか。そんな矮小な存在ではない。わたしは思い違いをしていたのだった。いやはや本物の天才は、凡人のために用意されたカテゴリーなど超越してしまうのである。

［模造人面疽］

前項で述べた「**食魔**」には、小説全体のトーンと微妙にそぐわないエピソードが出てくる。まだ髑四郎が京都にいた頃、京極にモダンな洋食店・メーゾン檜垣という店があった。ここの主人である檜垣はニューヨーク帰りの芸術至上主義者で、珍しくも髑四郎と意気投合した。それなりの交友を保っていたし、メーゾン檜垣は若き芸術家たちのサロンとしても機能していた。

そんな檜垣の首の左後ろに、いつしか瘤が盛り上がってきた。彼は肺癌に侵されていた。その癌のカタマリが膨れ上がって首へと「吹出したもの」なのであった。悪性なので、あえて瘤を切除はしないほうが安全と担当医は判断し、放射線を掛けたりするも病状は悪化していく。もはや回復は望めない。

独り者の檜垣は、覚悟を決めた。店を売って裏店に引っ越してそこで潔く死を迎えることにする。彼は激しい癌性**疼痛**にも、モルヒネの力を借りつつも良く耐えた。そして見舞いに来ている鼈四郎へ、とんでもない要求をする。

病友（引用者注・檜垣のこと）は鼈四郎にうしろ頸に脹れ上って今は毬が覗いているほどになっている癌の瘤へ、油絵の具で人の顔を描けというのである。「誰か友だちを呼んで見せて、人面疽が出来たと巫山戯てやろう」鼈四郎が辞んでも彼は訊入れなかった。

鼈四郎にはそれなりに絵心はあったので、ボール大に膨れ上がった癌細胞の瘤に、「思い切り、人間の、苦痛というものをばかにした顔に描いてやれ、腫物とは見えない人の顔に」と本気で取り組む。残念にも顔が未完成のうちに檜垣は亡くなってしまう。鼈四郎は、「模造人面疽」（**岡本かの子**による表現）はそのままにして遺体を棺に納め、焼いてしまうのである。

小説全体に漂う気取った雰囲気からは逸脱した、どこか頓狂なエピソードなのである。ちょっと筆が走り過ぎていないか。だが人面疽にまつわる悪趣味な一幕を思いついたかの子は、それを捨て去るには忍びなかったのかもしれない。その気持、分かりすぎる位に分かります。

［多重人格］

多重人格には、出会いがちな医師とそうでない医師がいるようである。もちろん思春期や**パーソナリティー障害**的なケースをメインに診ている医師は遭遇の確率が高く、**統合失調症**や**うつ病**をメインに診ている医師は確率が低いだろう。だがそのあたりを補正したとしても、何やら目に見えない必然性に司られた差異があるように思えてならない。

因みに当方は、惚れ惚れするほど見事な多重人格を目にしたことがない。素直に驚いたり感心しないで、いかにもシニカルな態度を取りそうな医者だと患者側が予め察知するからではないのか。多重人格は、相手に強くアピールしたり驚嘆させるといった効果を期待して出現するのが現実である。すなわち、出現する甲斐のある精神科医と、骨折り損となりかねない精神科医がいることを意味する。当方は後者なのである、たぶん。

そうした経緯があるせいか、稀に当方の目の前へ出現する多重人格はいまひとつ出来のよろしくないものばかりである。切実さがない。人格が十分に作り込まれておらず、映画だか漫画を模倣したようなキワモノ感に満ち、どこかしら投げ遣りである。心の奥に隠されていた別な人格が降臨したというよりは、チープな「別人格もどき」がたどたどしく演技をしているようにしか見えない。それはさながら首の後ろにあった**模造人面疽**が人間を装っているかのような陳腐さなのである。

〔けじめ〕

世間では、ときたま**多重人格**の登場する小説が出版される。すると、書評を依頼されて目を通す機会が生じる。人格変換した様子を仔細に描写するのは、作家としてさぞや**充実感**を覚える営みなのだろう。ドラマチックであるし、いかにも日常に出現した非日常といった雰囲気が物語の彩りとして素敵に思えるのだろう。無理からぬことではある。

多くの場合、正義感あふれる精神科医が出てきて、「悪」を代表する人格と対決するといった展開になる。そこがなかなか難しい。下手をすると、まるで人面疽と向き合って大真面目に討論をしているかのような間抜けな場面が繰り広げられる。そして最もリアリティーとして問題なのは、精神科医が**診察室**から離れて、ときには多重人格を呈する患者の家に乗り込んだり、逃走する患者を追いかけたりすることである。そうしないとドラマに動きが出ないといった事情はあるにせよ、そこがあまりにも荒唐無稽なのである。原則として精神科医は診察室（あるいは病棟。つまり構造化された治療空間）から出て治療は行わない。

なぜなのか。精神科医療において重視されるべきことのひとつは「けじめ」である。けじめのある医療を行う（いわゆる**守秘義務**もそのひとつだろう）。患者にも「けじめ」を取り戻させ、ルール違反やゴネ得、忍耐の放棄、居直りや自暴自棄に走らないようにさせることを目標のひとつとする。その前提があってこそ、精神科医療は「いかがわしさ」とそれなりに距離を置くことが出来ている。

人前では**アイデンティティー**を一貫させる——そのような「けじめ」もまた、まっとうな日常を送る上で最低限要求されるものである。そうでなければルールも法律も成立しなくなってしまう。約束も信頼も、ときには会話すら成り立たなくなる。ぬけぬけと、「あのときは酔っ払っていたので責任は負えません」と言い逃れを図るのと同じになってしまう。アイデンティティーを一貫させるのは、世間から求められる（暗黙の）ルールでもあるのだ。

けじめのつかない相手を後追いする形で精神科医もまた「けじめ」を放棄してしまったら、完全に収拾がつかなくなってしまうだろう。しかも精神療法はそれを悪用すれば、相手を操ってセックスをすることすら可能となりかねない。診察室（けじめを具現化した空間）ではなく、ホテルで個人精神療法を行うなどといった破廉恥が罷り通ってはならない。そのように倫理的な側面からも、けじめは重視される。

小説を書く前に、専門家にリサーチをすればそんなこと位すぐに分かるのである。小説の都合を現実に優先させても許される場合と、そうでない場合がある。けじめのない医療小説は、リアリティーを欠くどころか読むに耐えない。

［ショートヘア］

やや**パーソナリティー障害**の傾向を持った若い女性が患者として来たことがある。容姿がなかなか素晴らしい。女優の内田有紀に似ていた。来院時は**ロングヘア**であったが、当方は心の中で「ショートヘアのほうが似合うのになあ」と思った。もちろん思っただけで、そんなことを口にはしない。

ところが次の診察のとき、彼女は髪を切ってきた。まさに当方の好みの通りのヘアスタイルとなって登場したわけである。このときは動揺した。読心術なんてものがある筈がない。だが**診察室**という「密室」の中で、こちらの気持が以心伝心となったのだろうか。このまま治療関係を継続するのは危険だと感じた。いずれ一線を越える可能性を否定しきれない。同僚に頼み込んで、担当医を代わってもらった。そうでなければ、当方は「**けじめ**」を失いかねなかった。

【ロングヘア】

かつては重症の**対人恐怖**や**醜形恐怖**、ときには**統合失調症**の人で髪を長く伸ばし、前髪で顔を隠すといった異様な工夫をして**診察室**を訪れるケースがときおり見られた。しかし最近は、そうした人を見掛けなくなった。人前でマスクをしていることが不作法とか無礼に相当しなくなったことが大きいのかもしれない。だからマスクをしている人を目にしても、深刻な精神的悩みを抱えているのか風邪予防のつもりなのか、さもなければ人目を避けたいだけなのか判然としないことがある。

［だてマスク］

おそらく2010年頃から、風邪や花粉症ではなく単に顔を隠すことを目的にマスクをする若者が目立ち始め、大人にも似た傾向が見られるようになった。だてマスクという名称そのものがいつ出現したかは詳らかでないものの、新語アナリスト・亀井肇の「新語探検」では2011年4月25日付で「だてマスク」の項目が掲げられている。

亀井によれば、当初、だてマスクは中高生や若い母親に流行った「ファッション」であったという。中高生は、教師に叱られても顔色が変わらずに済むので小言を聞き流せるとか、母親は外で知人と会った際に①こちらが顔を半分隠しているので自分のほうが先に相手を察知出来る、②敬遠したい相手だったらマスクをしたまま素知らぬ顔で通り過ぎることが出来る、といった理由だったらしい。すなわち、人付き合いにおける今ふうのちょっと狡いツールといったものであったらしい。

ところが次第に**対人恐怖**の隠れ蓑とか、コミュニケーション遮断の方便とか、病的色彩を帯びてきた気配がある。**醜形恐怖**の人も結構含まれていることだろう。そしてだてマスクの気楽さを知ると、一種の**依存症**に陥りがちになるという。

マスクが、本来的に医療の文脈で使用される製品であるということは重要な意味を含んでいるだろう。医療用といった前提があるからこそ、相手はマスクを外すようには命令出来ない。病気や障害が関わると倫理的にアンタッチャブルになるといった図式を、いささかアンフェアに利用している気配がある。それは自分が「うつ」であると主張することによって強引に疾病利得を手にしようとする一部の**新型うつ病**患者と、通底しているようにも映るのである。

【猿轡】

医療用の器具やコスチューム、衛生材料がＳＭに流用されることは珍しくない。が、ガーゼや紙製のマスクは問題外のようである。マスクを強要されても恥辱や苦痛は生じないのだから当然だろう。

マスクは口を隠すわけだが、ＳＭではしばしば猿轡（さるぐつわ。ギャグgagとも言う）が口に装着される。もちろん猿轡は本来、捕らえた人質に声を上げさせないための道具であったのだろうが、やがて被虐者（Ｍ役）の屈辱感や被拘束感を高め、また妄想的ストーリーの小道具として重用されるに至った。顔（人相）が変形させられることが、倒錯的な美学に直結したりもすると思われる。

顔を変形させるという意味では、鼻フックというものもある。鼻の穴にフックを引っ掛けて上方に引っ張り「変な顔」「恥ずかしい顔」にするといういささか子どもの悪戯めいた趣向で、ネットには「鼻屋敷」というサイトがあるし「ヘビーノーズ」という鼻責め専門のＤＶＤレーベルも存在する。商売になるほど多くの需要があるということだろう。

猿轡とノーズフックを前にしては、口と鼻をそっと覆うだけのマスクなんて何のインパクトもない。あっては困るのだけれど。

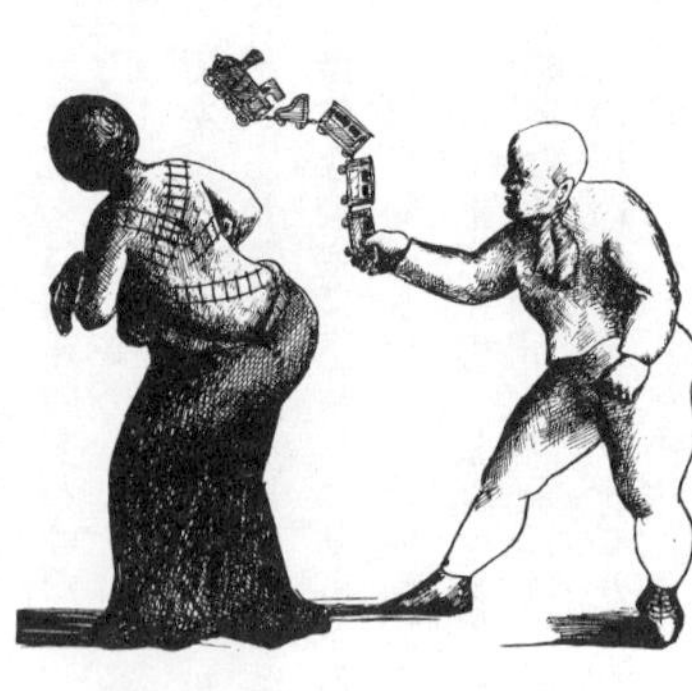

［図8］R・トポール『マゾヒストたち』薔薇十字社,1972年より

［目隠し］

SMでは目隠しも定番である。医学生の頃、日暮里にエロ本屋があっていかにもマニアックな気配が漂い、痩身の老人が店主であった。屋号はボンデージ（緊縛）をもじって「凡打社」と称していた。

『風俗奇譚』とか『奇譚クラブ』のバックナンバーもかなり揃っていて、むしろ資料館的な感じがしたが、古本のみならず店主のオリジナル目隠しを売っていたのが印象に残っている。基本的に白手拭いを縦に四つ折りしただけだが、文字が大きく印刷してある。それが〈雌豚奴隷〉だとか〈尻軽女房〉だとか、そういった罵声じみた単語なのである。半分冗談みたいな感じだったが、臆することなくそうしたものを壁に展示して値札を添えている店主の人柄に魅力を覚えたものである。目隠しマニアといったジャンルもSM界にはあるのだろう。

店に置いてある雑誌や書籍は全部頭に入っているから、こんな場面が出てくる写真や小説が欲しいと言ってくれればすぐに出しますとも言われた。ちょっと会話を交わしたら、この店主は近くで鉄道模型の店も開いているという。何と日暮里はディープな町なのかと眩暈がすると同時に、SMと鉄道模型とに相関はあるのだろうかと考えずにはいられなかった。因みに［図8］は、SMと鉄道模型との奇跡的な邂逅例である。

そういえば小学生のときに、真夏の浜辺で、スイカ割りのために目隠しをさせられた**記憶**がある。念の入ったことに、布の間に新聞紙を細く折ったものが挟んであり、視界が完璧に真っ暗闇になったので驚いた。立ったまま、その場でおよそ2回転半させられる。もちろんスイカとはまったく別の方向に歩いてしまい、もうちょっとで浜に腰を下ろしていた友人の頭を血まみれにしてしまうところであった。

［目隠し請求権］

民法の第235条に、相隣関係として記載されているのが目隠し請求権である。すなわち、隣家との境界線から1メートル以内にこちらの家の窓（ベランダや縁側も含む）がある場合、そこから隣家のプライバシーを損なってしまう虞(おそれ)があれば、**目隠し**を設けるように要求する権利が隣家にはある、という内容である。

家と家とがいささか近づき過ぎて建っていた場合、必要に応じて目隠しを設けたほうが「覗いた」「覗かれた」といったトラブルが未然に防げてお互いに安心ですね、というきわめて常識的な法律である。

だが——殊に**統合失調症**の場合、隣家が自分の家を見張っているだのスパイしているだのといった妄想を抱き、争いが生じることがある。たとえ家と家との間隔がたっぷり離れていても、目隠し請求権に似た要求を病者が突きつけてくる場合もあるだろう。話し合いを試みても、和解は難しいと思われる。

〔目隠し将棋〕

将棋盤や駒を用いることなく、競技者双方ともが頭の中に局面を思い描きながら対局する将棋。したがって駒を動かすときは、相手に「6五歩」などと口頭で伝える。かつては盲(めくら)将棋と呼ばれていた。最近では脳内将棋とも呼ぶ。

井伏鱒二が1977年1月4日付東京新聞夕刊に書いた随筆では、「盤無し将棋」という言葉が紹介されている。

〔へボ将棋〕

かつて**精神科病院**には10年を越す長期入院患者が多く収容されていた。ほとんどが**統合失調症**で、病状は落ち着いているものの家族からは見捨てられ、また今さら社会復帰も困難な人たちであった。社会のシステムそのものが退院を困難にしていたのである。当方が知る限りでは、入院期間50年という患者が最長であった。

そんな時代には、畳を敷いた病室も少なくなかった。患者も、ベッドよりも畳のほうが寛げると感じていたようである。そして将棋を趣味とする男性患者が結構いたように覚えている。医師の中にも、畳へ胡座をかいて気軽に患者とヘボ将棋を指し、そうしたことを通じて患者との垣根を取り払おうとしていた者がいた。

奨励会出身の患者を1人だけ知っているが、彼は決して誰とも将棋を指そうとはしなかった。

【棋譜】

囲碁将棋の対局を記録したものが棋譜である。これを見れば、対戦の模様を再現することが可能となる。
中井久夫が「医学の修練について――雑記帳より」という文章を記している。『「つながり」の精神病理』（ちくま学芸文庫、２０１１）に収められている。その中にこのような記述がある。

……一つ一つの治療――つまり症例とのかかわり――は碁や将棋でいえば一つ一つの棋譜のようなものである。これらについて少しでも知っている人なら認めていただけるように、碁や将棋の棋譜は簡単な法則に還元できない。定石というものはあるが、それでやっていけるのはほんの序の口である。

精神科医だから特に感じるのかも知れないが、臨床医は、あるところから先は

「棋譜」をベースにして仕事をしてゆくのではなかろうか。

たんに「経験」とは述べずに「棋譜」としているところに妙味がある。経験や体験といった表現では、主観や曖昧さが混入し過ぎる。冷静に、客観的に振り返り反芻し、しかしそこから言葉として簡単に引き出すことは出来ないけれども、ある種の手応えとしてこれからの仕事に結びつきそうな、むしろ直感とかノリに似たものを伝える記録といった意味で棋譜という言葉が用いられているのではないだろうか。棋譜の中には核心や真実の断片が詰まっているに違いない。が、誰も容易にそこまで手が届かない。そのもどかしさに耐えつつ臨床医は自らの「棋譜」を作成していく。

〔百唇の譜〕

野村胡堂が、雑誌『文芸倶楽部』の昭和6年9月号に発表した時代伝奇ものの短篇小説(『野村胡堂伝奇幻想小説集成』末國善己編、作品社、2009所収)。

徳川時代、荒井千代之介という武士がいた。若い上に大変な美男であったが、剣術も学問もまるで駄目で、おまけに浄瑠璃や芝居が好きな軟派者であった。性格も自己中心で刹那的である。

彼は厄介な事情から刀を捨て役者に身を落とし、己の美貌を活用して次々に女漁りをしていく。あらゆる階級の、あらゆる女を征服する。その際に、千代之介は2つに折った半紙を相手に渡してキスマークを捺させる。「唇の譜」のコレクションを増やしていくことに、彼は奇妙な情熱を傾けていたのだった。千人斬りの悲願に近い発想だろう。

生活は乱れ、だが彼の美しさは衰えない。ある日、若い尼僧と擦れ違う。千代之助は一目惚れして彼女に付きまとう。迫る彼に向かって、数珠を捨て髪を伸ばしてからあなたに身体を預けようと彼女は言う。そこで千代之助は、尼僧へ例の「唇の譜」を所望する。自分のところへ必ず来てくれるという約束として。ところが迂闊にも彼は唇コレクション（それは不誠実な女遍歴を意味するわけである）を尼僧に見咎められてしまう。

「見られた上は隠しても仕様が無い、御覧の通りこれは私が今までに契った女の唇を捺したもの、丁度九十九枚だけ溜りました。貴方の唇を捺して下さると、丁度百枚、これで私の『百唇の譜』は出来上ります。浅ましいと思って下さるな、これが昔から男の望みと言われた大願だったのです」

勝手な言い草である。尼僧は剃刀で千代之介へ斬り掛かり、彼の血を塗って百枚目の「唇の譜」を捺す。そして言い放つ、「御覧、この血で捺した私の唇、お前、見覚えがあるに相違ない」。

百唇の譜の1枚目とそっくりなのだった。千代之介に騙されたうえ陵辱され運命を狂わされた当時18歳の真弓こそが、百人目の女として尼僧姿で再び現前していたわけなのだった（したがって成就したと思われたコレクションは、コンプリートに至らなかったのだった）。結局、千代之助は、かつて真弓の許嫁だった武士に斬り殺され、「百唇の譜」のほうは好事家の手を転々として今に至った。物語の最後は以下のように結ばれる。

千代之介は唇形の蒐集（コレクション）に、一種の狂熱を持った偏執狂だったかも知れません。世に謂（い）う不良少年には、得てしてこんな狂人がありがちのことです。

［成功した時に破滅する人物］

千代之介のように、満願成就が叶ったと思われたときに運命が暗転するという形式は物語の典型的パターンのひとつであろう。武蔵坊弁慶もそうであったし、モームの短篇「マッキントッシ」では、長いこと憎み抜いていた上司が遂に死んでしまうとマッキントッシも**自殺**をしてしまう。

フロイトは、長いこと求めて止まなかった願望が充足されたときに**神経症**を発症する（普通は、願望が充足されないからこそ神経症になる）タイプの性格を「成功した時に破滅する人物」と呼んだ。エディプス・コンプレクスに由来する超自我が、成功という「禁断の果実」を入手した当人を破滅させるというわけである。

千代之介にも彼なりに後ろめたさがあり、斬り殺されることでどこか安堵する気持があったのかもしれない。

【破滅願望】

　精神医学用語として、破滅願望といった言葉はない。近いものとしては、**フロイト**が晩年に唱えた**死の欲動** Todestrieb であろうか（581頁に【**死の欲動**】の項目あり）。ただし死の欲動を、たんなる**自殺**願望と見做すべきではない。ひとつには**退行**（子ども返り）の究極といった意味がある。また生を営むことはきわめて不安定で無理を重ねた事象である。不安定よりは安定を志向することこそがノーマルであると考えれば、死の欲動が必ずしも異様なものとも言い切れまい。

　フロイトは「運命強迫 Schicksalszwang」という語も提唱している。いつも同じパターンで酷い目に遭う人たち――たとえば好きになる相手が決まってDVの傾向を持つ男で、それが問題となって離婚に至るといった顛末を何度も繰り返す女性。事業を立ち上げては、いいところまで行くと必ず腹心の部下に裏切られて元の木阿弥になることを**反復**する男性――は、自分では運命に呪われているかのように語るが実は**無意識**のうちにそのようなリピートを求めているのだという（417頁【**反復強迫**】も参照）。

【飛行士】

　アニー・ディラードの長篇エッセイ『本を書く』（柳沢由実子訳、パピルス、1996）には、以下のような文章が出てくる。

ある農薬の空中散布操縦士は、彼らの平均寿命は五年だと私に話した。低く飛び過ぎて、ビルや高圧線にぶつかるのだ。障害物のないところを飛ぶスペースはないし、失速から立ち直るスペースもない。私たちはワイオミング州コディのショション川のほとり、ノース・フォークにいた。農薬空中散布操縦士はその朝、牧場の家の上空を飛び、私のベッドルームの屋根の上わずか半インチのところをすれすれに飛んで、私の目を覚まさせた。私の顔からわずか数フィートのところに、飛行機の車輪をとめるボルトネジが見えた。彼は農薬を普通の雑草の上に撒き散らしていた。朝食を食べながら、私は彼に何年この仕事をしているのか、と聞いた。「四年」と彼は答え、その数字は二人のあいだの空気にしばらく浮んでいた。

この飛行士(まだ20代であった、と書かれている)は、生き延びることを望んでいるのだろうか。それとも**死の欲動**に絡め取られてしまっているのだろうか。

[グラマンG-164アグキャット]

農薬散布用にグラマン社で設計された軽飛行機。1957年に初飛行、2689機が生産され、現役で働いている機体も多い。戦後の飛行機にもかかわらず複葉機であることが特徴で、これは狭い場所での離着陸を容易にするためである。脚は固定式だが、パイロットが農薬を吸い込まないように操縦席は密閉され与圧構造となっている。全長8・41メートル、最大翼幅12・92メートル、1人乗り。プロペラは2枚で、エンジンは剝き出し。最大速度は237キロである。

アニー・ディラードの文章に出てくる空中散布操縦士が乗っていた飛行機は、このグラマン・アグキャットであった可能性が高い。

それにしてもこんな時代錯誤な形の飛行機は、心の奥に**破滅願望**を秘めているのかもしれない空中散布操縦士と、不思議にマッチするように思われるのである。黎明期の飛行機乗りたちにとって、墜落死がおよそ珍しいことではなかったからだろうか。あるいは昆虫を思わせるようなグロテスクな形態が、ためらいを欠いた自滅的な行動に相応しいからだろうか。

【標識塔】

ウィリアム・フォークナー（1897〜1962）の長編小説の題名。原題は『Pylon』。1935年、『八月の光』に次いで発表。1971年にフォークナー全集第11巻として冨山房から邦訳が出ている（訳者は後藤昭次。函入りで750円）。当方は1972年に東京堂書店（現在のビルになる前の木造店舗）で購入した。だが文章が読みにくいことに加え、なぜか簡単に読み終えることがためらわれ、結局39年を要して読み終えたのだった。まことに荒涼とした気分にさせられる内容であった。この本を買った動機は、帯の文章が、今よりもなお鬱屈していた当方の心へダイレクトに響いてきたからである。名文ではないが、今読み返しても響くものがある。以下に引用する。

ニュー・オールリンズをモデルとした南部の町を背景に、賞金稼ぎに各地を渡り歩く飛行士の一家と、それにとりつかれた新聞記者の異常な交流を描いた、フォークナー作品中で異様に孤立した風変わりな作品。それに描かれる飛行士は、サン・テグジュペリのそれとは異なり、けっして高貴な使命感なり、目的をもった英雄的性格はない。しかし死を賭して生きるという点では、ここに登場する飛行士もまったく同じで、その彼らの性関係の特異さ、無一文の生活にのめりこんでいった名もない記者の態度こそ、意外にそのころのフォークナー自身の秘密を暗示しているのかも知れない。

標識塔（パイロン）を周回飛行して賞金を得る競技を渡り歩く**飛行士**たちの物語である。パラシュート降下の曲芸を披露することもある。「彼らの性関係の特異さ」というのは、飛行士のロジャーとパラシュート降下士（地面ぎりぎりまでパラシュートを開かずにいて観客を熱狂させる）のジャックとが、ラヴァーンという女性を共有していたからである。6歳の息子がいるが、ロジャーとジャック、どちらの子どもか分からないのでサイコロを振ってロジャーが父親ということになった。当時としては（いや現在でも）

きわめてアンモラルな関係と映ったに違いない。
物語の終盤に至って飛行士は、案の定、墜落死を遂げる。まさに**フィロバット**の行きつく先である。

【アンダソン神話】

フォークナーの文学上の父とされるのが、**シャーウッド・アンダソン**（1876〜1941）である。文学上の影響のみならず、実際に助言を与えたりフォークナーの処女長篇出版に手を貸している。

アンダソンの作品でもっとも有名なのは、「グロテスクなものについての書」という前書きを付された連作短篇集『ワインズバーグ・オハイオ』（1919）であろう。精神的に歪んだり捩れ、**孤独**でグロテスクな人々を描く作品としては、いわゆる南部ゴシックの源流に位置している。

アンダソン神話と呼ばれるものがあり、高田賢一・森岡裕一編著による研究書『シャーウッド・アンダソンの文学』（ミネルヴァ書房、1999）所収の高田賢一「序にかえて――シャーウッド・アンダソンの人生」から引用してみる。

一九一二年の一一月末のある日、「長い間、川の中を歩いていたので、足が濡れて冷たくなり、重くなってしまった。これからは、陸地を歩いていこうと思う」と、謎めいた言葉を残してアンダソンは失踪する。小規模とはいえ塗料販売会社社長の地位を投げ捨てたばかりか、妻と三人の子どもたちのいる家庭も捨て、これからの貴重な人生を文学に捧げるべく、成功追求の世界に別れを告げたのである。この時、彼はすでに三六歳になっており、ポケットにはわずか五、六ドルの金しか入っていなかったという。

これが世に名高いアンダソン神話である。真相は会社の経営不振からくる心労のため、神経衰弱となっての発作的な行動だった。行方不明の四日後の一二月一日、朦朧状態でクリーヴランド市内で発見され病院に収容される。後年、アンダソンはこの体験について、虚偽の生活を捨て、真実を追求するための脱出だったと好んで語ったため、「芸術という宗教」を奉じる一九二〇年代、三〇年代の若き作家たちに多大の感銘を与えた。この多分に自己劇化された行動は、アンダソンの作品の主人公たちが繰り返す行為となる。

おそらく彼は**解離**症状を呈したのだろう。さまざまな精神的負荷に対する振る舞い方として、自己同一性——すなわち「わたしはわたしである」という一貫性を打ち棄ててしまうといったかなり大胆な方策がある。それが解離（356頁に「**解離**」の項目あり）であり、もっとも極端なものが**多重人格**である。あるいは心因性の健忘（自分自身の名前をはじめとして**アイデンティティー**に関わることや家族のことなどは**記憶**から脱落するが、自動車の運転とかマックでの注文の仕方などはちゃんと分かっている）。さもなければ解離性遁走（**フーグ**とも言う）や解離性朦朧状態。いずれも、「わたしは誰？　ここはどこ？」といった状態になってしまうので、責任もノルマも道徳もすべて自己破産状況となり、誰も追及するわけにはいかなくなってしまう。究極の居直りであり、またこんなことを延々と続けているわけにもいかないが、周囲が驚いたり慌てるために、結果としてアピールしただけの甲斐はあったという結末を迎えることになる。

実生活と文学との狭間で苦吟し、また36歳でまだ芽が出ないという焦りが解離症状へと結実したのだろう。この体験をむしろ自慢として語る態度に、アンダソンのグロテスクな**自己愛**を見ても良いのかもしれない。

［19歳］

米国の詩人**ウィリアム・カーロス・ウィリアムズ**（1883〜1963）は、生涯をニュージャージー州で開業する田舎医者（小児科）として過ごしつつ多くの素晴らしい詩を書き上げた。代表作は長篇詩『パターソン』（1946〜1958にわたって全5巻が発表された）だろうか。死後、ピューリッツア賞も受賞している。彼は19歳、ペンシルヴェニア大学医学系に入学したとき、あらためて芸術に生きるべきか、医師として生きるべきかを自問する。以下は、『ウィリアム・カーロス・ウィリアムズ自叙伝』（アスフォデルの会訳、思潮社、2008）からの引用である。

だが最後にぼくに決断させたのはお金だった。医学を続けるぞ、詩人になる決心をしたかぎりは。つまり、医者というぼくの楽しんでやれる仕事だけが、欲するままに生きて書くことを可能にしてくれるのだ。生きる、それが第一。そして書くんだ、絶対に自分が書きたいように書く。この構想の達成のために、無限の時間がかかろうとも。平常心を持ち、醒めていて何ごとにもバランスを保つ。これがぼくの狂おしいほどの願いだ。結婚する（今すぐではないが！）、子供を持つ、それでも書く。いや実際には、それだからこそ書く。自ら病気を招いたり、芸術のためにスラム街に住んだり、虱の餌になったりはすまい。「芸術のために死ぬ」のではなく、芸術のために生きるのだ。たくましく！ そして（父のように）働いて、働いて、働きぬき、（いとしの母のように）人生のゲームに打ち勝って、思うがままに書く。ぼくだけにしか書けないように書く。ただ書くことに酔うために、と付け加えてもよい。そして世間の反応、書くことによって生じる問題、そんなものは完全に無視する。

書き写しながらも、潑剌とした口調に眩しくなってくる。この健康的で地に足のついた力強さには圧倒される。やはり前途の開けた19歳だからだろう。同じように仕事と芸術とを天秤に掛けても、家庭を持ち事業は傾きかけている36歳の**アンダソン**には、もはや**解離**といった離れ業をしてみせるしかなかったのだろう。

【フーグ】

解離性遁走のこと。fugueと綴る。WHOによる『ICD－10 精神および行動の障害／臨床記述と診断ガイドライン』によれば、「……解離性健忘のすべての病像を備え、それに加えて患者は明らかに意図的な、家庭や職場から離れる旅をし、その期間中は自らの身辺管理は保たれている。症例によっては、新たな同一性を獲得することもあり、通常は2、3日のみであることがほとんどだが、時には長期にわたり、かつその程度が驚くほど完璧なこともある」。つまり自分でも意識しないままどこか遠くの地へ失踪し、まったく別人として新しい人生を長期間営むことがあり、にもかかわらず我に返ったときにはその「別人としての人生」は覚えていない。そしてどこへ失踪しどんな「別人としての人生」を送るか、そこに象徴的な意味が見出されることもあれば判然としないこともある。

無責任といえば無責任も甚だしいし、ロマンティックで想像力を掻き立てもする。ある日突然、仕事も家庭も放り出して行方をくらまし、いつしか山奥の寺で寡黙な寺男としてひっそりと暮らしていた、なんて物語にはちょっと憧れる。

実際の症例報告はどうか。「長期にわたり、かつその程度が驚くほど完璧な」別の人生というケースで信用に足る報告を聞いたことがない。おそらく、途中で本人も正気を取り戻したものの、そのまま別の人生へあえて乗り換えてしまうといった曖昧なケースが多いからなのではないだろうか。フーグには、精神医学における都市伝説的な側面がある。

本邦では郷ひろみの物真似で一時期は茶の間の人気者であった若人（わかと）あきらのケースが有名である。1991年3月3日、熱海の防波堤で釣りをしていた彼が行方不明となった。当初は、釣り竿と帽子のみが残されていたことから海難事故を疑われて大規模な捜索が行われたが発見出来なかった。しかし3日後、現場から約30キロ離れた小田原市内で路上に蹲っているところを発見される。失踪期間中の**記憶**ははっきりせず、誘拐されたかのような内容も語ったようだがいささか荒唐無稽で、しかも証拠は見つからなかった。話に尾鰭が付き、北朝鮮に拉致されたといった話までが囁かれたという。

事件後、彼は我修院達也（がしゅういんたつや）と改名し、かつての物真似路線から離れて音楽プロデューサーや俳優として活躍している。物真似芸人という立場に、想像以上の屈託を覚えていたのかもしれない。

【フーガ】

遁走曲と訳される。綴りは fuga。**フーグ**もフーガもラテン語の fugere（逃げる、の意）から派生している。

対位法による音楽形式のひとつで、主題に対して5度および4度関係をとって模倣的に応答する書法とのことだが、音楽理論に疎い当方にはよく分からない。

１９６７年に双子の女性デュオ、ザ・ピーナッツのヒット曲で「恋のフーガ」という曲があった（作曲すぎやまこういち、作詞なかにし礼、編曲宮川泰）。紅白歌合戦でも歌われたというが、音楽理論的にはフーガには相当しないという。もっとも歌謡曲にはなんとかブルースという題名が珍しくないが、ブルース・コードで進行する曲とは限らないことと同じなのかもしれない。

【一卵性双生児】

ザ・ピーナッツは、１９４１年愛知県出身の伊藤エミ（本名、日出代）とユミ（本名、月子）の一卵性双生児姉妹から成る。１９５９年に正式デビューするまでは、伊藤シスターズと名乗って名古屋市内で歌っていた。芸名が伊藤シスターズでは、姉妹であることは分かっても双子であることをアピール出来ない。ザ・ピーナッツへの改名は、売り出すために必須だったのだろう。

精神医学において、一卵性双生児は発病と遺伝との関係を調べるために珍重されてきた。たとえば**統合失調症**では、片方が発病した際にもう片方も発病する率（一致率）は世界各国の統計からおよそ6割5分くらいとされている。もしも統合失調症が遺伝のみで発病するのなら、一卵性双生児はふたりとも遺伝子がまったく同じなのだから、発病の一致率は10割となる筈である。おそらく遺伝によってかなり発病の準備状態は整えられるようだが、そこに未知のそして複数の影響が及ぼされることで発病に至るのではないかと推測されている。

かつて東海地方の**精神科病院**へ大学から派遣されて勤務していた頃、一卵性双生児の姉妹が長期間入院していた。ふたりとも統合失調症である。病室は別々であった。二人がクリスマス会に「恋の**フーガ**」でも歌ったというのなら興味深いが、片方の精神状態が安定しているときにはもう片方が不安定といった具合に、双方の病状はシーソーのような関係にあった。だからふたり揃ってマイクの前で歌える機会はなかったのである。違う病室で暮らし、普段からあまり双方は接触がなかったにもかかわらず、病状のシーソー関係が常に成立していたのは不思議なことである。

【ダイアン・アーバス】

一卵性双生児という言葉から真っ先に連想するのは、アメリカの女流写真家ダイアン・アーバス（1923〜1971）が撮った双子の少女の写真である。死後に編纂された事実上唯一の写真集『Diane Arbus:An Aperture Monograph』（1972）の表紙にもなっているので、かなり知名度の高い作品ではないだろうか。

この作品「Identical Twins, Roselle, New Jersey, 1967」に衝撃を受けた人は少なくあるまい。幼い双子の少女が戸外で白い壁の前に真っ直ぐに立ち、下方には石畳のようなものがわずかに写り込んでいる。モノクロで、ほぼ左右対称の素っ気ない写真である。なぜこれが見る者の心をざわつかせるのか。色も無ければ場所や時間を特定するだけの手掛かりもない画面が、一卵性双生児を介してあたかも「造物主がうっかりと手の内を垣間見せてしまった」かのような印象を与えるからではないのか。少女たちは生物学的な異常事態を体現したまま、剝き出しでこの荒涼とした世の中へ置き去りにされているように見える。世界が孕む残忍さや異常さや「抗い難い運命」が仄めかされているような**不安感**が、写真を見詰める者を捕らえて離さない。

　ダイアン・アーバスはモノクロによる人物写真――奇形、性倒錯、パラノイア、ヌーディスト、見世物小屋の芸人、明らかに異常なセンスの持ち主たち、精神遅滞など――しか撮らなかったという（若干の例外あり）。しかも殆どは人物とカメラとが向き合っている。写される人物と彼女との間に合意が成立していた筈であり、だがどのようにダイアンは彼らを**説得**したのか。そこに何らかのアンフェアな態度やアンモラルな振る舞いはなかったのか。出来上がったプリントを彼女は被写体となった人物にきちんと見せたのか。疚しさや後ろめたさはなかったのか。そのあたりの消息にはまぎれもない「いかがわしさ」が漂っている。彼女が浴室で自ら命を断ったのにも、どこか必然性を想起せずにはいられない。

【三つ子】

ダイアン・アーバスの作品には三つ子の少女たちの写真もある。一卵性の三つ子はきわめて稀な筈で、にもかかわらずあの双子の写真に比べれば衝撃度は遥かに少ない。なぜなのか。三つ子のほうは、ベッドだとか壁紙などの日常的なものが写し込まれており、それが下世話なノイズとして被写体の不思議さの純度を低下させている。そして3人ということはもはや集団である。双子から感じ取られた**孤独**さや寄る辺のなさが抜け落ちてしまっている。珍しいものであればあるほど人の心を揺さぶるわけではないのである。

[興醒め]

ネットで探せばすぐに見つけることが出来るのだが、あの**ダイアン・アーバス**の写真の被写体となった少女たちが成人し、かつての写真を手にして並んでいるカラー写真がある。なるほどあの少女が成長するとこうなるのだと一目で分かる。ただしそれだけのことであり、1967年の写真がもたらした衝撃を興醒めさせるだけの役割しか果たしていない。

ダイアンの写真に登場した人々が将来幸福になるだろうと想像することは難しい。ハッピーエンドとは無縁の残酷さが透けて見えることに、彼女の写真がもたらす迫力の一端があることは間違いない。にもかかわらず、成人した少女たちは少なくとも悲惨には見えない。それなりに小綺麗な市民生活を送り、異常なものや逸脱したものとは無縁の健全な日々に生きているように映る。それが裏切りのように思えてしまうのだ。言い換えれば、不幸や悲惨を漠然と期待していたのにそうでなかったから興醒めするわけで、そのように感じてしまうわたしのグロテスクな精神こそはダイアン・アーバスがレンズを向けるに値するだろう。

【入れ墨の男】

ダイアン・アーバス（ニューヨーク出身）の写真には、なぜかアメリカの南部作家——フラナリー・オコナーやカーソン・マッカラーズや**トルーマン・カポーティ**、テネシー・ウイリアムズなどを彷彿とさせるところがある。共通項は**孤独**感、グロテスク趣味、解像度の高い（高過ぎる）鮮明な描写といったところであろうか（**フォークナー**は文章の曖昧さという点で立ち位置がずれている気がする）。

見世物小屋で全身の入れ墨を披露する男の写真をダイアンは撮っているが、そこから連想するのは**フラナリー・オコナー**（１９２５〜１９６４）の短篇「パーカーの背中」である。貧乏白人で頭の少々鈍いパーカーは、身体の前面にびっしりと入れ墨を彫り込んでいる。まさに心の**空虚感**を埋めるかのように入れ墨を彫り込んでいる。そんな彼が背中にキリストの入れ墨を入れる話なのであるが、そもそもパーカーは14歳のときに祭りで入れ墨男を見て感動し、自分にも彫り込むようになったのだった。入れ墨男を目にした際の感動は、以下のように巧みに描写されている（『フラナリー・オコナー全短篇／下巻』横山貞子訳、ちくま文庫、２００９）。

パーカーはそれまで、なにかに感動したことは一度もなかった。その男を見るまでは、自分が生きているという事実を非凡なものにするなど、まったく考えたこともなかった。その時でさえ、じつはなにも考えてはいなかったのだが、それ以来、奇妙な不安が胸に住みついた。とても優しく体の向きを変えられた盲目の少年が、行きつくところが変わってしまったのに気がつかないようなものだった。

それにしても、「とても優しく体の向きを変えられた盲目の少年が、行きつくところが変わってしまったのに気がつかないようなものだった」という文章はまことに啓示的である。精神科医として患者と接していると、そのように向きを変えられた末に精神の病へと行きつい てしまったように思える人にしばしば出会う。

【黒い穴】

中平卓馬という写真家がいる。1938年生まれ、評論家・写真家として先鋭的な活動を続けていたが、1977年に急性アルコール中毒で倒れ、意識を回復したときには**記憶**と言語能力を大きく損なわれていた。以前のような評論活動は困難となり、また写真の作風も大きく変わった。カラーで縦長、植物やホームレスや道端のスクーターや岩や看板や小動物など、ありふれたものを写し取る。そこには主義主張も、何らかの意図も感じられない。天真爛漫というには不穏な気配も入り込み、ある評論家によれば「赤ん坊が初めて見る世界」となる。意味や言葉に色づけをされてしまう以前の、日常的であるにもかかわらず原初的な光景ということであろう。脳の器質的障害によってこのような写真を中平は撮り始めたわけで、その変化には「とても優しく体の向きを変えられた盲目の少年が、行きつくところが変わってしまったのに気がつかないようなものだった」という一節が相応しいようにも思えた。

２００９年に撮影された作品があって、庚申塚にも似た石が直立しているだけの写真である。石には削られた部分もあるかもしれないが、自然に曝されて輪郭が曖昧になっている。表面は風雨に研磨され、一部には苔も生えている。そして石のてっぺん近くに、水平に丸い穴が空いている。埴輪の口のようにも見える。本当はここに鉄棒を突っ込んで手すりか欄干になっていたのかもしれない。とにかく背景はほぼ真っ黒で、穴も真っ黒である。中がどうなっているかは皆目分からない。明るい昼間に撮ったことは一目瞭然なので、あまりにも対照的な黒い穴は鑑賞者を沈黙させるばかりとなる。

この写真を眺めているうちに気づいたことがある。穴の周囲の一部があまりにもくっきりとしたエッジに縁取られている。ひょっとしたら、焼き付けの過程で、画面の一部を紙で覆って穴の中が真っ黒になるように作業を行った痕跡ではないだろうか。もちろんそういった暗室作業があっていけないわけではないし、そうした作業があったと断定も出来ない。だが当方は「赤ん坊が初めて見る世界」といったものの一環としての真っ黒な穴に慄然としていたのであった。それはこちらの勝手な思い入れに過ぎないけれども、黒を強調する人工的な行程が含まれているらしいと思った瞬間に鼻白んだことは確かなのである。少なくとも、脳に障害を負った人だからこそ撮り得た「赤ん坊が初めて見る世界」のような光景——という期待は微妙に変質した。

一種の**興醒め**に近いものを覚えたわけだが、それはこちらの一方的な思いが裏切られたという独り相撲でしかない。穴の中の真っ黒な闇は、**根源的なもの**に通底しているように思ったけれど、(たぶん)暗室での魔術の結果なのであった。そこを不満と思うのは、たとえば**統合失調症**の患者がちっとも異様な絵を描かなかったからと不平を洩らすのと同じだろう。真っ黒な闇を穴の中に現出させるべく、写真家として本能的に暗室作業を行ったとすれば、それは作為とか演出とは別である。当方の、**差別**意識にも似た「あざとい」期待が現像液の中に浮かび上がったというおぞましい話なのである。

〔頭の穴〕

トレパネーション Trepanationという言葉がある。頭蓋穿孔と訳すらしい。脳に傷をつけないように頭蓋骨に小さな穴を開ける。脳は硬膜に包まれているから、その硬膜は破らないように骨にだけ穴を開ける。それだけ。

昔から西欧や南米、アフリカではトレパネーションが結構行われてきたようで、それは頭の中に入り込んだ悪魔や悪霊を追い出すためとか、呪術的な意味が強かったらしい。あるいは精神障害者の治療とか。

オランダ在住のバート・フーゲスはアムステルダム大学医学部在学中（彼はその言動から医師免許を与えられなかった）に**脳内血流量増大仮説**なるものを提唱する。１９６２年のことだった。要するに、頭蓋骨に穴を開けることで密閉された空間の内圧を下げる。すると脳血流量は増加し、意識のレベルは高まり高揚感が訪れるという主張なのである。

驚くべきは、１９６５年にフーゲスは自ら自分の頭蓋骨に穴（直径半インチ程度）を開けたことだった。結果はどうであったか？　穿孔以来、彼の精神は明るく前向きなまま持続しているらしい。１９９８年に製作されたトレパネーションに関するドキュメンタリ映画『A Hole In The Head』（ケヴィン・ソリング監督。ＤＶＤがアマゾンで販売されている）で当人が上機嫌に証言していた。ジョン・レノンもヨーコと一緒にフーゲスを訪れトレパネーションを希望したが、あなたは既に覚醒しているから必要がないと断られたらしい。

ヒッピーによるＬＳＤや幻覚剤での意識拡張のムーブメント、さらにはニューエイジの神秘思想と呼応するようにして、トレパネーションは常に一部の人々を魅了してきた。もちろんまともな医療機関は頭に穴など開けてくれない。自分で開けたり、メキシコあたりのいかがわしい医師に頼ったようである。

さきほどの映画には何人ものトレパネーション実践者、すなわち頭に穴の開いた人たちが出てくる。穴は頭皮で塞がってはいるがその部分は僅かに陥没し、ぶよぶよしている。で、彼らは口を揃えて意識が高揚しハッピーな日々を送っていると主張するのである。だがそんな彼らは、全員がジャンキーに見える。実際、ドラッグだのヨガだのを経て、最終的に辿り着いたものがトレパネーションのようである。彼らは最初から大きな期待を寄せて頭にドリルを当てたのだから、その無鉄砲さと一種の優越感だけでも精神を高揚させるのに十分であっただろう。

フーゲスの理論はあまりにも単純である。脳血流の循環をよくする薬剤があるが、健康な者へ投与すると意識の拡張や高揚感が出現するかといえばそんなことはない。むしろ、ちょっと怒りっぽくなるだけである。**認知症**の薬を正常な人間が飲めば頭が良くなると主張するような素朴さが、彼の理論にはある。脳は適切な血流量を判断し調整するだけの機構を備えており、そうした生体バランスを無視して脳へ介入を図る発想は危険である。しかもトレパネーションにのめり込みがちな人々は、なべて《気持イイ＝幸福》といった図式しか頭にないように見えてしまうのである。アムステルダムのゼロ番線で至福の表情を浮かべている薬物依存症者が幸福であるとは到底思えない。

【廃用身】

作家であり医師である**久坂部羊**の処女作『廃用身』（幻冬舎、２００３）は、奇想に満ちた医療小説である。

脳梗塞などで麻痺をきたし、リハビリをしてももはや回復の望みがない手足のことを廃用身と呼ぶ。考えてみれば廃用身は無駄なばかりか邪魔でもある。手足の重量は予想以上に重く、本人の身体移動のみならず介護にも妨げとなる。ならばいっそ廃用身など切断してしまえば良いのではないか。小説の主人公である漆原医師は、（患者の同意のもとに）実際に切断を行ってみる。すると患者はどうなったか。文字通り身が軽くなったために動きが楽になり、そのうえ軽躁状態となり、また中枢性の神経症状（言語麻痺など）が改善した。

これをAケア（Aとは切断 Amputation の頭文字）と名づけて施行していくうちに……という、グロテスクな物語である。

ここで興味深いのは、なぜ患者の精神状態がハイになったかという説明である。廃用身であっても、腐っていない限りは血液が供給されている。だが切断によって無駄な血流がなくなり、それが脳へ回されて脳血流量増大↓精神の高揚となったというのである。これは結果的にバート・フーゲスが**トレパネーション**の根拠として唱える**脳内血流量増大仮説**と同じではないか。

脳血流を増加させるために頭蓋骨に穴を開けたり四肢を切断したり、まったく人間は気味の悪いことばかり考える。

【オルゴン・ボックス】

トレパネーションにおいては、イメージ的に、頭蓋骨に穴を開けることが意識の拡張とか開放といったものに直結していたに違いない。ドラッグやフリーセックス、サイケデリックロックなどもヒッピーたちにとって意識の拡張と開放の道具であった。そんな彼らに再評価を受けた人物が**ウィルヘルム・ライヒ**（1897〜1957）である。

ライヒは、**フロイト**の愛弟子であり、23歳にして学生でありながらウィーン精神分析協会のメンバーになるという有望株であった。だが彼は精神分析をマルクス主義と結びつけて社会構造の変革を図ろうと考えるようになる。またフロイトのリビドー仮説を尖鋭化させ、セックスによるオルガスムスがリビドーの鬱積を取り除き**神経症**を改善させると主張するようになる。社会構造の変革を夢見たのも、結局は性に対する文化的抑圧を取り除くべきという発想があったからと思われる。

30歳でライヒはフロイトと決別する。同時にパラノイア的になっていく。言い換えれば**マッド・サイエンティスト**的になっていく。そのため1934年には国際精神分析学会から除名される。西欧を転々として、1939年には渡米し、オルゴン研究所を設立。オルゴンOrgonとはノルウェーに滞在していた1939年に発見した（という）一種の**宇宙エネルギー**とでも称すべき物質で、生命のあるものはすべて根本的な生命力であるオルゴンに浸されている。有機物に吸収され金属に反射し、青みを帯び、性的興奮においては性器に多く集まる。オルゴンを蓄積する装置があれば、そのエネルギーによって神経症のみならず癌すら治療可能となり、気象のコントロール、さらにはUFOへの武器になるとまで考えた（その飛躍加減がまさにパラノイアックである）。その蓄積装置がすなわちオルゴン・ボックスであり、1940年に製作されている。アインシュタインにも知らせたが完璧に無視されたという。１９５４年にはオルゴン・ボックスによる癌治療が違法とされ、56年に逮捕されて懲役2年の判決を受ける。その際に精神鑑定を受け正式にパラノイアと**診断**されている。結局ライヒは心筋梗塞で獄中死を遂げた。

ではオルゴン・ボックスとはどのような装置であったのか。実は器械ではない。内側に薄い金属箔、外側に紙やセルロース板などの有機物質を貼った「層」を何重にも重ねた板で作った箱の中へ人間が入るだけなのである。有機物がオルゴンエネルギーを吸収し、金属箔が放散を防ぐといった、いささか首を傾げたくなる理屈で作られた虚ろな容器に過ぎない。その中でじっとしていれば、あらゆる病気が治る筈なのであった。これで癌治療など試みたら、そのままオルゴン・ボックスは棺桶と化してしまいかねないのだから、ライヒが逮捕されるのも無理はない。

ネットで検索してみると、オルゴンエネルギーを信じている人はいまだにいるようで、手作りのオルゴン・ボックスも販売されている。

【エネルギー毛布】

ライヒは、**オルゴン**を集める装置として**オルゴン・ボックス**のみならずエネルギー毛布なるものも発表している。

『実験四次元科学（下巻）――念力編・霊界ラジオ編・資料編』（シーラ・オストランダー&リーン・シュロウダー、森島三郎訳、たま出版、１９７７）から、その製作法を引用してみる。

エネルギー毛布をつくるには、木とか絹のような有機体材料の数個の切端が必要である。二フィート×三フィートの標準毛布をつくる場合は、およそ長さ二ヤード、幅三六インチの材料が必要であろう。それをそれぞれ二フィート幅に三つに切る。次に必要なのは二〜三箱の台所器具研摩剤として売っている細い毛髪状の鉄綿である。これは大抵のデパートまたは荒物屋で売っている。この毛髪状の鋼鉄を最初の長方形の羊毛（または絹）材料の上に万遍なく拡げる。次にまたその上に羊毛（または絹）をのせ、更に毛髪状の鋼鉄でおおい、最後に再び羊毛（または絹）を積み重ね仕上げる。そしてそれらの各層が動かないようにその周囲を固く縫い合わせる。このようにして毛布は大きなサンドイッチみたいなものとして完成する。

このエネルギー毛布（ごわごわと嵩張りそうだ）を1時間ばかり身体に掛けると、疲労やストレスを取り除く。風邪のときには、1日に1時間ずつ2〜3度身につければ48時間以内には治るという。癌が治るとは書かれていない。

【気】

オルゴンは、東洋医学における「気」に近いものであるという。いっぽう**ピラミッド**

パワーと称するものも「気」に類似しているらしい。得体の知れぬエネルギーはすべて「気」と総称されると考えても良いのだろう。便利な言葉である。**陰謀史観**や**統合失調症**における黒幕、フリーメーソン、ＣＩＡ、**スパイ組織**といった存在と、その便利さにおいては近似したものではあるまいか。

【ピラミッドパワー】

俗にピラミッドパワーと称されているものの効果はさまざまだが、精神医療にも応用が可能であるという。心霊写真やオカルト、**念力**その他の超常科学を解説した子供向け書籍を書きまくった怪人物・**中岡俊哉**による『ピラミッド・パワー』(二見書房、一九七八)は新書版ながらピラミッド模型の型紙が付録に付いたナイスな本であるが、ここから引用をしておく。

(アメリカ・カリフォルニア大学衛生科学センターの) クラックダッガー博士が紹介してくれたおもしろい事例がある。同博士は、気持ちをリラックスさせる面で強度のヒステリー症の女性をピラミッドのなかに入れ、毎回一時間近くの瞑想をさせた。

女性は、ピラミッドのなかに入っているあいだはまったくヒステリー症状を起こさなかったばかりか、柔和なやさしい面をみせていた。

ピラミッドパワーで「ヒステリー発作」が抑えられるのなら何よりである。だがそれよりも当方としては**躁うつ病**や**統合失調症**に効き目があるのか否かのほうが気に掛かる。これらは、事実上のプラセボー効果があり得ないからである。

同書によればルーマニアのサブレーヌ医学博士が瞑想用のピラミッドを使って約200ケースのデータを採り、7割近くに改善が見られたという。が、病名を含めそれ以上の詳しい記載がないので判断がつかない。もしも目覚ましい効果があったとしたら、病棟そのものがピラミッドの形をした**精神科病院**が世界のどこかに建てられても良さそうな気がするのだが、残念ながらそんな話は聞いたことがない。

【ミイラ化作用】

ピラミッドは砂漠にあるので、内部は乾燥しているのかと思っていたらそうではないらしい。石室へ迷い込んで死んだ小動物が、湿度が高いにもかかわらず腐らずにミイラ化していたことが、**ピラミッドパワー**発見の契機になったという。

1930年、フランス人旅行者のアントワーヌ・ボビー Antoine Vovis がクフ王のピラミッドを訪れたとき、前記のようにミイラ化した小動物を目にしてインスピレーションを得た。彼は、帰国してから1辺が約0・9メートルのピラミッド模型を作り、王の石室の位置に相当する高さ約三分の一の位置に猫の死骸を置いた。数日後、猫はミイラとなった。そこで彼は切り花を置いてみるとそれはドライフラワーと化し、新鮮な肉は干し肉となった。ここでボビーはピラミッドにはミイラ化を生じさせるパワーがあるのではないかと気づいたのだった。なお彼は30年代に『あらゆる物質の放射物について On The Radiations of All Substances』という本を著しているそうで、もともと超常現象オタクのような人物であった。

死体にはミイラ化作用が働くが、いっぽう生き物に対してはそれを生き生きとさせ、あるいはバランスを取り戻させる効果がピラミッドパワーにはあるとされる（だから**ヒステリー**発作や攻撃性も食い止められるという理屈なのだろう）。またどういう発想なのかカミソリの刃を長持ちさせる作用もあり、チェコスロバキアの無線技師カレル・ドラバルは１９５９年に「ケオプス・ピラミッド型カミソリ刃再生装置」でパテントを取得している。特許番号は９１３０４で、前出の『実験四次元科学（下巻）——念力編・霊界ラジオ編・資料編』には特許許可証の写真が掲載されている。

【ミイラ化遺体】

２０１２年４月３日付の読売新聞朝刊から引用する。

２日午前10時頃、東京都小金井市本町の男性医師宅で、警視庁小金井署員と同市職員がミイラ化した遺体を発見した。

遺体は男性医師とみられ、生きていれば88歳になるが、死後数年が経過しているという。同居していた長女（61）と次女（58）は同署に対し、「父はまだ生きている」などと話している。同署は3日に司法解剖を行い、詳しい死因を調べる。

同署幹部によると、遺体は2階の和室に敷かれたペット用のトイレシートの上に横たえられた状態で発見された。全身にガーゼがあてられ、その上からラップが巻かれていた。首までは上からブルーシートがかけられていた。遺体は一部が白骨化していたが、酸素吸入器が取り付けられ、点滴の針も刺されていたという。目立った外傷はなかった。

なかなかインパクトに富む事件である。発覚したのは、くだんの男性医師が数年前から姿を消し（それまでは内科および小児科の診察をこなしていた）、近隣住民から市に通報があったためである。市の職員が訪問を試みたが長女と次女は入室を拒み、埒が明かない。

そこで高齢者虐待防止法に基づき警察署員が市職員とともに診療所を併設した自宅へ踏み込み、変わり果てた遺体を発見したのだった。

おそらく長女と次女が入室を拒む様子には、尋常ならざる雰囲気が感じられたのではないか。

遺体の発見された翌日には、長女と次女は精神保健福祉法によって精神科へ入院となったとスポーツニッポン紙は報じている。

ミイラ化した父親を「まだ生きている」と言い張り、全身にガーゼをあてラップで巻いたり点滴や酸素投与を行っていたのが61歳の娘で、しかも彼女は医師であったところに驚きがある。おそらく**統合失調症**と思われるが、60前後で発病するケースはまずないだろう。若い頃に発病はしたものの相応の治療で状態は安定し、父の手伝いといった形でどうにか医師の仕事をこなしていたのだろう。ところが父が亡くなり、そのため服薬は途切れ、また父の死というショックから正常な思考を失ったということではないだろうか。３歳下の妹は、やはり精神を患っていたかもしれないし、正常ではあったが診療所が隔絶した小世界と化し、姉の妄想を共有する形で**感応精神病**ないしは二人組精神病が成立していた可能性もある。

〔遺体との同居〕

同居人が亡くなったにもかかわらず、そのまま家に置いておくケースがときたま見られる。前項の事例では「父はまだ生きている」と主張し、点滴や酸素投与を行っていたところに（しかも医師であるのに）異様さが際立っていた。同じく死を否定する事例をひとつ挙げておきたい。平成13年7月18日付朝日新聞朝刊の記事である。

横浜市港北区の市営住宅に住む50代の無職の男性が、13年前に死亡した父親の遺体を自宅の大型冷蔵庫で保管していたことが17日わかった。男性の部屋の電気が止められたため、今月中旬になって近所の人から「異臭がする」との110番通報があって発覚した。死亡届が提出されていることなどから、神奈川県警港北署は事件性はないとみている。

　港北署や横浜市によると、男性の父親は88年11月に病死した。家族が葬儀を行ったが、男性は「生き返るかもしれない」と火葬を拒み、遺体を自宅に持ち帰った。当初ドライアイスで遺体を冷やしていたが、その後大型冷蔵庫を購入し、遺体を寝かせて保管していたという。


　この50代無職の男性はどうであろう。自宅に遺体があることに対しては、恐怖も気味悪さも感じていない。生き返ることを期待しているようでもあるが、積極的に何かを働き掛けるわけではない。どうも投げやりな気配が濃厚で、発覚した時点では本人は既に姿を消していた。

　電気が止められたのは金が尽きたからで、大型**冷蔵庫**を購入するようなことは出来ても自活は出来なかったということか。一貫性があるようでいて、どこか破綻した振る舞いである。**統合失調症**の**残遺状態**である可能性は高そうに思われる。

　正常な人間ならば遺体とは同居しないだろうが、次の事例はどうだろうか。病的ではあるものの、精神疾患には該当しないかもしれない。平成17年1月16日付東京新聞朝刊の記事である。

兄の遺体を一年近く放置したとして、警視庁千住署は15日、死体遺棄の疑いで、東京都足立区柳原2、無職鈴木美智子容疑者（68）を逮捕した。
調べでは、鈴木容疑者は昨年2月10日、近くに住む兄の無職喜三郎さん（74）が布団の中で死亡しているのに気づいたが、そのまま放置した疑い。遺体に外傷はなく、同署は病死とみている。
喜三郎さんは一人暮らしで、数年前から寝たきりになり、鈴木容疑者が通って介護していた。

遺体にはごみ袋6枚が被せられていたが、鈴木容疑者は決して遺体を「ないがしろ」にしていたわけではない。喜三郎さんが死去した後も、彼女は毎朝夕に食事を運び、亡骸に向かって「『寂しいね、一年くらい一緒にいようね』と呼び掛けていた」そうなのだ。

考えようによっては、むしろ人情の厚さを示す「いい話」なのである。

【ゴミ屋敷】

ゴミ屋敷を訪問すると、ゴミの中に遺体でも埋もれているのではないかと思うことがある（猫や鼠の死骸ならば珍しくない）。実際、ゴミに埋もれてはいなくとも、亡くなった家族の遺体放置とゴミ屋敷状態との共存例はときおり見受けられる。大概は、**統合失調症**ないしは**認知症**の独り暮らしとなった家屋での事例である（**強迫神経症**によるものは迫力がいまひとつで、本人にも自覚がある）。

通常ゴミ屋敷は、ゴミを捨てないだけでは成立しない。積極的にゴミを拾ってこないとあれほどの量にはならないし、ましてや家屋の内部を占領するには至らない。それなりに整理して積み上げないとパラノイアックな迫力は出てこないのである。

なぜゴミを溜め込むのか。あたかも空虚な心を埋め合わせるための代理行為のようにも見えるし、世間を敵と見なし、いわばバリケードとしてゴミの山を築いているようにも見える。まだ使えるといった「再発見」のありように、自分自身の価値を重ね合わせているのかもしれない。また機械的な**反復**行為（常同行為）としてゴミを収集しているといった側面もあるだろう。

バリケードとしてのゴミといった要素があるので、近隣から苦情が出るとゴミ集めは余計に激しくなりがちである。

【猫屋敷、犬屋敷】

普通の家（しばしば都市部のマンション内）で多数の犬や猫を飼育し、遂には世話をしきれなくなって、不潔な環境に閉じ込められたまま動物たちが放置されひしめき合っている状態を**多頭飼育崩壊**と呼ぶ。海外では、「アニマル・ホーディング animal hoarding」

と称する。

週刊誌『ＳＰＡ！』の２０１２年5月15日号から記事の一部を引用する。タイトルはいささか煽情的で《「ペットほったらかし多頭飼育」崩壊の地獄絵図》となっており、東京都からの委託ボランティアで動物愛護推進員をする人物の談話である。

　実際に氏が関った東京都港区の独居老人宅のケースでは、十数頭の猫が放置。現場は凄惨たるものだったという。

「２ＤＫの室内は糞尿の山。飼育を放棄されたペットたちは飢えて、ほとんどがひどく衰弱していました。驚いたことに、飼い主はその劣悪な環境のなかで生活をしていたのです。もともとは普通の飼い主でしたが、事業に失敗したことでショックを受け、飼育を放棄してしまった。増えすぎた猫に呆然となり、うつ状態に陥っていました。猫は保護団体が引き取り、里親を探しています」

　きちんと避妊手術をしていなかったせいで、複数の猫や犬があっという間に繁殖してしまうケースが多いらしい。他方、あちこちから動物を連れて来て一種の動物版**ゴミ屋敷**状態を呈しているものもある。半端な同情心は、コントロールのつかなくなった繁殖力の前では無力となる。

【白鳥の部屋】

毎日新聞2007年2月3日付夕刊に、奇妙な記事が載っていた。スウェーデンの首都ストックホルム中心部のアパートで、ある女性が白鳥を飼っていた。ただし1羽だけではない。25平方メートルの室内に11羽を飼っていたのが発覚した。これはさすがに多過ぎる。

彼女は6年前に怪我をしている白鳥を家に連れ帰り、以来、数が増えていったという。白鳥だらけの生活は、一線を越えてしまうくらい素敵なのだろうか。調べてみたところ、餌付けをすると白鳥の寿命は20年以上にも及ぶらしい。

警察が発見したと報じられている。何らかのトラブルないし違法行為が絡んでいるのだろう。

【ドリトル現象】

動物が人間の言葉で話しかけてくるという病的体験。**機能性幻聴**（機械音や水の流れ出る音など既存の音に伴って声が聞こえてくるタイプの幻聴）のひとつとして、鳴き声や吠え声が語りかけとなって患者の耳に届く。動物が**テレパシー**で思考を伝えてくるとなると、幻聴の範囲を逸脱することになる。

ドリトル現象は、もちろんヒュー・ロフティングによって書かれた児童文学ドリトル先生シリーズ（獣医の John Dolittle は動物語が話せる）に由来する。本邦でも報告例はあるが、当方はいちどもそのような患者と遭遇したことがない。犬や猫が面と向かって親しげに喋ってくるといった漫画じみたケースよりは、森でさえずり合う小鳥たちの鳴き声が自分を非難しているように聞こえるといった類のものが多いようである。

【ミスター・エド】

1962年10月22日から64年4月13日まで、フジテレビで毎週月曜の夜7時に30分枠で放映されていたアメリカのホームコメディー。田舎に住む若い建築家夫婦（ウィルパーとキャロル）を中心に話が展開するのだが、彼らが越してきた家の納屋にいた馬がミスター・エド（Ed）で、この馬が喋るのである（吹き替えの声は三遊亭金馬）。ただしエドは夫のウィルパーとしか会話が成立しない。したがって他人は、エドが喋れる馬だとは思っていない。おまけにエドは賢く、ウィルパーにさまざまな知恵を授ける。それゆえに生ずる齟齬やドタバタが笑いどころとなっている。

エドと話が出来る唯一の人物であるウィルパーは、当然のことながら誤解を受ける。**ドリトル現象**を呈している患者のように見做されても無理からぬことだろう。コメディーではあるが、実は**孤独**感に満ちた物語なのである。因みに、黒柳徹子が歌う主題歌は以下のようなものである。結構寂しい歌詞だと思う。（JASRAC 出 2105321-101）

馬がしゃべる　そんなバカな
馬が歌う　そんなバカな
ほんと　だけど相手はひとり
ほんとに好きな人にだけ
ブルルル　パカ
ブルルル　パカ
アイ・アム・ミスター・エド
おだまり！　エド！
しゃべるな！　エド！
どこかで誰かが聞いている
ブルルル　パカ
ブルルル　パカ
アイ・アム・ミスター・エド
アイ・アム・ミスター・エド

［喋る馬］

ユダヤ系アメリカ人作家である**バーナード・マラマッド**の書いた短篇小説の題名。初出は1972年。スイッチ・パブリッシングから2009年に出た同タイトルの短篇集は柴田元幸訳で、今までの翻訳のうちでもっとも信頼が置ける。

題名が「喋る馬」となっているが、登場する馬（名前はアブラモウィッツ）はサーカスに所属しており、本当に喋るのである。だからそれがそのままサーカスの演し物となっている。物語の読みどころは、アブラモウィッツがたんに喋るのみならず自分の**アイデンティティー**に悩んでいるところだろう。何しろ小説の冒頭は、「Q.私は馬のなかにいる人間なのか、人間みたいに喋る馬なのか？　レントゲンを撮ったら何が写るだろう？　馬の内部に横たわる、光を発する人間の骸骨？　それとも単に、込み入った喉頭を持つ馬？」といった馬自身のモノローグで始まるのだから。

読みようによってはシリアスな寓話であり、別な読み方をすればよく出来たホラ話といったところか。「私」が馬なのか馬のなかにいる人間なのかという疑問の答えは最後に明かされ、多くの読者は呆気にとられることだろう。

【笑う馬】

馬が唇を捲り上げ、前歯を剝き出しにして、あたかも笑っているかのような表情を示すことがある。だがこれは実際に笑っているのではない。フレーメン Flehmen ないしはフレーメン反応と呼ばれるもので、臭いやフェロモンを十分に嗅ぐべく鋤鼻器官（じょびきかん）（ヤコブソン器官）をたっぷり空気に曝そうとする動作なのである。発情期に起きやすく、猫、羊、牛、象、コウモリなどでも見られるが、もっとも目立つのが馬であるという。

ニール・ヤングのバックを務める**クレイジー・ホース**という素晴らしいバンドが1971年に単独名義で出した1stアルバム（タイトルはバンド名と同じ。発表の翌年、voとgのダニー・ウィットンは**自殺**した）のジャケットは、馬が歯を剝きだしている写真で、まさにフレーメンだと**記憶**していた。しかしさきほど調べてみたら、笑っているようには見えない。不機嫌そうで、唇も捲れていない。長いこと「笑う馬」のジャケットと勘違いしていたとは、我ながら迂闊であった。

［症例ハンス］

フロイトが1909年に発表した「ある5歳の少年における恐怖症の分析」という症例報告はハンスという少年を精神分析した内容ゆえに、しばしば「症例ハンス」と呼ばれる。

ハンスの症状は「馬に嚙まれる」という恐怖のために外出が出来ないことで、馬とは父親のことを意味し、エディプス状況における**去勢不安**が背景にあるという。率直なところ、与太話としか思えない不自然な内容で、たとえ冗談であったとしても全然面白くない。いまだにこんなものを信奉し、大真面目に抄読会を行っている人たちがいることが信じ難い。

〔症例ジョン〕

粕谷栄市の詩集『悪霊』（思潮社、1989）に収められている散文詩の題名。1987年2月8日に書かれたと記録にある。

粕谷はこの作品のように、寓話的（しかし何の寓意もなく、謎めいているだけである）だが妙にリアルな感触もある「断片めいた作品」を数多く発表している。国籍も時代も定かでなく、しかし人の心に潜む普遍的な不安や**孤独**感を素っ気ない文体で見事に作品化している。

彼の作品にはいくつか症例報告めいた内容のものがあるが、架空の病気についての記述はなるほど「断片めいた作品」に相応しいテーマであるだろう。「症例ジョン」、何度読み返しても素晴らしい。「**症例ハンス**」なんかより、遥かに精神の深淵を窺わせるではないか。一部を引用してみよう。

彼の症状は、唐突に、全身を襲う激しい痙攣とそれに伴う失神である。数分乃至数十分で回復するのであるが、その間、彼は、明瞭に、「自分が自分ではない何ものかである」意識を持つらしい。その対象は、僧侶、医師、主婦などから、犬、樹木、さらに石塀やら稲妻などに至るまで、考えられぬほど多様なものであった。

興味深いのは、四十年も続いた、この症状を、彼自身をも含めて、誰も気づかなかったことである。一つには、その昏迷に陥るのが、ある特定の場所、多くの埠頭の倉庫のなかでも、最も使用されない綿花倉庫の小さな屋根裏部屋であったことによろう。

他人に知られず、休息できるその場所を、永年、彼は彼のみの秘密にしていた。注意深く、そこに上る梯子を荷物の間に隠し続けたのである。奇妙な叫びや物音が聞こえることもあったはずだが、ジョンは、倉庫の全ての扉を、内側から閉ざせる立場にいたのである。

いったい石塀やら稲妻になったという意識なんてものがあるのか。人はそんなものを脳内に作り出し得るものなのか。

だがそんなことを言うのなら、そもそもわたしは患者の内面の多くを理解出来ない。自分の精神生活の延長として何とか把握を試みるものの、それはおそらくコップの水から大洋を想像するようなものだろう。いや、それなりにどうにか社会生活を送っている多くの人たちの心のありようすら、了解の及ばない部分がある。

たとえば本を一冊も読まない人の心の中、結婚式が人生最大のハイライトであると本気で思っている人の喜怒哀楽、円周率を記憶することに情熱を傾ける人の感性、さらには文盲の人にとっての世界の顕れ方、奇怪な妄想に囚われた配偶者と同衾する人物の快感のありよう等々、分からぬことばかりだ。

それよりはいっそ石塀や稲妻と化した自分の意識について思い巡らせるほうが遥かに簡単だ。もちろんそれは夢想に近いだろうけれど、わたし個人にとってはよほどリアルなのだ。まあ**対人恐怖**の傾向が少なからずあるゆえに、ついそんな馬鹿げた吐露をしてしまうわけであるが。

【バイブル・ジョン】

１９６８年2月24日、１９６９年8月17日、１９６９年10月30日にスコットランドのグラスゴーで、30歳前後の女性の他殺死体が発見された。３名はいずれも絞殺されており、既婚者ないしはシングルマザーで生理中。しかもグラスゴーで人気のあるダンスホール、バロウランド・ボールルームからの帰りに姿を消し、遺体で見つかったのだった。共通項から連続殺人が疑われ、容疑者として浮かび上がってきたのがバイブル・ジョンと仇名された男である。

被害者たちはこの男にダンスホールで声を掛けられ、おそらく帰り道でセックスを迫られたが生理中であると拒否したところ、理不尽にも「淫乱な女」ということで殺害されたらしかった。年齢が25～30歳、１９０センチ近い長身で痩せ型、赤毛の短髪、こざっぱりした身なり――そんな男が犯人像として同定され、その男と話した女性によれば、彼は福音派的なキリスト教徒でバイブルを盲信し、既婚女性がダンスホールへ行くなんて「ふしだら」であるといった意味のことを主張していた事実が判明した。それが仇名らしい。

　バイブル・ジョンはセックスに飢えていたくせに（精液も残している）、キリスト教原理主義みたいにいささか狂信的な考えも持ち合わせ、罰するような気持で凶行に及んだらしい。

　容疑者はむしろ数が多過ぎるくらいで、しかし決定的な証拠は見つからないまま未解決事件として処理されたのだった。**フラナリー・オコナー**の小説にでも出てきそうな犯人である。

【狂信者】

バイブル・ジョンは狂信的な聖書信奉者であり、世間の享楽的なありように憤慨していたに違いない。だが同時に、激しい性欲にも悩まされていた。欲望に負けてダンスホールで女性を誘うが、「道を誤りかけている」彼女たちを正しい方角へ導くといった口実を自分に設けての誘惑だったのだろう。しかし思い通りに性交が出来ないと分かると（彼女たちは皆、生理中であった）怒りに駆られ、正義あるいは聖書の代理人として彼女たちを懲らしめたということなのではないか。

　まことに独善的かつ攻撃的である。ジョンは精神を病んでいたのだろうか。女性たちを誘い出すことが出来たのだから、一応は「正常」な人間を繕えた。しかし聖書に執着するあまりに欲望と激しく葛藤せざるを得ず、また退廃した世間への憎しみ（と羨望）

も募り、結果として残忍な行為を聖書によって正当化することになった。罪悪感を覚えることはなかっただろう。

彼の親もまた狂信的だったのではないか。実際、彼はダンスホールで出会った女性（運良く殺されなかった）に「僕は酒は飲まないんだ。（大晦日は）祈って過ごすよ」などと場違いなことを自信たっぷりに語ったり、「ダンスホールみたいな場所は悪の巣窟だって親父が言っていたよ」とこれまた大真面目に語っている。そんなバイブル・ジョンを精神鑑定しても、心神喪失や心神耗弱は引き出せまい。パラノイアか反社会性パーソナリティー障害あたりに該当しようが、これらは事実上治療は不可能であり、また責任能力は１００％ありとされる。

なお、現在の精神医学において「狂信者」という言葉はない。精神科の歴史を繙いてみると、**クルト・シュナイダー**（１８８７〜１９６７、ハイデルベルク学派を代表するドイツの精神医学者）が１９２３年に出版した『精神病質人格』（その後、何度も改訂されている）に記載されている**パーソナリティー障害の分類**に「狂信型精神病質人」というものがある。因みに同書に列挙されているのは「発揚情性型精神病質人」「抑うつ型精神病質人」「自己不確実型精神病質人」「狂信型精神病質人」「**自己顕示欲型精神病質人**」「気分易変型精神病質人」「爆発型精神病質人」「情性欠如型精神病質人」「意志欠如型精神病質人」「無力型精神病質人」の10タイプである。

あらゆるパーソナリティー障害を適切に分類することは不可能である。通俗小説におけるキャラクター設定のようにして、分類というよりも人間図鑑の作成に近い営みがなされた結果である。わざわざ「狂信型」といった項目が設けられたのは、当時の世相をある程度反映していたのであろう。

【狂信者イーライ】

ユダヤ系アメリカ人作家**フィリップ・ロス**による短篇小説の題名。短篇集『狂信者イーライ』（佐伯彰一・宮本陽吉訳、集英社、1973）所収。1950年代前半頃の執筆と思われる。内容を一言で要約するなら、ミイラ採りがミイラになる、といったところだろうか。

イーライはユダヤ系の**弁護士**である。彼の住むウッデントンという町はニューヨーク近郊にあり、プロテスタント系の住民とユダヤ系の住民が一緒に住んでいる。宗教の異なる人々が軋轢を起こすことなく住んでいけるように、互いに宗教上の目立った主張はせずに妥協して穏やかに暮らしている。

ところがそのような平和な町ウッデントンにユダヤ神学校が突如出来た。いかにも異教徒めいた風俗の彼らは、まさに原理主義者のような不吉な**違和感**を住民たちに与える。伝統的なユダヤの衣装である黒い服と帽子で町を歩き回る神学校の助手は、ナチスの収容所からの生き残りということもあって、なおさら周囲に不穏な威圧感をもたらす。ユダヤ系の住民たちは、あえて伝統的な習俗を捨てることでウッデントンの社会に同化しているというのに、原理主義者の巣窟めいた神学校の存在は迷惑でしかない。そこで立ち退きの交渉のために町からの依頼でイーライは神学校のラビを何度も訪ねるが、話し合いは進展しない。苛立ちばかりが募り、彼の精神は不安定になっていく。せめて黒い服と帽子で町を歩かないようにと、律儀なイーライは自分の服を神学校の助手に与える。代わりに受け取った黒い服と帽子を、ふとイーライは身に着けてみる。すると衣装による変身を契機に、神経をすり減らしていた彼は自分のルーツを実感し、追い払うべき神学校の方に共感を覚えてしまう。今度はイーライが白昼の町中を黒いユダヤの伝統的な衣服で歩き回り、住民たちを仰天させる（まさに、ミイラ採りがミイラになったわけである）。ちょうど妻が子を産んだところだったので、黒い姿のままイーライは病院へ行き、新生児に会おうとする。もはや彼は気が狂ったと見做され、病院の中で取り押さえられて鎮静剤を注射される場面で小説は終わる。

伝統に則ったユダヤ教の教徒たちがその黒く奇妙な衣装ゆえに町の住民たちからは**狂信者**と映り、だが彼らを立ち退かせようとしたユダヤ系弁護士のイーライはいつしかその「狂信者」たちの仲間と化してしまい、それはすなわち彼が**発狂**したのであると住民たちには認識されたのであった。

率直な感想としては、面白くない小説である。理解しかねる振る舞いを狂気と短絡させるような安易な図式が目立ち過ぎるし、神学校の人々がもたらす違和感や圧迫感も描写しきれていない。誠意に満ちたイーライが狂信者ないし狂人へ化してしまうというグロテスクな構図がいまひとつ説得力を以て迫ってこない。ただし執筆された当時——太平洋戦争の余韻が残る時代のユダヤ系アメリカ人にとっては、もっと生々しい印象を与えたのであろう。

【イーライ・ロス】

1972年生まれのユダヤ系アメリカ人の映画監督。『キャビン・フィーバー』（2003）、**『ホステル』**（2005）、『ホステル2』（2007）、『グリーン・インフェルノ』（2013）、『ノック・ノック』（2015）など、マニアには評価の高い悪趣味ホラーの秀作を作るいっぽう、タランティーノの映画に俳優として登場したりする有望株である。彼の父はハーバードの教授で精神分析医、母は画家という。素晴らしい血の掛け合わせが、結局のところゲスなホラー映画監督を産み出したという顚末が魅力的である。

ところでフランス人の現代彫刻家で精神を病んだ人物がいて、父が脳外科医、母が国際**弁護士**という一家を知っている。これも、うっとりするような組み合わせである。母親が「息子は幼少時に弟にピストルで頭を撃たれ、弾丸の破片が脳に埋まっているのでMRIは撮らないで欲しい」と伝えてきた。半信半疑のまま単純X線で頭部を撮影したところ、なるほど流星雨が降り注ぐかのように細かな金属片が頭蓋内に散らばっていた。母の話は本当だったわけで、それにしてもピストルの事件も含めて映画にでも登場しそうな一家だなあと思ったのであった。

【ホステル】

映画監督**イーライ・ロス**の出世作。スプラッタ・ホラーとでも呼ぶべきジャンルに属す。拷問ポルノと非難されたこともあるようで、評価も大絶賛からブーイングまで幅が広い。残虐描写は意外と少なく、いっぽうストーリーはしっかりと組み立てられている。3名のバックパッカーたちが東欧（スロバキア）で拉致されて理不尽な拷問（拷問や人殺しを実際にしてみたい金持ち連中のために、有料で獲物と場所と遺体の始末を請け負う組織が存在するという都市伝説めいた枠組みが設定されている）を受け、そのうち1名だけが脱出してどうにか生き残る——と、そこまでは既に知っている状態でDVDを見たのであるが、おそらくこの人物が助かるだろうと予想していたら、途中で呆気なく殺されたのには驚かされた。

その人物は喘息持ちの繊細なキャラクターで、しかも作家志望なのである。どうにか生き延び、悪夢めいた思い出として、あるいはフィクション仕立ての物語として後日語り直したのがすなわちこの映画であるといった構図で着地するとばかり思っていた。

実際に映画内で生き残った人物は、かつてミシガン湖で少女が溺れているのを目撃したのに救助出来なかったことを悔やんでいると仲間に打ち明けている。これが伏線となり、拷問により顔をバーナーで焼かれた女性（日本人という設定だが中国人の女優）を救い出して一緒に逃げるというストーリー展開に必然性を与えている。

それにしても作家志望の誠実そうな青年を生き残らせなかったのは、単に観客の予想の裏を掻くためだけであったのだろうか。それとも、監督なりに何か個人的な思い、さもなければ**無意識**に隠れ潜む動機があったからなのだろうか。つい深読みをしたくなる。ぜひとも彼の父親に意見を聞いてみたいところだが、精神分析の用語を駆使しつつ、さぞや陳腐な絵解きをしてみせそうな気がする。

【アーノルド・ピック】

映画『**ホステル**』の舞台はスロバキアであった。アメリカ人にとって、中・東欧（つまりスラブ人の国）がある種の不気味な地域として認識されていることが分かるわけで、監督も現地の人々に対してどこか腰が引け気味であった（メーキング・ビデオより）。

1993年にチェコスロバキアはチェコとスロバキアに分離しており、**フロイト**は地理的にはチェコの生まれである。

チェコ出身の精神科医では、プラハ大学の精神科教授であったアーノルド・ピック（1851〜1924）も忘れるわけにはいかない。彼が1892年に行った症例報告を嚆矢として、**ピック病**（111頁参照）が知られるようになった。

【レビー小体型認知症】

認知症のひとつであるピック病では、神経細胞に嗜銀性封入体と呼ばれる物質が出現することが大きな特徴となっており、これを「ピック球」と呼ぶ。いっぽう、やはり認知症のひとつであるレビー小体型では、大脳皮質の神経細胞内にレビー小体と呼ばれる封入体が見られる（パーキンソン病でも同様のものが脳幹部の神経細胞に出現する）。

レビー小体型認知症は、幻視が現れることで有名である。ことに、2人の子どもが部屋の中で遊んでいるとか、カーテンの脇に黒い鞄を持った背広姿の男が立っているなど、かなり生々しい映像が見えるようで患者が怖がったり混乱することが珍しくない。実話怪談では見知らぬ人間が家の中へ平気で入ってきたり我が物顔で振る舞っているような話がしばしば語られるが、そのイメージにもっとも近いのがレビー小体型認知症における幻視ではないだろうか。

奇妙なことに、このタイプの認知症には漢方が良く効くのである。抑肝散という漢方薬が、驚くほど効果を示すケースも少なくない。漢方は体質改善がメインで劇的な効果は期待出来ないといった先入観を、抑肝散はあっさりと打ち破ってくれたのであった。

【小動物幻視】

アルコール依存症の人物が急にアルコールを断つと、**離脱症状**の一環として小動物幻視が生ずることがある。虫や蛇などが、床や壁にびっしりと蠢いているといったイメージがありありと出現するという。以前、新宿駅西口の地下1階、タクシー乗り場の近くでホームレス寸前の身なりをした男性が床に四つん這いになって、指先で何かを潰すか摘むかのような行動をさかんに続けているのを目撃したことがある。これはおそらく小動物幻視が出現している最中であったと考えられる。彼のような行動には「**虫取り動作**」という名称が与えられている。当人の目には、新宿駅西口地下1階の床は小さな虫がうようよしていると映っていたのだろう。

【競艇選手】

アルコールの**離脱症状**には、**作業せん妄**と呼ばれるものもある。意識が混濁してやや興奮した状態（寝ぼけに近い）において、普段自分が携わっていた仕事――寿司を握るとか、苗を植えるとか、ネジを締めるとか――の動作を再現するもので、傍から見ていればパントマイムに近い。

離脱症状で不穏を呈している男性を夜中に精神科で扱ったとき、ベッドに抑制して点滴を行う準備をするまでとりあえず**保護室**へ入ってもらったことがあった。すると彼は保護室の真ん中に正座をして両腕は前に突き出し、上半身は前傾という奇妙な姿勢を取るのである。あたかも**神**に祈っているかのように見えた。

後日、意識がしっかりと戻った当人に話を聞いたところ、彼はかつて競艇の選手であったという。ボートに乗った場合、両足は前方に伸ばし、レーシングカーのドライバーのようにして艇を操るのかと思っていたらそうではない。意外にも、選手は正座して乗るのだという。保護室での彼はおそらく作業せん妄に陥っており、競艇のレースの真っ最中というつもりだったのであろう。あの狭苦しい保護室は、歓声に囲まれた競艇コースと化していたのだ。神に祈っていたわけではなかったのである。

【抗酒剤】

抗酒剤には、肝臓におけるエタノール代謝を阻害する作用がある。したがって抗酒剤を服用したあとでアルコールを飲むと、いわゆる「酒に弱い人」が一気飲みをした時と同じように悪酔いをして苦しむことになる。それがためにアルコール依存症の人物でも酒を忌避することになろうというわけで、抗酒剤は医薬品として認可されることとなった。**嫌酒薬**（532頁）と同義である。

アルコール依存を治す切り札に抗酒剤がなるかといえば、そう簡単にはいかない。まず、効果が1日しか持続しないので毎日服用しなければ意味がない。また、家族がこっそりと飲み物に混ぜて服用させたとしても、依存症患者は妙に勘が鋭いのが常なのですぐに見破られてしまう。そうなると悶着が起きるのは必定であろう。したがって本人が酒を止める気がないのに抗酒剤で首尾よく断酒させようと目論んでも無理なのである。あくまでも本人が酒を断つという決意のもと、それを担保する意味で服用するといった「お守り」に近いものと考えるべきであろう。

抗酒剤はそもそも「少量の酒で、たっぷりと酩酊出来る」薬を開発したところ、案に相違して悪酔いをする薬が出来てしまったのでそれを抗酒剤へ転用したという説がある。

いかにもまことしやかだが、そんな薬を用いるよりは安くてアルコール濃度の高い酒を飲むだけで十分であろう。おそらく、酒好きの誰かが酒を飲みながら喋った法螺話に違いない。

〔嘔吐〕

ジョン・ボーナム（レッド・ツェッペリンのドラマー）も、ボン・スコット（AC／DCのボーカリスト）も、酩酊下で嘔吐をしてその吐瀉物による窒息で命を失った。アルコールを飲んで死亡したケースでは、吐瀉物による窒息死の割合はかなり高い。酒に溺れるのではなく、自分のゲロに溺れて死ぬわけである。

それにしても嘔吐には上手下手があるようで、たとえば**摂食障害**の患者の多くは喉の奥に指を突っ込んで吐くことが上手い。だから右手に「吐き胼胝（だこ）」が出来たりもする。もっとも自分で吐けない摂食障害患者もいるわけで、当方が知っている人物は吐く代わりに排便に固執し、毎日コーラックを50錠飲んでいた。

「**プリズナーNo.6**」というカルト的なテレビドラマがあった（企画と主演は、パトリック・マッグーハン。日本では1969年にNHKで放映）。その中で、主人公の元秘密諜報員が毒を飲まされたことに気づくというエピソードがあった。クールな彼は慌てることなく強い酒を立て続けに呷（あお）り、トイレに入って胃の内容物を出してしまう。この場面を見たのは高校生の頃であったが、指を突っ込んで吐くなんて荒技は知らなかったので大いに感心した覚えがある。しかしよく考えてみれば主人公は酩酊してしまうわけで、ずいぶん無防備な話である。ブルー・レイが発売されているようなので、いずれ確認をしてみたい（付記：2019年に確認した）。

【マロニエ】

セイヨウトチノキのフランス語名。高さが30メートル近くになることもある落葉広葉樹で、幹が真っ直ぐに伸びる。果実が栗（マロン）に似ていたところからマロニエという名称が生まれたらしい。

昔から、翻訳小説でしばしば出合う名称で正体のはっきりしないものが幾つかあった。そのうちのひとつがマロニエで、図鑑を調べると見たことがあるようなないような……いまひとつ**記憶**がはっきりしない。もうひとつはキャセロールで、悲しみに沈んだ人間がいると親切な隣人が持ってきてくれる家庭料理がキャセロール、というイメージがあり、しかし実体が分からない。ロールキャベツふうの煮込み料理ではないかと漠然と予想していたら、大違いであった。調べた後も、見たり食べたことがあるようなないような曖昧な気持のままである。

マロニエは、**ジャン＝ポール・サルトル**（1905〜1980）の小説『**嘔吐**』（1938）と密接に結びつく形で「知っている」。小説の終わりのほうで主人公のロカンタンが、公園でマロニエの根っこを見て実存的な衝撃を受け吐き気を催す、といった場面があることを他人からの受け売りで知っていただけなのであるが。小説そのものを実際に読んだことはなかった。そこでこの項目を書くにあたり、遂に手に取ってみることにした。1951年に刊行されたサルトル全集の白井浩司訳が長い間文学青年や哲学青年に親しまれてきたようだが（94年に同訳者による改訳版が出ている）、2010年に鈴木道彦による新訳が人文書院から刊行され、そちらを繙いてみたのだった。同書の訳者あとがきによれば、学生時代に白井訳で『嘔吐』は難解な小説と思っていたが、後年、原書を読んだら明晰で理解しやすい文章だったので驚いたという。ただし鈴木訳でも、村上春樹の文章のようにすらすら読めるというわけではない。

［怪物］

鈴木道彦の訳で**『嘔吐』**を読んでみた。例の**マロニエ**の根っこのあたりの記述は、なるほど興味深い。そして、心配していたほどには難解でなかった。

……たとえ物を眺めているときでさえ、それが存在しているなどとは夢にも思わなかった。物はまるで舞台装置のように見えた。手に取ると、物は道具の役割をした。私は物の抵抗を予想していた。しかしそういったすべてのことは、表面で起こったにすぎない。もしも存在とは何かと訊かれたら、私は本気でこう答えただろう、それは何でもない、せいぜい、外から物につけ加わった空虚な形式にすぎず、物の

> 性質を何一つ変えるものではない、と。それから不意に、存在がそこにあった、それは火を見るよりも明らかだった。存在はとつぜんヴェールを脱いだのである。存在は抽象的な範疇に属する無害な様子を失った。それは物の生地そのもので、この根は存在の中で捏ねられ形成されたのだった。と言うよりもむしろ、根や、公園の鉄柵や、ベンチや、禿げた芝生などは、ことごとく消えてしまった。物の多様性、物の個別性は、仮象にすぎず、表面を覆うニスにすぎない。そのニスは溶けてしまった。あとには怪物じみた、ぶよぶよした、混乱した塊が残った――むき出しの塊、恐るべき、また猥褻な裸形の塊である。

猥褻な裸形の塊、という表現が言い得て妙であろう。本来は日常という名の馴れ合いと、安易な先入観とによって覆い隠されているべき「存在」そのものが、不意に目の前で開帳されたのだから。

怪物じみた、といった形容もなされている。確かに猥褻なものにはどこか人を圧倒するような怪物めいた性質が備わっている。その場合に怪物めいているというのは、決して前代未聞なのではなく、薄々その形や性状に見覚えがあるものの、それが出現する場所やタイミングやサイズや数量が平穏な生活にそぐわないからである。

子どもの頃、知り合いの歯科医の作業部屋を覗いて衝撃を受けたことがある。作りかけの入れ歯が並んでいたのだが、歯茎に相当する部分の合成樹脂によるピンク色の毒々しさ、生々しさが理解の範疇を超えていたのだ。身体の一部が存在そのものと化してわたしをからかっているように思えたのだった。

【拳】

『嘔吐』では、剝き出しとなった「実在そのもの」がいきなりロカンタンの前に出現し彼を脅かしたのだった。いっぽう**ローベルト・ムージル**（1880～1942）の短篇「静かなヴェロニカの誘惑」（1911）では、顔見知りの男であるヨハネスが**自殺**をする筈だと予想している晩に、ヴェロニカはこんな体験をする。『愛の完成・静かなヴェロニカの誘惑』（古井由吉訳、岩波文庫、1987）より引用してみる。

　さだかならぬものにうながされて、彼女は自分の部屋の明かりという明かりをともし、それらの間に囲まれて、部屋のまん中にじっと坐った。ヨハネスの写真をとりだして目の前に置いた。（中略）

彼女と物たちの間を隔てていたうつろな空間が失われ、あたりは関係をはらんで異様に緊張した。家具調度が、テーブルやら戸棚やら壁の時計やらが、それぞれの場所にどっしりと落着き、隅々まで自身によって満たされ、彼女から離れて、握りしめられた拳（こぶし）のように、自身の内に堅くつつみこまれていた。それでいて、物たちはときおりまたヴェロニカの内にあるかのようだった。あるいは、ヴェロニカと空間との間にガラス板に仕切られはさまれたもうひとつの空間の中から、目をひらいて彼女を見つめている。物たちは自分自身にたちかえるために長年ひたすらこの夜を待っていた様子で立ち、撓（たわ）みながら迫（せ）りあがった。この奔放なものがたえまなく物たちから流れ出て、瞬間の感触がヴェロニカのまわりで盛りあがり中空になり、まるで彼女自身がいきなりひとつの空間となって、蠟燭の火を黙々とゆらめかせながら、すべてをつつんで立っているかのようだった。

「握りしめられた拳のように、自身の内に堅くつつみこまれていた」という言い回しに感心したのは、今からちょうど30年前のことであった。

〔家宅捜索〕

ドイツの精神科医**クラウス・コンラート**（1905～1961）が著した『分裂病のはじまり』（1958）は、我が国では吉永五郎訳『精神分裂病――その発動過程』（医学書院）として1973年に刊行されたがすぐに絶版となってしまい、若き精神科医の必読書とされていたものの入手不能という幻の本と化していた。図書館では誰かが失敬してしまったらしく、当方も古本屋を探したが見つけることは叶わなかった。何とかして読んでみたい、手に入れたいと切望した書物だったのである。当時、幻の名著としてはもう1冊、内村裕之『精神医学の諸問題』が挙げられるが現在では復刊されている。

コンラートの本は、1994年に岩崎学術出版社から山口直彦・安克昌・**中井久夫**による新訳が出た。その中から症例114を引用する。第二次世界大戦従軍中に**統合失調症**（旧名・精神分裂病）を発病したケースである。

患者は病気のはじまりのことを次のように語った。兵舎に戻った時、自分の部屋が何かしら変えられたように見えた。もっとも、どこがどう変わったのかをいうことは今もできないという。家宅捜索が行われたみたいであった。そこで、同じ兵舎の一等兵に何があったのか尋ねてみたが、答え方から、その返答は指示どおりであるまいかという印象を受けた。窓の下に行きつ戻りつする人が一人いた。歩哨は規定の位置に立っていたが、別に見張るべきものがなく、彼らは自分を見張るためにいることもありうると思った。その他、いろいろのことが奇妙に見えた。彼は隣室に入って、そこがどうなっているのか確かめようとした。下士官がそれを止めようとした時、彼はピストルを突きつけて、入室を強行した。彼はすぐさま気づいたという、そこでもすべてが仕組まれていたのだ、と。

自分の部屋の中が、巧妙に家宅捜索を行われたかのような**違和感**で満たされていたということは、何かを知りつつ押し黙っている「物たち」の秘密めいた佇まいが違和感を醸し出していたということであろう。そのとき物たちは、ロカンタンの目に映った**マロ**

ニエの根や、ヴェロニカが床に座り込んでいた室内の家具調度と同じように、不可解で異様で剝き出しの存在へと変貌していた筈である。

ただし、違和感に拘泥すると同時に、症例114の患者は陰謀や策略といったものへすべての解釈を求めようとしている。その被害的で大仰な思考回路こそが、まさに統合失調症たる所以なのである。

【メスカリン】

本邦では麻薬指定となっているフェネチラミン系幻覚剤。**サルトル**は30歳のときにメスカリンを注射してもらったところ、いわゆる**バッド・トリップ**をきたした。全身を甲殻類や蛸が這い回る幻覚を体験し、以後、**甲殻類恐怖症**（44頁も参照）になったとされている。しかしそんな幻覚を見ること自体、もともと甲殻類への嫌悪感があったことの証左ではないのだろうか。『**嘔吐**』の第一稿は1931年すなわちサルトルが26歳のときであり、出版は1938年である。完成稿には何箇所にも海老や蟹を忌み嫌うイメージがちりばめられており、それらが果たして30歳以降に書き加えられたのかどうかは判然としない。

甲殻類恐怖に基づく描写をひとつ引用しておこう。カフェのマダムと情事をしたあとでロカンタンが悪夢を見た場面である。

……すると不意に小さな庭が見えた。背の低い、枝を横に広げた木々が生えていて、そこから毛に覆われた巨大な葉が垂れ下がっている。至るところに蟻や百足（むかで）や蛾が這い回っている。もっと恐ろしい獣もいる。その身体は、鳩肉をのせたカナッペのようなトーストパンでできていて、蟹の脚で横に歩くのだ。大きな葉にはこうした獣がびっしりと黒くはりついている。

訳注において鈴木道彦は、「一般人とのコミュニケーションを絶たれた孤独な人間のイメージ」として甲殻類が用いられているとしているが、そんなレトリックのレベルではなくもっと根源的な嫌悪感を反映しているのではないか。自分もまた甲殻類（昆虫も含む）恐怖症である当方は、書き写しながら気分が悪くなった。蟹の脚と、鳩肉（おそらく腐っている）をのせたカナッペとの合体――なんとおぞましい化け物を考えついたのであろうか、サルトルは。

【フェイスハガー】

映画『エイリアン』において、エイリアンはさまざまな成長段階を見せる。ライフサイクルの第2段階に相当するのがフェイスハガー Facehugger で、手のような形でもあり**甲殻類**のようにも見えるグロテスクきわまりない生命体である。これが、人間をはじめとする他の生命体の「顔」に張り付く。ちょうどプロレスの「鉄の爪」のような具合に顔へ脚を食い込ませて密着する（因みに、脚は8本）。相手を昏睡させ、寄生管を口内へ挿入して幼体を寄生させた段階でフェイスハガーは死滅する。やがて寄生体は成長し、宿主の胸を食い破って外へ出る。これをチェストバスターと呼ぶ。さらにエイリアンは脱皮を繰り返して成長していく。

甲殻類めいたものが顔に張り付き幼体を寄生させるのである、生々しく、まことに生理的に不愉快である。しかしマニアには結構人気があり、原寸大のフィギュアは何種類も製作販売されている。確かに、あれをわざわざ自分の顔に密着させてみるといった悪趣味な喜びを生じさせるような強烈な存在感が、フェイスハガーには備わっている。

ここでまたしても『**嘔吐**』から引用をする。

私はテーブルの上に広がる自分の手を見る。手は生きている――それは私だ。手は開く。指は伸び、突き出す。手は甲を下にして、脂ぎった腹を見せている。まるで仰向けになった動物のようだ。指は動物の脚だ。私は試みにそれを動かしてみる。うんと速く、甲羅を下にしてひっくり返った蟹の脚のように。蟹は死んだ。脚は縮こまり、私の手の腹の上に引き寄せられる。

「私」の、蟹のような手がフェイスハガーと化すまでにはあと一歩である。

【スパイダーヘッド】

映画『**遊星からの物体X**』（ジョン・カーペンター監督、1982）は南極の観測基地が舞台となる。騒がしく愚かな女が1人混ざって事態を厄介にさせるのがハリウッド映画の定番だが、この作品に限ってはむさくるしい男と**怪物**だけしか出てこないのが清々しい。物体Xとは宇宙から円盤で飛来した生命体で、南極に墜落して仮死状態のまま10万年を過ごしてきたのだった。

物体Xには餌食とした相手とそっくりな姿に同化してしまう性質がある。したがって、いつの間にか仲間が**贋者**＝物体Xにすり代わっているというサスペンスが生まれる。さながらフィリップ・K・ディックの小説のような設定だが、原作はジョン・キャンベルJr.の「影が行く」である。

贋者が正体を見破られ、火炎放射器で焼き殺される場面がある。そのとき、千切れて上下逆さまになって転がった生首から節足動物ないしは甲殻類のような脚が突き出て、そのまま不器用に逃げ去っていく場面がある。この脚が生えた生首をスパイダーヘッドと呼ぶ。ただし脚は6本であり、蜘蛛とは異なるだろう。

スクリーンを見ながら、なぜ自分は**甲殻類**や節足動物が嫌いなのかそのヒントを得たように思った。脚を複雑に動かしながら、意外な速さでこそこそと走り去ろうとするその姑息で卑劣な姿はどこか滑稽でもあり、憎悪を剥き出しにしたかのような醜い外観とちぐはぐな印象を与える。その落差こそが、陰湿な悪意だとか「えげつない」敵意といったものを想起させるのである。まさに唾棄すべき形象といえよう。
　形を与えればスパイダーヘッドそっくりになりそうな心の持ち主が、当方の周囲には何名もいる。

【相対的到達至難極】

『**遊星からの物体X**』では、南極の観測基地で男たちが**怪物**と絶望的な闘いを繰り広げたのであった。いっぽう、北極に宇宙からの怪物はいなかったが、想像力へと働き掛ける「絶望的な場所」は存在した。それが相対的到達至難極である。この言葉は、ピューリッツア賞作家である**アニー・ディラード**のエッセイ集『石に話すことを教える』（内田美恵訳、めるくまーる、1993）に収められた「極地への遠征」という作品に載っている。ただしこの本以外では、「相対的到達至難極」という言葉には出会ったことがない。実用的な意味合いがまったくないからであろうか。以下に引用をしてみる。

　相対的到達至難極とは「どの方角の陸地からももっとも遠い北極海の想像上の一点」である。ピアリーとヘンソンが一九〇九年に北極点に到達したあと、探検すべき目標がつきてしまった北極探検家たちをなだめるために考案された航海地図上の一点のことだ。南極にも相対的到達至難極という、どの方角の海からももっとも遠い陸上の一点がある。

とすれば、「絶対」が形而上学における相対的到達至難極に当たるのだろう。だれがなんと言おうと、絶対性についてわかっているのは、それが相対的に到達困難だということだけだからだ。どの方角から到達するにもいちばん遠い精神の一点。トラブルがもっとも多い極点であるのはほかの二極点と変わらない。同時に――これも当たり前のことだが――もっとも高い代価が求められる極点でもある。

アニー・ディラードは形而上学における相対的到達至難極が「絶対」という概念だと語る。ならば、精神療法における相対的到達至難極は何か。もしかすると「**強迫症状**」ではないだろうか。本人も馬鹿げたことと自覚しているのになお、断固として理性の手が届くことはなく、絶対的保証を求めてやまない想像力の暴走として立ち現れる「強迫症状」が。少なくとも強迫傾向の強い自分としては、そう思わずにはいられないのである。

〔過敏性腸症候群〕

精神的ストレスにより、大腸の運動機能や分泌機能が異常亢進する病態であり、いわゆる**心身症**の典型例である。朝に症状はピークを迎える。したがって臨床的には朝の通勤（通学）電車内で激しい便意を催すといった形を取りがちで、途中下車症候群といった呼称もある。

当方はかつて過敏性腸症候群に陥ったことがあるが（松沢病院に勤務していた頃である）、その際には、あらゆる公衆トイレに対して自分が「**相対的到達至難極**」に立っているという絶望感をまざまざと体験したものであった。

【痴漢】

朝の通勤電車には、**過敏性腸症候群**の患者とともに痴漢が乗っている。もちろん痴漢は夜の電車にも乗っているだろうが。

当方の外来へ、ふて腐れた表情の中年男が一人で受診してきたことがある。「ちょっと悪戯を――痴漢をしまして、会社の上司から精神科へ行ってこいと言われたので来ました」と言う。本人はいかにも不承不承来たといった態度を隠さない。反省している様子など窺えない。精神疾患とも考えにくい。上司は、精神科で痴漢が改心すると本気で信じていたのだろうか。会社として糾弾されないように、手を打ったということに過ぎまい。真剣な治療契約が結べる状況とは思えなかったし、何よりもこちらが不愉快になったのでそのままお帰りいただいた。あんな屑野郎、**去勢**をされてしまえば良いのである、もちろん麻酔なしで。

それにしても痴漢の心理は推し量りがたい。性的興奮といった文脈で考えるならば、ゴールが見えないのである。射精を目的とするならあまりにもリスキーかつ非効率的でないのか。スリルを求めるにしても、爽快感を欠いていないか。被害者が痴漢行為を受けているうちに性的に興奮して加害者へセックスの続きを懇願するようになるといったAVストーリーを本気で期待しているのか。

実は少々離れた場所で痴漢行為が行われているのを目撃したことがある（まだスマホなど普及しておらず、また乗客が協力して犯人を取り押さえるといったパターンも定着していなかった時代のことである）。朝の満員電車であった。多くの乗客が気づいていた。にもかかわらず痴漢（痩せて背が高く、金壺眼で頬骨が飛び出て、服装は安サラリーマン風）は平然と被害者の身体を撫で回していた。その平然さが、周囲を怯えさせ「見て見ぬ振り」を強要していた。被害を受けている女性は嫌悪感よりも恐怖に駆られ、混雑した車内を必死に移動しようとする。それを脅しつけるかのように薄笑いを浮かべた痴漢が追い回す。猥褻といったものではなく、まさに暴力であった。乗客たち（わたしを含む）は、もはや痴漢の毒々しさに圧倒されて棒立ちしていた。あのときの印象に基づくなら、女性を弄んだり竦ませて屈服させる喜びに加え、居合わせた乗客たち全員に無力感と自己嫌悪とを生じさせる楽しみをも痴漢は味わっていたように思える。

あの痴漢は、今になって思えば、通常の痴漢よりももっと**サイコパス**（501頁）に近い人物だったのかもしれない。あの男に比べれば、わたしの外来へ現れた痴漢は遥かに小者然としていた。

【ポルノグラフィー】

ポルノグラフィー（猥褻な興奮を引き起こすことのみを目的とした映像や文章。ポルノを見る（読む）者は、そこに表現された個別性ではなくパターンに反応する。自分がお気に入りの「卑猥なパターン」がしっかりと現出しているか否かだけが、価値を決めるポイントとなる。言い換えるならば、そのパターンは既にわたしたちの頭の中にインプットされているのである。たまには「そんなポーズもあったのか！」といった調子で目新しく感じることもあろうが、実は薄々そのようなものをも予感し期待していた筈である。そう、頭に棲み着いていた猥褻なイメージを、他人を介してあらためて「なぞり」、確認することで我々には強烈な満足感が生じる。

本来、ポルノを楽しむのはきわめて**孤独**な営みである。秘密厳守が前提である。にもかかわらず、脳内のイメージをわざわざ他人が再現してくれることで興奮するのである。いやはや人間は面倒な生き物だと思わずにはいられない。誰もが、自分の頭の中にポルノグラフィーを寂しく携えて日々を送っているのだ。

【死体写真と心霊写真】

いかがわしいという言葉から連想されるのは、わたしの場合、**ポルノグラフィー**よりも死体写真である。そして心霊写真もいささか「いかがわしい」。

エロ写真を見るとき、被写体に個別性は忖度されない。お気に入りの卑猥なパターンが写真の中に忠実に具体化されているかどうかだけが問われる。そして死体写真においては、我々は死という事実にたじろぎつつも、脳内にある漠然とした死者のイメージと写真とを引き比べることのみに汲々とする。ここでも個別性は忖度されない。さらに心霊写真においても、幽霊や霊魂やエクトプラズムなどに対する既知の（チープな）イメージとの比較対照ばかりが**無意識**のうちに行われる。

そのような特殊な鑑賞のされ方のどこが、いかがわしさに関係するのか。

まず、個別性が無視される時点でもう「まとも」ではない。にもかかわらずそれらは好奇心を刺激して止まない。我々はエロ写真にも死体写真にも心霊写真にも、どんなものが写っているかを予め知っている。あらためて確認し、頭の中の映像をより精緻にしたいだけなのである。既に頭の中に存在していた映像であるからこそ、恥ずかしい。その恥ずかしさを惹起させるプロセスを「いかがわしい」と言い慣わす。

いずれの写真も、インチキや偽装である可能性を否定出来ない。その場合、わたしたちの頭の中は写真をでっちあげた連中から「お見通し」になっている。だから騙される。だから恥ずかしい。そうした消息もまた、いかがわしさの構成要素であるに違いない。

エロ写真では、被写体は性欲と好奇心とに弄ばれる。死体写真では、被写体は忌避と好奇心とに蹂躙される。そして心霊写真では、被写体は古めかしい因縁話と好奇心とに妄断される。それらいずれの写真もが、いかがわしさに彩られている。どれをよりいかがわしく感じるかは、おそらく、写真を見詰める人の生育史や生育環境で決まってくる。

【血を吸うカメラ】

マイケル・パウエルが監督し、1960年に英国で公開されたサイコ・スリラー（奇しくも同じ年に、ヒッチコックの『**サイコ**』も公開されている）。公開時は俗悪極まりないと酷評され、しかし後に「再発見」されてカルト・ムービーとなる。

原題は「Peeping Tom」であり、吸血蝙蝠ならぬ吸血カメラが登場するような話ではない。

主人公のマークは映画スタジオで撮影助手を務める傍ら、アルバイトでエロ写真の撮影もしている。そんな彼は、恐怖に圧倒されたまま死んでいく女性の顔を映画に撮影したくてたまらない（そのような欲望の背景として、マークが子ども時代に、学者だった父親が彼を実験台にして恐怖への反応の実験を繰り返していたという経緯が語られる。俗流精神分析がストーリーの絵解きとなっている点では『サイコ』と双生児の関係にある）。

マークの映画カメラには三脚が取り付けられ、脚の一本には仕込み杖のように刃物が隠されている。この脚を真っ直ぐ前に伸ばし、切っ先を女性の喉に押し当て、さらにレンズの脇に円い**鏡**をセットすることで、被害者は戦慄する自分の顔を凝視しつつ恐怖の絶頂で死を迎え、マークはその顔を撮影出来るというわけである。プライベートなスナッフ・フィルムを彼は作ろうとしていたのだった。

見ること、撮影することの暴力性や「えげつなさ」がテーマといえようか。この映画自体、意識していかがわしく俗悪なトーンに作られているが、公開時にはそのような確信犯的な試みは評価されず浅薄な良識によって断罪されてしまったのであろう。

映画の中で、醜く胡散臭げな精神科医が登場する。精神科医とマークとの会話はなかなか気が利いている。

（精神科医）「君の仕事は？」

（マーク）「ピント合わせです」

（精神科医）「私の仕事と似ているな」

この映画の中では、一人の女性が重要な役目を果たす。彼女は**盲人**で、その勘の鋭さからマークの後ろ暗さを嗅ぎつけ脅かすのである。目の見えない彼女が、マークの顔を撫で回す場面がある。そのときマークは「僕を撮影しているのですか」と言う。こういったいかにも映画マニアの心をくすぐりそうな台詞が、もちろん視覚的に優れた場面も多いが、カルト・ムービーと見なされるための一要素となったに違いない。

【大聖堂】

レイモンド・カーヴァーの短篇としてはもっとも知られたひとつが「大聖堂」である。村上春樹の訳によって人口に膾炙している。妻の知り合いの**盲人**（40代後半でがっしりとした体格の男性。頭は禿げ、顎髭を生やしている。黒眼鏡は掛けておらず、結婚していたが伴侶には先立たれた）が自宅に泊まりに来たことから、盲人に対して「私」に生じた素朴な戸惑いや**違和感**が書き綴られる。目が見えないのに、なぜかカラーテレビかモノクロテレビかが分かるといったエピソードも、盲人の持つ鋭い直感に対する賞賛と恐れから導き出されたものであろう。

物語の最後で、「私」は盲人に大聖堂について説明しなければならなくなる。だが言葉で盲人にイメージを喚起させるのは至難の業である。そこで「私」が紙にボールペンで大聖堂の絵を描く。盲人は「私」のボールペンを握った手に自分の手を重ねることで、手の動きから大聖堂のイメージを読み取ろうとする。描いているあいだ、「私」も目を閉じてみる。そんな二人三脚にも似た行為をするうちに、不思議な共感と安らぎがもたらされるといった小説なのであった。

確かに傑作である。

【立ち会い分娩】

わたしが精神科医になる前、まだ産婦人科医をしていた頃の話である。分娩に夫が立ち会うことになった。彼は**盲人**で、真っ黒なサングラスを掛け髪を長く伸ばし、音楽家として知られた人物だった。寡黙で感情を見せず、表情も乏しい。分娩室の隅に置かれた丸椅子に腰掛け、じっとお産が終わるのを待っていた。

わたしは背後に盲人の視線を感じ続けていた。この「視線」はもちろん彼の鋭い聴覚と勘から成り立っていたわけだが、超能力に近い鋭敏さを想像させ、迷信じみた恐怖でわたしを圧倒した。

もし少しでもミスを犯したり、いやそれどころか産婦人科医として不安や動揺を覚えたら、彼はたちまちそれを察知して糾弾でもしてきそうに思えたのである。心を見抜かれるのではないか、いかに小さな失敗も見逃さないのではないか――そんな激しいプレッシャーを与えられ続けたのであった。もちろんそのプレッシャーには、盲人に対する**無意識**の偏見や**差別**感情が跳ね返ってきている部分が大きい。それは十分に承知している。にもかかわらずまことに息苦しく、軽口を叩くことも出来なかった。やましさや自己嫌悪を誘発されて、わたしは疲れ果てたものである。

因みに、盲人の妊婦を受け持ったことは一度もない。

しばしば**統合失調症**では**注察妄想**が出現する。他人の視線が病的な**不安感**を惹起させる症状で、このとき視線はおそらく右に述べたエピソードにおけるプレッシャーに似たものとして患者を脅かすのであろう。

[ダンカン・マクレーン]

推理小説にはさまざまなタイプの探偵が創造されてきたが、かなり特異なジャンルとして「盲人探偵」がある。ホームズが活躍していた時代に人気を博したマックス・カラドスという探偵は東京創元社から『マックス・カラドスの事件簿』という翻訳も出ている。ただしこの**盲人**は大金持ちで自分の「目」の役を務める忠実な使用人がおり、おまけに指でこすればインクの凹凸を敏感に感じ取って新聞も手紙も読めてしまう。いささか非現実的な探偵なのである。

米国のベイナード・ケンドリックが創造したダンカン・マクレーンもまた目の見えない探偵で、しかしマックス・カラドスのような超人ぶりは発揮しない。1945年に発表された『指はよく見る』（中桐雅夫訳、ハヤカワミステリ、1956）では、美人にして稀代の悪女との対決が作品の読みどころで、探偵はさながらコロンボ刑事のようにじわじわと彼女を追い詰めていく。その際、**盲目**の人間は常人では窺い知れぬ感覚で何かを既に察知しているのではないかという不安を相手に与えがちという事実が、大きな武器として活用されていたのだった。上手い話の運び方である。たとえば探偵（ここでは大尉と書かれている）が悪女へさりげなく威圧感を与える場面のひとつを引用してみる。

大尉は彼女に煙草をわたし、ライターをとりだした。彼は自分で自分の煙草に火をつけた。「人間の声は非常に啓示的です。何年も訓練した結果、僕には人の年齢もほとんど何才までわかります。声は悩みや喜びや、疲れや幸福や、それから恐怖をあらわします」

マックス・カラドスもダンカン・マクレーン（大尉）も、成人後に光を失った設定となっていることは重要だろう。探偵が先天性の盲目だとしたら、物語はもっと幻想味を帯びた不可思議なものになってしまうに違いないから。

［視聴覚障害］

ハンディを持った人が、そのハンディゆえに「馬鹿にされている」「軽視されている」等の被害念慮や邪推に陥り、結果として精神的にバランスを欠いた状態を呈することがある。視覚障害者の場合には、意外にもそうした精神状況となることは少ない。むしろ聴覚障害者のほうに、ある種の邪推は起きがちのようである。実際、聴覚障害で妄想的になった患者は何名か診たことがあるが視覚障害者のケースはない。

失明のほうが疑い深くなりそうなものだが、少なくとも現代社会においては誰もが**盲人**に親切である。また目が見えないことはすぐに周囲が理解する。だが聴覚障害であることを周囲はなかなか気づけない。また、見えるけれども聞こえないといった半端な状況のほうが、本人はかえって身構えざるを得ないのではなかろうか。世間的には視覚障害に比べれば聴覚障害のほうがまだ「マシ」といった発想になろうが、いざ日々の生活を営む段になると、必ずしもその理解がすべての場面に当てはまるとは限らないという事実が、診療行為を通じて浮かび上がってくる。

［粘土彫刻］

私小説作家の**藤枝静男**は昭和51年に発表した「文学的近況」というエッセイ（『藤枝静男随筆集』講談社文芸文庫、2011所収）で、こんなことを書いている。

何年前のことであったか忘れたが、ある日この地方の盲学校を参観したとき、展示されている全盲の生徒たちの造った粘土彫刻を見てそのむしろ不快なグロテスクさに意表を衝かれたことがあった。犬とか机とか顔とかいう題がつけられていたが、私たちの平生見馴れているそういう物の形体は（あの単純きわまる四脚の机でさえも）まったくなくて、ただのわけのわからぬ突起や凹みを持った異様な塊りがあるばかりであった。（中略）

私は盲目の生徒の一心こめてこしらえた彫刻を見たとき、この他人には通用せぬ犬も机も、首だか何だかわからぬ自分自身の顔の自刻像さえも、彼等にとっては真実の写生であって、つきつめて行けばそれはまた眼明きのわれわれと、そういうわれわれの心に映っている現実社会との関係でもあると思った。

精神科医による患者理解の営みも、おそらく「わけのわからぬ突起や凹みを持った異様な塊り」を作り出す行為に近いものでしかないのだろう。

［粘土の犬］

仁木悦子が昭和32年に発表した短篇ミステリの題名。麦畑の真ん中に一軒家があり、そこに未亡人の安枝と息子の利彦が住んでいる。利彦は四歳になる陰気な子どもで、先天性の**盲目**であった。安枝と深い仲の小悪党である井ノ口は、会社で使い込んだ金の穴埋めに、彼女が洋裁店を開くために溜め込んでいた現金百万円を奪い取ろうと考える。ある晩、井ノ口は安枝を訪問し、油断させて彼女を絞め殺す。隣の部屋に利彦は寝ていたが、間の悪いことに、絞殺中に起き出してくる。井ノ口はこの息子も殺害しようかと迷うが、さすがにそこまでする気にはなれない。それに目を覚ましてからは井ノ口の声を耳にしていない筈である。ならば、盲目の利彦の眼前で安枝の首を絞め続けていても大丈夫だろう。オレが誰であるかは分かるまい。

だが利彦は手探りで近づいてくる。ぐったりとなった安枝の上に馬乗りになってなおも首に手を掛けている井ノ口のところへ、目の見えない利彦はにじり寄る。井ノ口は息をひそめたまま固まっている。すると、盲目の子どもが殺人者を撫で回す。井ノ口はじっと我慢をしている。やがて利彦は、不意に異変に気づいて叫び声を上げ、その隙に井ノ口は金を奪って逃走する。証拠は残さず、また目撃者である筈の利彦は盲目だったゆえに、完全犯罪は成立したかに見えた。

四年後。祖母に引き取られて盲学校に通っている利彦が作った粘土細工が、展覧会に出品された。それは犬を表現したらしい異様な作品だった。

「なるほど、犬だ」

井ノ口もやっと了解した。そう思って見れば、ちゃんと尾もあり、四つの足も、長く垂れた耳もあった。ただ不可解なのは、その犬の上にのしかかっている奇妙な物体だった。無論やはり粘土でできていて、多少のでこぼこはあるが大体正確な六角形の板のような形をしている。そのぶ厚い板は、犬よりも大きく、ほとんど犬をおおいかくし、押しつぶしていた。三人のおとなが、最初この作品を犬だと認められなかったのは、この奇怪な附加物のためだったのだが、そうとわかって眺めると、この作品は拙いながらに一種の鬼気のようなものを持っていた。ぺしゃんと四つ足をひろげた不恰好な犬の姿勢には、得体の知れない物体に押しひしがれた動物の苦悶が、なまなましく表現されていた。

この作品は、四年前の殺人事件の光景を盲目の子どもが再現したものなのだった。幼児に特有の発想から、粘土の犬は母親を意味していた。では、それにのしかかる六角形の板とは何か。

安枝が井ノ口に買い与えた水晶のカフスボタンが六角形をしており、犯行の晩、彼は安枝を喜ばせるためにわざわざそのカフスを着用し、そして絞殺に及んだ。安枝に馬乗りになっている井ノ口のあちこちを利彦が撫で回した際に、目の見えない利彦は六角形のカフスを犯人その人として**記憶**に留めた。こうして利彦は不可解な粘土像を作り上げたのだった。この謎を読み解いた故人の妹によって、井ノ口は警察へ告発されたのだった……。

この小説のハイライトは2つある。ひとつは殺害を遂行中の犯人へ盲目の利彦が手探りで触れる場面。もうひとつは、犯行現場の記憶を不気味な粘土細工として再現しているその「謎めいた形象」である。ミステリとしても面白いが、先天性の盲目であった人間が触覚によって知る現実と、視覚優先の我々が認識する現実との落差がグロテスクな粘土細工として提示されるところに衝撃がある。

わたしはこの作品が発表されたときはまだ小学校に入ったばかりであった。しかし父親が掲載誌の『宝石』を読んでいたらしい。ストーリーを父の口から聞かせてもらった記憶がある。どうやらこの小説は、むしろ耳で聞いてこそ生々しさが伝わってくる。おかげで、ボディーブロウのような効果がじわじわとわたしの心に及んだことは間違いない。

［生物から見た世界］

先天性の**盲人**が聴覚と触覚と嗅覚とで認識するこの世界は、我々が認識しているものとは少なからず異なるだろう。その違いを知ることは、面白さよりも恐怖に近い感情を立ち上がらせるのではないか。なぜなら、その差異は現実の不確かさを我々に異様なリアルさを以て実感させる筈だから。

ヤーコプ・フォン・ユクスキュルによる『生物から見た世界』という本は、現在は岩波文庫版が流布しているが、わたしは学生時代に思索社版を読んで感銘を受けたのだった。とにかくテーマが関心を惹く。人間以外の生物にとってこの現実はどのように見えるかを論じているのだから。しかも室内の絵が描いてあり、それが人間にとって、犬にとって、蠅にとってどのように見えるか（どのように認識しているかといったほうが正確だろう）が色刷りで示してあったりする。生物それぞれが、自らの生き方に沿って現実を分節していくことによって、見え方が違ってくるわけである。それが素朴なタッチの図版入りで語られている。新鮮な驚きが恐怖につながっていることも薄々理解したのだった。

精神を病んだ人の目に映る現実は、我々が認識する現実とは少なからず違っているだろう。いや、我々の目に映る現実は人によってどれもが微妙に異なっている筈である。誰もが、別々の生き物として、自分だけの世界の中に寂しく孤立している。

［浄土］

ネットを見ていたら、デイリー・ポータルZというサイトで、「あの世っぽい風景」の写真を募集していた。もちろんあの世から帰ってきた人は誰もいないから、あの世だか浄土だかがどうなっているかは分からない。だが雰囲気として、確かにそれらしきものはあるだろう。

寄せられた写真を眺めると、「あの世っぽい風景」には2種類あることが分かる。ひとつは霧や靄が垂れ込めるような朦朧とした光景である。その朦朧さが、どこか浄土めいた神秘性を感じさせる。

もうひとつは、異様にシャープな映像である。現実にはあり得ぬような解像度で、不気味な程に鮮やかな色彩が映り込んでいたりするとなぜか死後の世界のように感じられる。**藤原新也**の写真に近いものと言えようか。その延長で、赤外線写真によるモノクロ写真が、ごく普通の風景なのに尋常でない雰囲気を醸し出していた。青空は黒っぽく映り、そこに質感たっぷりの白い雲が静止している。木々の葉は白く輝き、建築物はシャープ過ぎる輪郭線で縁取られている。すべての道具立ての関連が失われ、意味がばらばらの光景が現出している。当たり前の風景が浄土化しているのだ。

赤外線写真は、肉眼では見えない波長の光を感知している。すなわち人間以外の生き物の目に映った現実なのである。なるほど、浄土とは人間であることから解き放たれなければ見えない世界なのだろう。

【解離】

人が耐え難い現実に曝されているとき、人間であることから解き放たれれば苦悩は消失ないし軽減されることだろう。だが死を選ぶことを除外するとしたなら、解き放たれるためにはどのような方策があるだろうか。

わたしが「わたし」であることを止めてしまえばいい――これは確かにひとつの解決法である。少なくとも論理的には。だが実際にそんなことを実践したら、社会生活は営めなくなってしまう。他人の信頼を失ったり、職を失ったり、周囲に迷惑を掛ける公算は大きいだろう。そういった意味ではリスキーな解決法であり、だから普通はそんな方策など考えない。あえて考えて実行してしまうこと自体に、多かれ少なかれ病理性が読み取れるといった話になる。

解離は、**無意識**のうちに自己の**アイデンティティー**を否定してしまう振る舞いである。それはどのような症状として析出するものなのか。既に項目を立てて述べた「**多重人格**」や「**フーグ**」がそうである。あるいは心因性の健忘（**記憶**喪失）や心因性の朦朧状態、トランス（憑依）などが該当する。いずれの症状も、それによって当面の苦痛や困難は回避出来るだろう。いや、むしろ周囲が呆れたり困惑することによって、当人へのプレッシャーは棚上げされることになろう。

リストカットも、プチ解離状態で行われることが多い（だから痛みは感じない）。そのことによって周囲への「あてつけ」になることもあれば、まるで他人事のように己の**自傷行為**を眺めることで、混乱した精神をリセットする契機となることもあるようだ。

かつて心因性の朦朧状態を呈した中年女性を診たことがある。非常に高圧的で形式主義的な夫との関係性が背景に窺われたケースであったが、彼女はさながら多幸症のごとき表情を浮かべていたのが強い印象として残っている。あのとき彼女の内なる風景は、解離によって束の間の**浄土**へと変貌していたのであろう。

【発狂】

耐え難い状況が限度を越えたとき人は「発狂」という道を選ぶ（選ばざるを得ない）といった発想が、漠然とではあるが世間では共通認識として定着しているような気がする。

庄野潤三が作家としてのキャリアのまだ初期に発表した短篇に、「噴水」（昭和29年）がある（『愛撫／静物』講談社文芸文庫、2007所収）。その中に、こんな会話が出てくる。

「どうしたの？　あの人」

「あの女の人なあ、戦争中に空襲のおかげで気が違(ちご)てしもて、そのままもとへ戻らんのやそうですわ」

その女性（主婦）は「空襲の最も烈しかった昭和二十年三月に、恐怖のために発狂した」ということになっており、戦争の終わった現在においても精神的にどこか音程の外れたような人間となり果て、軍服どころか国民服を着た人を目にしても狂乱状態に陥るというのであった。

……髪をうんと短く刈り上げている上に、いかにもあどけない様子で歩いているのが目立ったが、発狂した人だとは気が附かなかった。そう云われて見れば、人形のような顔だちにどことなく気味の悪いものがあるように思えたが、六月頃から一人で外へ出る姿を見かけなくなった。

外見についての描写も、「いかにも」といった書きぶりである。ついでながら短篇の最後は、精神を病んだこの主婦が自宅（緑色の屋根の2階屋で、コンクリートの塀に囲まれている）に閉じ込められたまま、鍵の掛かった玄関のドアノブだけが空しく回っている光景を、語り手が散歩の途中で目にしてしまうシーンなのであった。

さて強烈な精神的重圧が**統合失調症**や**うつ病**発症の契機をもたらすことはあるだろうが、実際には**心因反応**や**神経症**、なかんずく神経症の下位分類のひとつである**解離**を呈することのほうが多いのではないか。そして神経症レベルであれば、人格そのものと深く関わっているから厄介ではあろうが、決して不可逆的な病態ではない。「そのままもとへ戻らんのやそうですわ」とはならない。このあたりに、世間における狂気のイメージの混乱がある。

因みに「噴水」に出てくる主婦が実在したとしたら、おそらく統合失調症が潜在的に発症しており、そのためにストレス耐性が脆弱化し、結果として空襲下における激しい錯乱や軍服・国民服への過敏な反応をもたらしたのではないかと推測する次第である。

[ばらの坂道]

『週刊少年ジャンプ』の1971年8月16日号から72年5月8日号にわたって連載されたジョージ秋山の長篇漫画が『ばらの坂道』である。土門健という名の少年（物語の冒頭においては小学生）と母、祖父という3人の極貧家庭が舞台となっている。母は「きちがい」で、いつも涎を垂らして話もろくに通じない。暑いと人前で裸になることも平気で（[図9]、107頁［**脱衣**］の項も参照）、ときには凶暴となる。健少年は学校へ通いつつそんな母親の面倒を見る。祖父はおでんの屋台で家計を支える。狂気の母は世間の偏見と好奇心と非難とに曝され、その息子である健少年はあまりにも不条理で過酷な人生を歩んでいく。

物語の後半、青年となった土門健は不思議な包容力を持った（さながら新興宗教の開祖にも似た）人物となり、数奇な運命から手にした大金と広大な土地をもとに「理想の村」を作ろうとするが、志半ばにして呆気なく海に身を投げて**自殺**してしまう。その呆気なさにも驚かされるが、臨死状態で彼が延々と幻視する理想的生活のありようが異様な迫力を帯びて描かれる。作品としての破調加減、バランスの悪さが逆に読者の心を揺さぶってくる怪作といえよう。ギャグマンガのタッチで描かれた登場人物たちが、恥知らずな冷酷さや下衆な精神を剝き出しにするといった作画法も、ジョージ秋山の真骨頂だろう。

母親の狂気は遺伝性のものと説明され、それゆえに息子の健はいずれ自分も**発狂**するのではないかと深く恐れ、また子どもを持つことを恐怖するという膳立てが物語上のポイントとなっている。

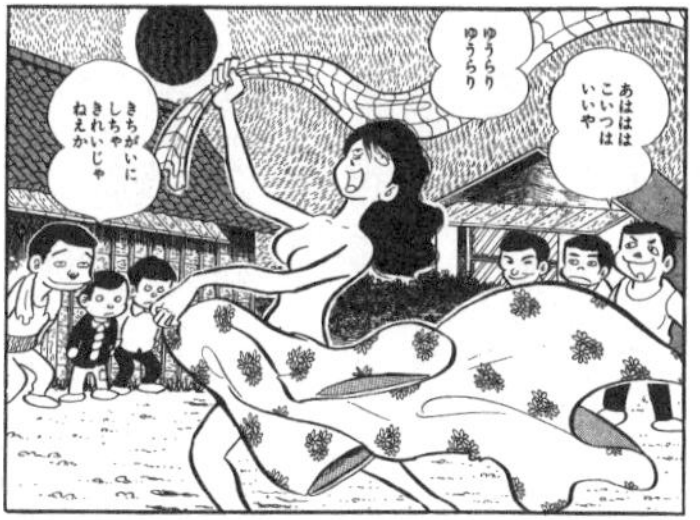

［図9］ジョージ秋山『ばらの坂道（上）』青林工藝舎，2011年，27頁より

連載終了後、単行本はジャンプの版元である集英社からは刊行されず、１９７５年に汐文社から3巻本で出されたもののロングセラーとなることはなかった。そしてそのまま「幻の漫画」「**トラウマ**漫画」となってしまった。「きちがい」「びっこ」といった言葉が頻出し、絵としても**差別**表現と糾弾されて不思議ではなさそうに見える（実際に糾弾されることはなかったらしいが）。わたしは漫画に描かれた狂気の図像を自著のために収拾していた時期があり、『ばらの坂道』を閲覧・コピーするため１９９８年に早稲田鶴巻町にある現代マンガ図書館を訪れた**記憶**がある。そのときには、これは表現の規制に引っ掛かって復刊は絶望的だろうと痛感したのだった。

しかし意外にも、2011年に青林工藝舎から2巻本で復刻がなされた。ジョージ秋山へのインタビューと監修者による解題、さらに評論家の呉智英と精神科医であり漫画評論も手掛ける阿部幸弘による解説を付しての刊行であった。

ところで狂気の人であった母親は、精神医学的に見てどうなのか。まず、遺伝的に必ず（あるいは高率に）発病するといった精神疾患はない。**統合失調症**を思わせるが、むしろ精神遅滞のトーンを誇張したような部分もある。だがどちらにも該当しない。阿部は解説文の中でこのように書いている。「彼女は主人公に過酷な試練を与える狂言回しであり、そのため出来るだけ〝わけの分からない人物〟と設定される必要がある。すると、その時代の人々が考える〝いわゆる狂気〟が、より純粋な形で映し出されることになる。従ってここに描かれているのは、病者のサンプルではなく、ある時代の狂気の典型なのだ」。まさに要を得た指摘であろう。

【トラウマ系】

昨今では、後味の悪い話（事実であろうとフィクションであろうと）や不条理感を強く感じさせるエピソードに対してトラウマ系といった呼称が与えられるらしい。深刻な「**トラウマ**」となる程ではないにせよ、多少なりとも愕然とした感情を覚えた場合に「トラウマ系」となるわけで、トラウマという言葉が世間で安易に用いられた挙げ句に登場した呼び名なのであろう。すっきりしない、といった程度でもトラウマ系に該当するらしいので、対象はかなり幅が広い。

『ばらの坂道』はまぎれもなくトラウマ系であろうし、ジョージ秋山作品では**『海人ゴンズイ』**（1984年に『週刊少年ジャンプ』に連載されるも11話で打ち切り）がまさにトラウマになったと言う人もいる。**平田弘史**の残酷武士道もの劇画がトラウマとなった人がいるであろうことは想像に難くないし、貸本屋の怪奇漫画のインパクトに身体を強ばらせた子ども時代を送った人たちも多いに違いない。**楳図かずお**の諸作も影響力は絶大であっただろう。

映画ではどうか。**『ジョニーは戦場に行った』**や**『マタンゴ』**あたりを挙げる向きが多いのかもしれない。**町山智浩**の著書『トラウマ映画館』（集英社、2011）はトラウマ系の外国映画を対象に個人的な思い出と作品そのものに対する解析とを重ね合わせ、その語り口に多くの読者から共感を得た。紹介されている作品は――『バニー・レイク』は行方不明』『傷だらけのアイドル』『裸のジャングル』『肉体の悪魔』『尼僧ヨアンナ』『不意打ち』『愛と憎しみの伝説』『悪い種子』『恐怖の足跡』『コンバット 恐怖の人間狩り』『早春』『追想』『戦慄！昆虫パニック』『去年の夏』『不思議な世界』『マンディンゴ』『ロリ・マドンナ戦争』『ある戦慄』『わが青春のマリアンヌ』『妖精たちの森』『かもめの城』『かわいい毒草』『マドモアゼル』『質屋』『眼には眼を』『愛すれど心さびしく』となる。

情けないことにわたしはこれらのうち3本しか見たことがない。その1本、アンドレ・カイヤット監督、クルト・ユルゲンス主演の『**眼には眼を**』（１９５７）は間違いなく当方にとってもトラウマ映画で、さらに挙げればアンリ＝ジョルジュ・クルーゾー監督の『**恐怖の報酬**』（１９５３）、邦画では松林宗恵監督『**人間魚雷回天**』であろうか。外国映画は双方ともフランス映画なのが意外である。

小説はどうか。知られざるトラウマ系があまりにも多くてリスト作成は困難だろう。また個人それぞれの受け取り方に大きな開きがある。有名な**シャーリイ・ジャクスン**の短篇「くじ」にしても、過敏に反応するタイプと「ぴんとこない」タイプがいるようで、わたしは確実に後者である。深沢七郎の「楢山節考」もいまひとつ迫ってこない。深沢作品では「**月のアペニン山**」や「**極楽まくらおとし図**」のほうが衝撃が大きい。

私的なリストを幾つか挙げておくと、短篇では井上靖「補陀落渡海記」、**吉村昭**「**星への旅**」、**フラナリー・オコナー**「善良な田舎者」、ホーソーン「牧師の黒のベール」「ウェークフィールド」、長篇ではハーバート・リーバーマン『地下道』（角川文庫、１９７４）、クレイ・レイノルズ『消えた娘』（新潮文庫、１９８９）、レズリー・グラント＝アダムソン『偽りの旅路』（扶桑社ミステリー、１９９６）あたりがとりあえず思い浮かぶ。**別役実**の童話で、小父さんが可愛らしい潜水艦を作って海中に潜ったまま二度と浮上してこなかったという恐ろしい話があって、再読したいと願っているが題名すら分からない。

【イヤミス】

東京創元社が発行する雑誌『ミステリーズ！』の2012年4月号（52号）の特集は〈イヤミス読本――いまブームの〝イヤミス〟を堪能する〉となっていて、同書で書評家の大矢博子はイヤミスを「イヤな登場人物、イヤな描写、イヤな事件。感情移入できず読んでいてイヤになるような、けれど読み始めたら止まらないミステリ」と定義している。

たんにイヤな気分にさせれば良いといったわけではなく、作者が提示する残酷さや辛辣さを、読者があえてマゾヒスティックに楽しむといった構図が形作られる必要がある。そういった意味では、読者を突き放しているようでいて案外と作者は読者と共犯関係にあると思われる。予想外の温もりに包まれたジャンルだと感じられるのだ。

大矢によれば、2011年後半からこのジャンルはブレイクし、沼田まほかる『九月が永遠に続けば』と真梨幸子『殺人鬼フジコの衝動』が発火点となったらしい。その理由について、彼女は9・11との関連を指摘する。そして「……今イヤミスが好まれるのは『世の中はキレイゴトばかりじゃないことを震災で痛感した』というのがきっかけのひとつだったと推測している。と同時に、人間のイヤな面をフィクションとして楽しめるというのは、心が日常を取り戻している証拠だと思う。実際、沼田まほかるや真梨幸子の文庫は大阪や名古屋など、被災地から遠い都市部で最初に火がついたという」と書く。

震災が起きてしばらくしてから、ラジオ局に呼ばれて「不謹慎」をテーマに喋ったことがある。自粛ムードが世間に流れていたことを受けてのラジオ番組であった。自粛や不謹慎といった言葉が横行することへの反動としてイヤミス的なものが浸透していったと見ることは可能なのかもしれない。ただし個人的には、イヤミス的な悪や歪みや醜さの描写はあたかも「**根源的なもの**」を垣間見たかのような満足感を覚えさせるところに重点があると思っている。イイ話や美談、ハッピーエンドはどこか欺瞞や薄さを感じさせるが、イヤミス的なものにはもっと心の深淵に触れたかのような錯覚を与えるところがある。言い換えるならば、通俗小説の筆致で書かれた純文学といった趣が世間の辛気くさいムードと上手く嚙み合ったのではないか。もちろん、「予想外の温もりに包まれたジャンル」という側面も重要だろう。

イヤミスを**トラウマ系**ミステリと呼んでも何ら差し支えはない。

〔根源的なもの〕

わたしが精神科医になった理由のひとつは、患者の言動を通して人の心の根源的な何かを垣間見ることが出来るのではないかと期待したからであった。狂気が精神の極限状態であると仮定するならば、そこには心の深淵がさらけ出されているのではないかと予想したわけである。しかしそんな予想はむしろロマンティックな夢想と称すべきなのだった。故障したエンジンから生ずる異常音に耳を傾けても、物理学の根源とでもいうべき秘密が聴き取れるわけではない。故障の箇所がどこなのか、故障の程度はどれほどなのか、そうした見当がつくだけだろう。わたしは心の修理屋にはなったけれど、修理作業を通して深遠なるものと邂逅することはなかった。せいぜい心には壊れやすい部分があり、また壊れるにも一定の癖やパターンがあると知っただけであった。

殺人を犯した精神障害者とも多数接した。いかなる理由、いかなる経緯であれ、人を殺したことは（意識しようがしまいが）内面に何らかの決定的な変化をもたらすのではないか。そんなことを考えていたものだが、そうした予想も覆された。総じて人を殺すと殺人者の側はどこか微妙に雑駁というか粗雑な存在と化してしまうようにも見えるのだが、むしろわたしの心にバイアスが生じているだけの可能性が高い。

ここでいきなり話が跳ぶ。

中学生の頃、友人の家に遊びに行ったら友人の父親が在宅していた。気さくな人物で、いろいろ面白い話をしてくれる。やがて、話の流れは忘れてしまったがその父親の書斎に案内された。机の上にはおそらくライカだったのだろう、古いカメラが2台置いてある。どちらのカメラも故障しているのだが、ダメージが少ないほうのカメラを生かすことにして、もう1台から部品を抜き、2台の壊れたカメラから1台の使えるものを作り出そうとしているのだという。そして友人の父は楽しげに言った、「こういう方法を**共食い**って言うんだよ」。

なるほど同じ型のカメラから部品を抜いて組み立てるのだから、共食いという表現は当たっている。だがそのとき、陽気な顔の彼からさりげなく発せられた「共食い」という言葉は、そのさりげなさゆえにかえって酸鼻なものとわたしには感じられた。ぞっとした。心の底からぞっとした。誇張するつもりはないが、まぎれもなく根源的な不快感といったものをそのときわたしは感じたのだった。こうして当時を思い出しながら書き綴っていても、やはりぞっとする。

［共食い］

アメリカザリガニはしばしば共食いをするという。しかも仲間から狙われがちなのは脱皮直後だという。脱皮という営みは、大いに心身を消耗させるのだろう。その直後はきわめて無防備な状態にある。脱皮していささかぼんやりとしている瞬間を狙って、飢えた仲間に襲われるらしい。

何とあさましい生き物なのであろうか。共食いなる行為には、それこそ根源的な卑しさとでも称すべき要素が内在している。共食いをすることによって、自分もまた食欲の対象以上の存在ではないと宣言しているのである。欲望に盲従し、己の尊厳を自ら否定している。

精神科の外来には、たとえばある種の**パーソナリティー障害**者のように、きわめて不快な態度を示す人々が訪ねてくる場合がある。憂さを晴らしたいだけなのか、八つ当たりなのか、とにかく精神科医に「突っかかって」くる。こちらとしては、心を病んだ状態なのだから仕方がないと割り切れるか。そうとは限らない。こちらもまた嫌味を言ったり、よそよそしい態度を取ったり、やり込めたりすることがある。

そんなときの自分を思い返してみると、あれは共食いに近い振る舞いであったと気がつくのである。相手の不快な態度は、実はそれにそっくりな部分が自分の中にも潜んでいる。オレは理性や分別でその嫌な部分をどうにか押さえ込んでいるというのに、いくら病んでいるとはいえふざけるな！　といった気持になってしまうのである。そのとき自分と相手との区別は消失し、自ら人としての尊厳をかなぐり捨て、根源的な卑しさにアクセスしてしまっている。もはや取り返しがつかない。

精神科の**診察室**がどこか不気味であるとしたら、それはそこが潜在的な共食いの現場であるからなのだろう。

【共依存】

人を「社会という文脈に生きる存在」と見做すとき、精神科的には共依存という概念の理解が必須となる。

さまざまな定義があるが（それくらい曖昧な概念でもある）、あえて書き記すならば、《お互いにうんざりしつつもなお、あれこれと理由をつけてはその腐れ縁を解消しようとしない奇妙な関係性を指す。腐れ縁を維持する必要性が、一見したところでは窺い知ることが出来ず、そのため当事者が言うことと実際の振る舞いとが食い違っているところに人間としての複雑さを実感させる》。

実例を挙げてみよう。夫は**アルコール依存症**の駄目男で、酒を飲んではしょっちゅうトラブルを起こすし、酔って妻に暴力を振るったりもする。最低なのである。そんな男に連れ添っていれば、妻の人生は目茶苦茶である。苦労は絶えず、将来もない。悲しみと絶望と**孤独**感に彩られた毎日に違いない。そういった夫婦がいるとして、冷静に考えれば妻はさっさと離婚して逃げ出したほうが賢明だろう。夫に義理立てなんかする必要はない、いずれ共倒れになってしまうだろう。

このような夫婦はすぐに離婚してしまうか。そんなことはない。夫の側にはメリットがあるだろう。妻はトラブルの尻ぬぐいをしてくれるどころか生活を支えてくれさえするのだから（にもかかわらず夫は妻のことを、説教がましくて鬱陶しい女だなどと罵倒することが多いが）。けれども妻のほうはどうか。損をするばかりである。傍から見れば、いいように利用されているだけである。そのことに妻は気づかないのか。腹は立たないのか。

つまり、一見した限りでは妻がひたすら損な役割を負わされているだけであって、なのにどうして彼女が現状に甘んじているのか理解が出来ない。彼女から相談をされたら、「あんなろくでもない男とはさっさと別れちまいなよ」としか答えようがない。歯痒いことこの上ない事態というわけである。

でも実際には、妻のほうにもメリットはあるのだ。どうこう言っても、妻は夫に「必要とされている」。彼女は、「わたしがいなかったら、あの人は破綻してしまう。わたしこそが最後の砦なのだ」と思うことが出来る。それをアホらしいと感じる人もいれば、ある種の生き甲斐とか矜持に近いものとして実感する人もいる（後者のように感じることと自体に病理性があるのかもしれないし、人として無理からぬことと考えるかは議論の分かれるところだろう）。自分が誰かに必要とされていると実感することは、どうやら理性で考える以上に大切なことのようである。そのような形で自分に生きる意味や価値を言い聞かせねば正気を保てないほどに、しばしば我々は不安な存在なのである。だからイジメによって相手を本気で傷つけたいのなら、いかに相手が誰からも必要とされていない存在かを思い知らせるように演出を重ねていくことが効果的だろう。

他にもメリットはある。たとえば彼女の子ども時代に、父親がやはりアルコール依存症だったとする（こうした一致はかなり頻度が高い）。彼女は父の姿を見てうんざりし、またひどい目にも遭わされる。だから将来結婚するとしたら金輪際アルコールを飲むような男は選ぶまいと決心する。だが大人になってみれば、嫌であった子ども時代の父の姿は懐かしさに彩られる。人は馴染み深いものに惹かれるのである。やはりアルコール依存傾向の人物のほうに親近感が湧く。それに、父親との関係性を思い起こしてみれば、このままでは負け犬に終わってしまいそうな気がする。今度こそアルコール依存の人間と一緒になり、しかも彼を立ち直らせてこそ、やっと人生に決着がつくのではないか。

と、そんなことまで考えてしまう。　親近感とリベンジへの欲求が過去の悪夢を再現させてしまうわけである。

あるいは、平和だが平坦な日常よりは、あたかも不幸に見えるけれども波瀾万丈な毎日のほうが心の隙間を埋めてくれるかもしれない。**空虚感**に悩むよりは、よほど**充実感**を覚えられると思う心性もあるのだ。そこにはマゾヒスティックな充足や、不幸ゆえの屈折した優越感があるのかもしれない。生育過程で背負い込んだ何らかの罪悪感を打ち消すための儀式として機能しているかもしれないし、自暴自棄の快感に近いものが潜在しているのかもしれない。さらに、いったんこのような関係性にはまり込んでしまうと、そこから抜け出すためには多大なエネルギーを必要とする。(たとえ不幸といえども)慣れ親しんだものと決別して、あらたに人生を設計し直すことは容易ではない。理屈では「このままではマズイ」と分かっていようと、現状に甘んじたほうがよほど楽なのである。往々にして、それほどに人間は弱い。

こうして腐れ縁は延々と持続していく。2人は閉じた宇宙に生き、ただしその生き方はさながら「**共食い**」である。健全さとは程遠い。

[平穏無事]

共依存を持続させる要因とは、**無意識**に潜む倒錯した論理ということになるのかもしれない。いや、それは論理と称するほど大それたものではなく、むしろ思い込みに近いものでしかないだろう。

別役実（文）と玖保キリコ（絵）との共著『現代犯罪図鑑』（岩波書店、１９９２）には、こんな記述がある。

ある種の人間は、理由なく「何もしないでいる」ことが出来ない。理由なく「何もしないでいる」と、それだけである罪悪感にとらわれ、苛々させられるのである。従ってその種の人間は、「何もしないでいる」間中、何故「何もしないでいる」のかということを、「言いわけ」として自分自身につぶやき続けることになる。そしてこの「言いわけ」が、時として「何もしないでいる」ことへの極端な見せしめのように作用して、「最悪の手段」を選択してしまうことがある。この彼の思いついた「窃盗」が、まさしくそれであった。

これはなかなか鋭い意見である。破滅指向に潜む心性のひとつを上手く説明している。そして臨床家のわたしとしては、「何もしないでいる」の部分を「平穏無事に生活している」と言い換えたくなるケースとしばしば遭遇する。共依存もまたそうしたケースに近い。

彼らは「平穏無事に生活している」のが不自然な状態であり、あたかも自分の運命から逃避し卑怯に振る舞っているかのように思い込んでいるフシがある。言い訳をする位なら、いっそ**共食い**めいた関係性で苦労するほうがよほど気楽だと考えているように見えるのである。

「平穏無事に生活している」ことを当然至極としてそのまま受け入れられる者は幸福である。平穏無事や安定など身の丈に合わぬと思い込んでしまうような不幸な成育史を負わされた人間は、驚くほど多い。

【東郷青児】

自分が自分であることへの言い訳として、過剰に俗物として振る舞わなければいられない人たちがいる。俗物に伴いがちな分かり易さが、何らかの安心感につながるのだろうし無力感を払拭出来るのだろう。あるいは居直りにも似た心情が込められてもいるのだろう。しかしそのために本来の自分らしさから隔たっていってしまい、その不安を誤魔化すためになおさら俗物として振る舞ってしまう。そのような人が作家であったなら、玄人受けを狙うよりは、1年間に出版した本の冊数の多さにこだわるかもしれない。自身がマスコミへ露出することを嬉しがるか、さもなければグループのボス的なところに収まって賑やかな日々を送りたがるのではないか。

東郷青児という洋画家がいた（1897〜1978）。淡く儚げな筆致で、デザイン化された（それゆえにステレオタイプな）乙女の絵を描きまくった。レースのカーテンや、フランス人形の飾られたアップライトのピアノ、カバーのついたドアノブや甘すぎるケーキなどとマッチする昭和テイストの抒情画であり、吉祥寺のボア、自由が丘のモンブラン、成城のアルプス、横浜のフランセといった洋菓子店の包装紙にも彼の絵は印刷されていた。通俗ではあるが、当時はハイセンスなものと受け取られていた。

フランス留学から帰ってきた頃は未来派や超現実派の影響を受けた佳作を発表していたものの、次第にステレオタイプな乙女画の拡大再生産へと突入していく。戦後には二科会を乗っ取る形でボスとして君臨し、あざとい宣伝やタイアップ、マスコミへの話題提供や芸能人枠の設定などによって二科会を発展させていく。著名な洋画家であると同時に「遣り手」として画壇にも勢力を振るうが、芸術家としての価値は下降線を辿り、いよいよ俗物としての存在感を際立たせていく。

有名にはなったし、金も権力も手に入れた。だが、画家としては裸の王様状態にある。そのことを本人は自覚していた筈である。けれども今さら引き返せない。東郷青児の軌跡を辿っていくと、そんな心の痛みがひしひしと伝わってくるのである。あえて言うなら、彼は「俗物であること」と**共依存**の関係にあったと考えても良いだろう。

東郷は熊本へ旅行中に急死する。80歳というのに腹上死だと噂された。加齢による心身の衰えに伴って俗物性という鎧が失われていく「よるべなさ」――それを味わうことなく死ねたという事実を、せめてハッピーエンドと呼びたいものである。

【七光会】

人間観察の対象として、**東郷青児**はきわめて興味深い。同時に、彼の娘である東郷たまみ（1940〜2016）もまた興味をそそる人物である。

画家として知られる彼女は、16歳にして二科展へ初入選している。30歳で二科展金賞、35歳で二科展内閣総理大臣賞を受賞。父親とは無関係の画歴であった筈がない。もっとも彼女自身、そのことをしっかり自覚していた。初入選した年にたまみは歌手デビューをしている。彼女なりの反抗であったのだろうか。服部良一にレッスンを受け、同じレッスン仲間であった水谷良重（水谷八重子の娘）、朝丘雪路（伊東深水の娘）と三人娘を結成し、1956年11月29日、日比谷日活ホテルでお披露目をしている。服部は彼女たちをドラネコ・シスターズと呼んでいたが、東郷らは自らを「七光会」と名乗った。全員が親の七光りでデビューしている、と**自虐的**なネーミングをしたわけである。

七光会は数年で自然消滅し、またグループとしてレコードを吹き込んだわけでもない。もっともその後の3人は健闘した。1960年の『ミュージックライフ』誌の人気投票で女性ボーカリスト部門を見ると、4位が水谷、5位が朝丘、16位が東郷となっている（因みに、1位は江利チエミ、2位がペギー葉山、3位は雪村いずみ。28位がナンシー梅木）。しかし結局たまみは絵の世界に戻り、七光りと呼ばれようとも画家の道を貫いたわけである。その精神の強靭さに感心すると同時に、彼女の作品もまた（父とは別のスタイルだけれども）ステレオタイプな女性像の**反復**であるところに眩暈を感じるのである。

なお、東郷青児の画風をそっくりそのまま受け継いでいるのは娘ではなく、安食一雄（1936〜2015）である。1953年に東郷青児に師事、1976年に二科会青児賞を受賞している。この人の作品を調べてみたところ、クローンさながらに師の作品そのままなのである。サインがなければ見分けがつかない。彼なりにどのように画家としての自分を規定し、またどのように自尊心と折り合いをつけていたのか。安食もまた、興味をそそってやまない人物なのである。

【自虐的】

自虐的であることは、一種の過剰適応と見ることが出来るだろう。当人は先回りして自分の欠点や弱みをさらけ出し、**不幸の先取り**を図る。いわば時間を早送りして、一刻も早く心の平和を得たいのである。あれこれとエピソードを重ね、時間の経過とともに至るであろう心の安定と平和の境地に、手っ取り早く辿り着こうとしている。だがその性急さが周囲を当惑させ、またドタバタ喜劇を連想させる余裕の無さが失笑を買う。適応を切望しつつ、自らそれを崩してしまうパラドックスがそこには潜在している。

自虐的であることをマゾヒスティックであることと混同すべきではない。確かに自虐的に振る舞うことは被虐指向と映る。だがそれを本人は快楽と思っていない。不安と焦燥とが結果的に自虐性を成り立たせるのであり、そこには適応への切実な希求を見て取るべきであろう。

ただし、自虐的な心構えはしばしば形骸化する。癖になる。そこが誤解の原因となる。自虐性には**自己愛**と称すべき成分が（おそらく80%以上）含まれているに違いないが、形骸化した自虐性は自己愛成分がさらに濃縮していく。そのために「鼻につく」。なお、自虐性に含まれる自己愛以外の主要な成分は、無力感と怒りということになろうか。自己嫌悪を指摘する向きもあろうが、自己嫌悪がいささか「あざとい」形で行動化すると、自虐的になるのではないか。

いわゆる私小説と呼ばれるものは、自虐的な精神をいかに芸へと高めるかを試みている小説に思える。だから私小説では、遅かれ早かれ自虐的な精神が形骸化し、読者との馴れ合いじみた性格を帯びていく。その独特の甘ったれたトーンが美味しい。わたしは私小説が大好きである。

[不幸の先取り]

不幸の先取り——つまり、予め小さな不幸を自主的に引き受け、その代わり大きな不幸は勘弁してもらおうという迷信めいた思考である。常にそんな思考に囚われていたら、世間の流れに適応なんか出来まい。だから病的ということになる。

神経症はストレスによってもたらされるというのが一般的な理解であろう。だが、そのような直接的な因果関係に基づいて発症するケースとは別に、想像上の不幸（それはもはや強迫観念に近いだろう）を未然に防ぐべく神経症という「しょぼい」症状を以て不幸の先取りをしているケースも存在する（2回連続して凶を引き当てる確率は低いだろう、といった類の発想に近いのかもしれない）。

後者のようなタイプの神経症はなかなか治らない。だって彼ら患者にとって神経症は不幸に対する護符として作用しているのであり、治ったらそれと引き換えに（想像上の）「本当の不幸」が訪れてしまうかもしれないのだから。患者本人は困りつつもなお、どこか治りたがっていないように映ることがあるのも無理からぬ話である。

ところでわたしは子どもの頃、母親がある日いきなり**盲目**になってしまうのではないかという強迫観念に取り憑かれていた時期があった。今から考えると、その時期にわたしはかなり神経症的になっており、それはおそらくその症状の苦しさを「母が盲目になってしまう不幸」の先取りないし護符と自覚していたからのように思われるのである。

【不幸と幸福】

精神科治療は何を目指すのか。病気を治すことだろう。しかし、風邪が治るようにけろりと治るとは限らない。後遺症が出たり、治すというよりもコントロールを図っていくことしか方策のないケースもある。人生相談なのか精神科医療の問題なのか判然としないケースも少なくない。

むしろ、本人なりの幸福をオーダーメイドの形で個別に考えていくことが重要となってくるのである。だが、不幸に見えても結局はそのほうが当人としては安心感を覚えられたり気楽だったりすることはいくらでもある。傍目には幸福と映っても、その幸福が破綻することを恐れる余りに常に**不安感**につきまとわれたり、当人が望む幸福と世間一般がイメージする幸福とが一致するとは限らない。したがって、先入観を排して本人にとっての幸福を見極めていく作業が必要となる。

でも当人が考える幸福が、世間常識とあまりに食い違っていたらどうするか。**自殺**を望んだり、似ても似つかぬタレントそっくりに**美容整形**をすることを望んだりしたらどうするか。精神科医として、その気持を一応は受けとめる。悩みを尊重する。ただし、あとで気が変わっても引き返せない事案（死とか整形とか）については性急な判断はするなと伝えるだろう。同時に、相手の判断能力が精神疾患や環境・状況によって曇らされていないかを吟味するだろう。さらに、家族や周囲の人間への影響についてあらためて考えてみるよう当人へ促すだろう。

それでもなお相手が己の主張を貫こうとするなら、「あなたがこだわる気持は、わたしなりにある程度見当がつくけど、今のあなたは正直なところツイてない状態だと思うんですよ。そんなときの判断や決断は、ますます悪い結果を招くのが相場です。ご自分でもそこは薄々見当がつくでしょ？」と、むしろ「生活の知恵」といったニュアンスの意見を述べるだろう。そして「医者としての長い経験から申しますけど、あなたに少しでもためらう気持があるとしたら、保留にしたほうが賢明だよ」と小さな声で言い添える。その言い添えるタイミングや口調に、精神科医の経験や技量や人柄が反映する。ためらいがあるからこそ相手はわざわざわたしに告げている筈なのであり、その部分を梃子にして話し合いの余地が生じてくるのである。

〔幸福饅頭〕

巣鴨のとげ抜き地蔵通り沿いに、洗い観音で有名な高岩寺がある。ここの境内に団子屋の屋台があり、1本100円の素朴な串団子を売っている。名称が幸福だんごで、「しあわせ」だんごと読む。あまりはっきりした「いわれ」はないらしい。

世の中には人工衛星饅頭だとか切腹最中といった奇態な菓子があるのだから、幸福饅頭や幸福最中、幸福煎餅や幸福羊羹といったものもきっとあるに違いないと考えて調べてみたら、案に相違して見つからない。

それには理由があるだろう。テーマが「平和」であったならその象徴が鳩で、鳩の形をアレンジすれば平和饅頭の類はいくらでも作れる（饅頭を鳩の形に似せたり、鳩の絵の焼き印を押したり）。だが「幸福」をシンプルに図像化することは難しい。笑顔や花束やハートマークによってハッピーな雰囲気は伝わるものの、必ずしも「幸福」という一語に収斂するわけではあるまい。

幸福のイメージの曖昧さが、幸福饅頭の出現を阻止しているというのが当方の推測である。ただし千葉県花見川には幸運せんべいというのがあって、しかし見た目はごく普通の煎餅である。袋に大きく幸運という文字が印刷されているところはインパクトがあるが。もともとは甲運せんべいと称していたそうで（おそらく、甲府市にあった甲運という知名に由来している）、それを同音の幸運に代えただけという。

【目標としての自己実現】

心理学においては、幸福といった曖昧な概念よりは**自己実現**といったものを重視するようである。すなわち自分に潜在する可能性を存分に発揮し、**充実感**を覚え、自分らしさを際立たせて自尊心を満たした状態を目指すわけである。非常に前向きで建設的な発想といえるだろう。自己実現が叶ったら、おそらく生きる意味が分かったような気分になるだろう。

ならば誰もが自己実現を望むのか。自己実現を本気で目指せば、それは自分の能力や可能性と露骨に向き合ってしまうことでもある。分を弁えざるを得なくなったり断念したり、あるいは努力が結果に結びつかない現実を知ることにもなる。身も蓋もなく、夢も理想もなくなってしまいかねない話なのである。

自分の限界を思い知らされるくらいなら、自己実現への努力などしたくないと思う者は多い。臨床経験から、それは痛感している。あるいは、気の毒なことに、努力の喜びを知らない者も多い。彼らは自己肯定は望むものの、自己実現は事実上望まないのであり（むしろ怖れているというべきか）、そのほうがよほどニンゲンらしいのかもしれないと思いたくなる瞬間は多い。

［路上に落ちている食べ物］

道を歩いていて、足下に食べ物が落ちていると物悲しい気分になる。おそらく、食べ物が食べ物として**自己実現**することなくこの世界から退場していかねばならない姿を、ありありと目にしているからなのだろう。

［キャラ］

自己実現においては、自分らしさが重要なポイントとなるだろう。自分らしさを欠いていれば、それはどこか**違和感**に彩られたものに成り下がってしまう。とはいっても、本当の自分らしさ——すなわち唯一無二のものなど存在するのだろうか。自分らしさなど、所詮はいくつかのパターンに**分類**されてしまう程度のものではないか。そのパターンを換言するならキャラということになるだろう。キャラクターではなく、かなり紋切り型な類型としての「キャラ」である。

負け犬とか、何をやってもイマイチとか、永遠のパシリとか、いじられ役とか、おどけ役とか、そういったマイナス・イメージのキャラですら、当人は嫌がりつつも人生のどこかでその役回りに馴染みを覚えてしまい、結果として芯までキャラに染まってしまう。諦めと不条理感と奇妙な安定感とを抱くに至る。

それぞれのキャラにはそれぞれに相応しい素質や資質があるのだろう。だが、偶発的な出来事や周囲の気まぐれ、外見、テレビや漫画等からの影響が、結果的にそのキャラへ向かうベクトルを決定してしまうこともあるのではないか。そして自らがそのキャラへ（知らず知らずのうちに）適応していくのではないか。そこには絶対性などあるまい。我々が漠然と信じている程には、キャラには根源的な要素などないのかもしれない。

［あだ名］

キャラに近いものとして、あだ名が挙げられよう。

ある人の行動特性や性格傾向に焦点を当ててそれをあだ名とするなら、それはそれであだ名と当人とが分かちがたく結びつくだろう。だが当人の氏名を縮めたり「もじったり」して造られるあだ名は、その人物の本質とは何の関係もない筈である。にもかかわらず、往々にして、そのあだ名は当人を上手く表現しているように感じられるのは不思議なことである。まさに言霊（ことだま）の作用ではないかと疑いたくなる。

高校の頃、武智という教師がいた。我々生徒は姓を音読みにして「ぶち」と呼んでいた。何となく斑犬（ぶちいぬ）とかマダラ模様の豚や馬を連想させる外見であったし、「ブチ殺す」とか「ブチのめす」などといった物騒な言葉にも親和性のありそうな教師だったので、このあだ名に我々は大いに納得していた。だが当人にとっては、実に不愉快な名称だったのであろう。誰かが当人の前でうっかり「ぶち」と口にしたら、たちまち張り倒されていた。無理もないと思った。

２０１３年4月23日に朝日新聞デジタル版で配信されたニュースの見出しは、《中学教諭、男子生徒に頭突き　あだ名で呼ばれ立腹　栃木》となっている。記事を引用してみる。

栃木県日光市教育委員会は23日、同市内の中学校で男性教諭が授業中に、あだ名で呼ばれたことに腹を立て、２年の男子生徒に頭突きをするなどして約１週間の怪我を負わせる体罰があったと発表した。

頭突きをするとは、まさに頭に血が上ったというわけだろう。いささか大人げない。

市教委によると9日の5時限目の授業中、教諭の名前をもじった生徒の発言に教諭が立腹。隣の教室に連れていき、頭突きを２回、胸ぐらをつかんで全身を黒板におしつけるなどした。

生徒は額に約１週間の打撲を負った。記者会見した前田博市教育長は「生徒の心身に傷を負わせたことを極めて重く受け止め、再発防止に努める」と話した。

この教諭の名前がどのようなもので、あだ名はどんなであったのかが気になって仕方がない。

【別名】

以前、自ら**多重人格**と称する患者がわたしの外来に通っていた。五重人格なのだが、どうも人格がきれいに分離していない。**解離**というよりもたんなる演技であると思っていたので、積極的な治療はせずに適当に話し相手をしていただけであった。

五重人格、つまり本来の姿を除けば他の4人にはそれぞれ名前が付いているのだけれど、いずれもヒロだとかマリだとか、まことに簡単な名前なのである。もっと凝った名前を付けたほうが**キャラ**立ちするだろうにと思いたくなる。だが、即興的に人格を増やしていったのだとしたら、凝った名前を考え出す暇などなかったのかもしれない。どうにもお手軽感に満ちた多重人格者なのであった。

【キラキラネーム】

さながらヤンキー的美学によって付けられたような異様なセンスの名前であり、「叶恋」と書いて「かれん」と読むような、（親の）安っぽく甘ったるい自己顕示と無教養な当て字に特徴がある。ドキュン（DQN）ネームとも呼ばれ、2000年頃から急増している。

命名研究家の牧野恭仁雄による『子供の名前が危ない』（KKベストセラーズ、201

2）はキラキラネームについて考察した良書であるが（牧野はドキュンネームやキラキラネームといった名称には揶揄や自画自賛のバイアスが加わっているとして、珍奇ネームという呼称を提唱している）、この本に興味深いエピソードが2つ紹介されている。ひとつは、性別が入れ替わったかのような名前を子に与えようとした母親の言葉である。「私たちの仲間では、男女さかさまの名前はとてもカッコよく見えるんです。みんなそう言っていますし、私もそういうカッコいい名前をつけたいんです」。なるほど、仲間うちの一時的な価値観を子どもの一生に対しても適用させてしまう視野の狭さは特徴的に思われる。

もうひとつは、

そしてさらに、私にはどうしても腑に落ちないことがありました。親たちがなぜこうした珍奇な名前をつけたいのか、全く誰も説明できる人がいなかったのです。あるいは、世の中の批判的意見にたいして、親の立場としての正当性を主張したり、反論をしたりする人がいてもいいはずなのですが、そうした人もほとんどいらっしゃいません。

なぜ珍奇ネームにかぎって、誰も、親としての意見を主張しないのでしょうか。

キラキラネームを与えるような親はおしなべて**言語化**能力が乏しく、それゆえにかえって「個性的な」名前を付けようと暴発気味の名前を捻り出してしまうのかもしれない。牧野は親たちの欠乏感や無力感への代償行為が、暴走族の威嚇的行為と同じレベルで発露されたものとしてキラキラネームを理解しているが、それには大いに賛成である。キラキラネームは深夜の国道沿いのラブホテルやファスト・フード店とよく似合う。

なお臨床場面における個人的な印象としては、**パーソナリティー障害**をベースとした抑うつや自傷系、**摂食障害**などの人たちにおいてキラキラネームに遭遇しがちである。ただしきちんと統計を取ったわけではなく、名前のインパクトゆえに当方の**記憶**に残りやすいといった事情があるのかもしれない。

【音波姓名学】

従来、姓名判断は字画数をもとに行われていた。しかし小林薫『いい名前 悪い名前——大脳生理学に基づく姓名判断の科学』（祥伝社、1978）の前書きには、このようなことが述べられている。

じつは、姓名（なまえ）には、画数では判断できない、科学的裏付けを伴った重大な意味が隠されているのです。それを解くカギは、姓名の〝音（おん）〟なのです。たとえば、「幸子」という名前には、「ユキコ」「サチコ」「コウコ」という三通りの呼び方をされるのが普通です。これを画数で占おうと、呼び方（音）が違うにもかかわらず、三人とも同じ運命をたどることになってしまいますが、現実には三人三様、ちがった性格を持ち、まったく別の人生を歩むはずです。

なぜなら、名前の〝音〟が、確実にその人の性格、ひいては運命を左右しているからなのです。

人は生まれてからすぐに命名され、毎日毎日、何度も何度も繰り返し、同じ名前を呼ばれます。そして、生まれるまではほとんど白紙の状態にあった大脳が、名前の〝音〟によってつねに刺激され、固有の性格が形づくられるのです。このことは、最近、著しい発達を遂げた大脳生理学でも証明されている科学的事実なのです。

といった次第で、名前の「音」について性格との関連をパターン化して姓名判断としている。

小林薫の息子である小林多助は父の方法論を引き継ぎ、『名前だけでわかる運勢判断』（主婦と生活社、１９９３）の前書きで以下のように述べる。

「名前は書くことより呼ぶことが多い」。この文章をどう感じられますか？　文字の読めない子どもにとって名前とは「呼び名」のことを意味しているのではないでしょうか。やさしい響き、力強い響きなど耳から入ってくる音の響きはそのままいつのまにか人物のイメージとなって感じられていきます。このごく自然な名前の響きを研究しているのが音波姓名学です。

音波姓名学というネーミングは、小林薫ないしはその配偶者でやはり姓名判断を行っていた小林三愛史によるらしい。**電波系**と混同されかねない名称ではないかと個人的には危惧する。

ところで**キラキラネーム**に関しては、耳で聞く限りにおいては「まとも」なケースが少なくない。そうなると、従来の画数によるものと音波姓名学、さらにはもっと別な姓名判断を動員しなければ運命を占うことは難しいのではないだろうか。

［音波砲］

ナチス・ドイツが開発した奇想兵器のひとつ。オーストリア・アルプス山中にあるローファ研究所で、リヒャルト・ヴァラーチェク博士が手掛けた。メタンと酸素の混合気体を金属容器の中で爆発させ、生じた振動波を直径3・2メートルのスピーカー様の放射器から照射する。振動波は50メートル先で1000MHzに達し、そこに人がいれば40秒間で死に至る。200メートル離れた場所でも、頭痛で相手は動けなくなるという性能であった。設備が大掛かりで、しかも殺戮能力も低く、実戦に使われることはなかった。

統合失調症の患者は**電波**による被害妄想を訴えることがあるが、低周波による振動や、音波による攻撃を訴えることもある。そして音波攻撃の場合、ナチスの音波砲（ルフトカノーネ）と、昔のジャズ喫茶にあったような大仰なオーディオ装置とを足して2で割ったような機械を漠然とイメージしているようである。

【超音波声優】

声優の**金田朋子**（1973年生まれ）のこと。小柄で童顔、さらに普段から甲高い「アニメ声」の持ち主で、ヘリウムガスを吸っても声があまり変わらないという。いわゆる天然系の**キャラ**で、突飛な言動で親しまれている。

逸話が多いが、彼女の音声を変換ソフトで処理する際にトラブルが生じ、原因を調べる過程で彼女の声には可聴域を超えた20kHz以上の超音波成分が含まれていることが判明し、以後、超音波声優という愛称が与えられることになった。

【電波ソング】

オタク文脈での内輪受け的要素を多く含有し、意味不明だったり下らなすぎる歌詞、中毒性のあるノリ、天然系の馬鹿馬鹿しさ、過剰なマニアックさやバランスの悪さなどで特徴づけられる歌を指す。アニメソングやゲーム音楽周辺の作品が主な対象。どこか突出し逸脱しているというニュアンスにおいて、**電波系**を念頭に命名された。

電波ソングには厳密な定義は存在せず、むしろ「これ、電波ソングじゃね？」と「発見」し認定するところに価値があり、ある種のコミュニケーション・ツールとも見なせよう。

［テレパシーの歌］

ギュンター・グラスの長篇小説『**ブリキの太鼓**』には、テレパシーの歌というものが出てくる。主人公のオスカルは、ほとんど耳には聞こえない叫び声（超音波？）によってガラスを割る特技を持っているが、その能力に目覚めたのは7歳半のとき、レンガの粉とカエルの入ったスープを無理矢理に悪ガキどもに飲まされ深い屈辱を味わった直後だった。

レンガの削り粉が歯にジャリジャリした。とたんに何かある行為への衝動を感じ、ぼくはマリーア通りの家々の窓とキラキラするガラスをじっと見つめて声を上げ、その方角に効果を狙って歌った。成功はしなかったが、テレパシーの歌の可能性はたしかに確信した。（池内紀訳）

試行錯誤の末に、「ほとんど声のない声」によってオスカルはガラスを割ることに成功し、遂にはその技術を自在なものとしたのだった。怒りから発した筈の能力は洗練され、こんな芸当すらこなせるようになる。

ぼくは給仕にからっぽの水飲みコップを持ってこさせ、そのガラスに歌でもってハートの形をくり抜き、そのしたに飾り書体で「ロスヴィータのみもとに　オスカル」と署名をつけ、彼女に贈ってよろこばせた。

大仰かつ間抜けで、優雅とは程遠いナチスの**音波砲**も、「テレパシーの歌」を歌うということになるのだろうか。

[精神病院]

2006年6月の精神保健福祉法改正により、精神病院は**精神科病院**と呼称されるようになった。精神病院という単語のイメージが**差別**的で、しかし他に適切な名称が思いつかなかったために苦肉の策として精神科病院としたのであろう。精神分裂病が**統合失調症**に変わったのはそれなりに成功であったと思われるが、精神科病院と言われても変化を見落としてしまいかねない。

精神病院という単語にまつわる独特の雰囲気を利用したものとして、ある一連の物語が、精神病院に入院中の患者によって語られた（あるいは綴られた）という形式の小説が挙げられるだろう。『**ブリキの太鼓**』は、「んン、そうとも、ぼくは精神病院の住人だ」という文章から始まり、語り手のオスカルが病室で書いた文章がそのまま『ブリキの太鼓』であるという構造になっている。大岡昇平の『野火』では、レイテ島での酸鼻をきわめる戦争譚がいったん途切れた後、「私がこれを書いているのは、東京郊外の精神病院の一室である」という文章で始まるエピローグ様の記述が始まる。戦中の出来事は精神病院で書かれたものであった、という構造を成しているのだ。

サリンジャーの**『ライ麦畑でつかまえて』**では、冒頭からホールデンは自分が入院中であると述べているが、そこが精神病院であることは最後にさりげなく明かされる。

セバスチャン・フィツェック『治療島』（柏書房、2007）、デニス・ルヘイン『シャッター・アイランド』、乾緑郎『完全なる首長竜の日』、あるいは首藤瓜於『大幽霊烏賊——名探偵 面鏡真澄』も趣向は近いか。いずれにせよ、最終的に物語を精神病院へと収斂させることで現実の不確かさや物語の欺瞞性、語り手の信頼性への疑惑などが立ち上がって来る。たまに用いるときわめて効果的な手法と言えるだろう。

そしてそうした手法を担保しているのは、①精神病者こそが真実を見抜いている人間ではないのか、②まともな人間であれば結局のところ世間よりも精神病院に生きざるを得なくなるのではないか、③世界と精神病院の内部とは陽画と陰画の関係にある——といった文学的ロマンとでも呼ぶべき発想ではないのだろうか。

［宇宙の缶詰］

前衛芸術家として活躍していた**赤瀬川原平**がハイレッド・センターと称するグループ

を結成していた1963年に発表された作品が「宇宙の缶詰（蟹缶）」である。

作品そのものはまことにシンプルで、蓋の開いたブリキの空き缶の内側にレッテル（オリジナルでは蟹缶のレッテル）が貼られ、再び蓋がハンダ付けで密封されるわけである。本来は外側に貼られるべきレッテルが内側に貼られていることで〈内部と外部〉との関係性が逆転する。缶詰の外部（すなわちレッテルが見える側）が宇宙であるという暗黙の前提を逆手に取ることで、「宇宙の缶詰」が成立するわけである。トポロジー的に見れば、ブリキの空き缶はリバーシブルな構造になっているという点に発見があったわけだろう。

精神病院に文学的ロマンを求める人たちは、病院の建物を宇宙の缶詰に見立てているということになる。

【マタンゴ】

本多猪四郎監督による1963年封切りの東宝映画。内容的には変身ホラーないし孤島もののサスペンスといったところか。子ども時代にこの映画を観て、その救いのなさから**トラウマ**映画として挙げる人も多く、ある種のカルト的な人気を誇る作品である。わたし自身は映画にあまりショックを受けた**記憶**はなく、むしろ貸本屋で借りた月刊誌『少年』63年9月号に石森章太郎（まだ石ノ森と改名する前であった）が読み切りの形で発表した漫画版における「尻切れトンボな終わり方」のほうに**不安感**を掻き立てられた。

ストーリーを紹介する。享楽的な若者や成金、歌手、人気作家たち7名を乗せた豪華ヨットが遭難し、深い霧に包まれた孤島へ漂着する。上陸した面々はやがて島の反対側の入江で難破船を発見するが、乗組員の影も形もない。難破船はどうやら科学調査船だったらしく、放射能による突然変異の標本として、マタンゴと名づけられた巨大キノコの標本が残されていた。

やがて2つの問題が発生する。ひとつは食料の調達が叶わず、漂流者たちのあいだで食べ物を巡る醜い争いが生じるようになったこと。もうひとつは、難破した科学調査船に住みついたところ、不気味な怪人が出没するようになったこと。この2つを軸に孤島という閉塞空間でサスペンスが盛り上がっていく。

結論を明かしてしまうと、難破船を**徘徊**する怪人は調査船の乗員たちで、マタンゴを食べてしまったがためにキノコ人間に変身してしまったその姿だったのである。そして豪華ヨットに乗っていた7人も、仲間割れから殺された者を除き、飢えからマタンゴを口にして次々にキノコ人間＝マタンゴに変身していくのだった。欲望に負けてマタンゴと化していく登場人物たちの姿に、観客は身につまされるような不快感を覚えざるを得ない。

この映画は、島から脱出しおおせた「たった一人の生き残り」である村井研二の回想という形式になっている。村井は精神科の病室（個室）に収容されており、鉄格子の中で異様な体験を語るという体裁になっているのだ。映画の最初は病室の場面から始まり、

「みんな僕をキチガイ扱いする」というモノローグが挟まれ、最後もまた病室へと戻る。村井の話を医者や看護婦は信じようとしていないが（だからこそ狂人として病室に入れられている）、実は村井もまたマタンゴを食べていた。ラストの場面で、とうとう村井の皮膚には腫瘍のようにキノコが噴き出し、キノコ人間へと変身していく。それを目撃して慄然としている精神科医。

すなわち、鉄格子の向こうで狂気は真実へと変わったわけで、それは取りも直さず鉄格子のこちら側における「正常」がぐらつき始めたことではないのか。と、そういった思わせぶりな印象を与えて映画は終わるのであった。

なお、村井が収容されていた病室は、むしろ**座敷牢**に近い印象を与えるセットとして作られていた。室内には机や椅子があり、さらにコーヒーを淹れたパーコレーターやカップまである。窓からは東京の夜景が望め、いっぽう病室と廊下を隔てる壁一面がまるごと格子になっていて、内部が丸見えになっている。格子を必要とするような患者であったなら、**自殺**の道具として利用されかねないガラス器具など病室に置かせる筈がないし、ここまでプライバシーが守られない部屋は牢獄に近い。だが、映画スタッフが想像した「精神科の病室」がこのようなものであったという事実は、イメージの考古学として特記されるべきであろう。

［マタンゴ（小説版）］

映画『マタンゴ』のストーリーはウィリアム・ホープ・ホジスンの短篇「闇の声」（『SFマガジン』1961年夏季臨時増刊号に訳出）を翻案したものだが、その仕事は主に『SFマガジン』初代編集長の福島正実が行っており、また彼の筆による短篇小説版「マタンゴ」が雑誌『笑の泉』1963年8月号に掲載されている。「闇の声」も「マタンゴ」も、『怪獣文学大全』（東雅夫編、河出文庫、1998）で読むことが可能で、小説版でもプロローグおよびエピローグに相当するパートは**精神病院**でのシーンである。参考までにエピローグから、若い精神科医がベテランの精神科医へ語る台詞の一部を引用しておく。小説では、村井はキノコに変身せず、すべてが彼の妄想であったかのような終わり方をしている。

「せっかく先生に来ていただいたけれど、ぼくは、あの患者は、回復の見込みはないと思いますね。ヨットで遭難して、仲間が五人死んで、彼だけ漂流してるところを発見されてこの病院にかつぎこまれたんです。あまりの孤独と飢えとで、発狂したんですよ。あのキノコの話を、壁をあいてに毎日くりかえすんですよ。かわいそうに」

若い医師は、切なげに首をふってみせた。

〔脳病院〕

精神科病院の旧称は**精神病院**であった。精神病院と呼ばれる以前には、癲狂院（てんきょういん）と称されていた。瘋癲病院という名称もあった。そのいっぽう、脳病院なる呼称も存在していた。どこかモダニズムを感じさせる響きがあり、しかしいかにもセピア色の古写真を見ているような雰囲気も伴う。１９９８年に文学界新人賞を受賞した落合春侑の小説『脳病院へまゐります。』は、昭和初期の「濃密な男女の情痴世界」をあえて旧仮名で綴った確信犯的作品で、ここにおいて「脳病院」は時代的なムードを醸し出す記号として用いられていた。

２０１３年に近藤祐『脳病院をめぐる人びと』（彩流社）という本が出版され、帯には「明治・大正・昭和と帝都東京における脳病院の成立と変転を辿り、都市と人間、社会と個人の軋轢の精神史を探索する」と謳われている。この書で、脳病院という呼称の誕生について手掛かりを得ることが出来たので紹介しておく。

明治31年から大正2年にかけて東京では名称に「脳病院」と付けられた精神科病院が次々に建設された。その背景には、精神病者監護法の成立（明治33年）によって精神疾患の患者を収容・治療する施設が商売として成立する条件が整ったことがあるらしい。では脳病院というネーミングはどこからきたのか。わたし自身、その点は以前から疑問に思っていたが、明治の新語として「脳病」が神経衰弱ないしノイローゼといった意味で登場し（樋口一葉や正岡子規も書簡や日記でその言葉を用いている）、その延長で脳病院という名称が登場した可能性があるらしい。となると、脳病院は「脳」の病院ではなくて「脳病」の病院ということになろうか。同書によれば、「いずれにしてもこの時期に誕生した新たな精神病者専用の治療施設のほとんどが、少なくともある時期に脳病院を名乗っていることから見て、「脳病院」という名称はある種の新規軸（ママ）なり流行となっていたと考えられる」。

さらに同書では、洋画家の石井伯亭が「田端の脳病院」の近くで絵を描いていたら入院患者の声が聞こえたという回想や、大正6年に二科美術展覧会に椿貞雄が「脳病院遠景」という題の油絵を発表した事実を受けて、「脳病院はこの時期、若い洋画家が画題とするほどに、新時代のハイカラな風物となっていたのかもしれない」と述べている。

【葦原将軍】

通俗的な意味合いにおいて「狂人」の典型的なイメージを提供した代表的人物が、葦原金次郎（1852〜1937）、通称「葦原将軍」であろう（蘆原、という表記もあり）。金次郎は金沢出身、櫛職人を営み手先の器用な人物であった。発病は24歳、**血統妄想**や誇大妄想的な言辞を呈し、明治15年（1882）には天皇へ直訴を試みて東京府癲狂院へ初回入院。明治18年に再入院以降は、東京府癲狂院が巣鴨病院と名称を変え、さらに移転して都立**松沢病院**となっても入院したまま天寿を全うした。50年以上を**精神病院**で過ごしたわけで、いわゆる**棺桶退院**（149頁参照）となった。

病名は**統合失調症**（早発性痴呆、精神分裂病）、進行麻痺（いわゆる脳梅毒）、慢性**躁病**など諸説がある。現在でも金次郎の脳はホルマリン漬けとなって都立松沢病院の資料室に保管されているが、これを分析しても現代の医学においては病名を特定出来ない。

金次郎が葦原将軍と呼ばれていたのは、自らを将軍と名乗り、ボール紙で作った大礼帽やコートを改造した軍服、張りぼての大砲などで悦に入っていたからで、日露戦争と歩調を合わせるように妄想はエスカレートしていった。当時は院長の呉秀三が病院の宣伝のために見物人や新聞記者との面会を自由としたため、金次郎は勅語を紙に書いて売りつけたり、記者には問われるままに突飛なコメントを発しては人気を得ていた（かつては金次郎のような人物に面白半分にコメントを求める風習がマスコミにはあったようである。わたしの知る範囲では、昭和30年代においては裸の大将として知られる**山下清**がその役を担っていた）。乃木将軍が病院まで面会に訪れたことがあり、それほど金次郎はトリック・スターとして人口に膾炙していた。

平成24年、わたしは古本屋の目録に葦原将軍の勅語が出品されているのを目にした。一瞬、心が動いたが価格は5万円を超え、しかも本物の証拠もないので買うことは控えた。が、やはり心残りではある。

ところで、『白天録』という非売品の本がある（1969）。呉秀三門下で、1919

〜1925年まで松沢病院に勤務した加藤普佐次郎医師の追悼本で、彼の論文や原稿および追悼文が載せられている。加藤は作業療法を取り入れた人として知られており、人情味あふれる人物だったようだ。腹話術の名人であったという証言もある。
この本に「蘆原将軍とその周囲の人々」という加藤の文章が収録され、そこに将軍の勅令がどのようなものであったか紹介されている。いくつか引用してみよう。

印度自治国総長ヲ置キ「ガンディー」ヲ以テ之レニ任ス
大正拾弐年弐月拾日　　蘆原将軍
ガンディー殿

日本人　片山潜
露国大統領ニ任ス
大正拾弐年壱月拾日　　蘆原将軍

世界大学者「アインシュタイン」博士東北帝国大学理学部長就任ノ件許可ス
大正拾壱年壱月拾日　　蘆原将軍
文部大臣　鎌田栄吉閣下

文部省在外研究生一名ニ就キ三人宛ノ仏蘭西巴里美人結婚ノ件許可然ル可ク候事
蘆原将軍
大正拾弐年壱月壱日
文部大臣　鎌田栄吉閣下

ことに最後の勅令は、個人的にはナイスという他ない。

［天才と狂人の間］

作家、杉森久英が昭和37年に発表した伝記のタイトルが『天才と狂人の間』である。本来はノンフィクションの筈だが、同年上半期の直木賞を受賞している。率直なところ、ノンフィクションとしては詰めが甘かったり誤りが多く、いっぽう人物伝としては平坦な書きぶりの凡作である。それでも「若き天才作家」「文壇の寵児」として一世を風靡した青年作家・**島田清次郎**（1899〜1930）についてのほぼ唯一の評伝として長い間存在感を保ってきた。

［島田清次郎］

石川県出身、通称・島清。義務教育ではきわめて優秀な成績を収めるも、実家の窮乏や親族とのトラブルから最終学歴は金沢商業学校中退という冴えないものとなっている。ただ、在学中にはドストエフスキーやトルストイに感化を受け、同人誌活動にも熱心であったし弁論大会でも優勝を重ねていた。『萬朝報』の懸賞小説に当選し賞金10円を得た（1916）ことを皮切りに理解者が現れ、幸運にも1919年、生田長江の推薦により新潮社から『地上／第一部・地に潜むもの』が出版される。内容は自伝的な青春小説で、菊池寛の絶賛もあって当時としては破格のベストセラーとなった。『地上』は第四部まで書き継がれ、最終的には総計で50万部を超える売れ行きを示した。20歳そこそこで島田清次郎は天才作家として金も名誉も手にすることとなった。

しかし彼の言動は傲慢かつ誇大的で礼儀を欠き、ときに奇矯な振る舞いさえ見せ、次第に敵を多く作っていく。海軍少将の令嬢（島田の熱狂的なファンであった）を誘拐・監禁したのみならず凌辱までしたというスキャンダル（1923）が生じたことを契機に、島田の人気は一挙に下落する。なおこのスキャンダルは、むしろ海軍少将令嬢の舟木芳江の性格にかなり問題があったがために生じたものと思われ、また日頃の島田の尊大な言動がマスコミによって意趣返しされた面も大きい。

地に墜ちた島田は、たちまち困窮する。言動もますます常軌を逸し、1924年7月警官に保護され、精神鑑定により早発性痴呆（**統合失調症**）として巣鴨の保養院へ強制入院をさせられたのだった（以後退院することなく、1930年4月29日に肺結核にて死去。享年31）。若き天才作家が精神疾患を発して入院となったわけで、まさに天才と狂人は紙一重と世間に納得させることになった次第である。

杉森久英の『**天才と狂人の間**』においては、巣鴨の保養院で島田は葦原将軍と一緒であったと述べられ、以下のような記述がある。陸軍軍医学校の生徒・安田常男が入院中の葦原将軍へ会いに行く場面である。

> 安田軍医生徒が恭しく御前に伺候すると、蘆(ママ)原将軍は厳かに立って、一枚の辞令を手渡した。それは一枚の半紙で
>
> 勅　語
>
> 今般陸軍大臣ヲ命ズ
>
> 帝国議会撃攘ノ事
>
> と書いてある。墨痕鮮やかな達筆なので、退出してから係の医師に
>
> 「蘆原将軍は学問のない男と聞いていたが、なかなかうまい字を書くじゃないですか」
>
> と言うと、
>
> 「ああ、それは侍従の島田清次郎が書いたのです」
>
> 「島田清次郎ですって？」
>
> 金沢人の軍医には、島田清次郎の名前は親しいものだった。
>
> 「将軍のすぐ側に、若い男が一人、恭しく侍立していたでしょう。あれが島清です」

そういえば、古びた絣の着物を着流しにした、顔色の青い、瘦せて貧相な男が立っていた。

——あれが天才のなれの果てか。

軍医は感慨を催した。

島清ミーツ葦原将軍という取り合わせは相当にドラマチックで、古本屋の目録に出ていた勅語に食指が動きそうになったのは「島田清次郎の筆になるかもしれない」などと考えたせいでもあった。しかしこのエピソードはまったくの出鱈目で、杉森が府立巣鴨病院（都立**松沢病院**の前身）と明治34年開設の東京精神病院（巣鴨にあり、明治39年に保養院と改称）を混同したことによる。因みに、大正2年には巣鴨脳病院（開設者は呉秀三門下の石川貞吉で、治療には**フロイト**の精神分析をも導入していたらしい）が設立され、紛らわしい名前が並立していたことは事実なのである。

島清が葦原将軍の侍従だったという与太話が嘘であったのを知ったのは、精神科医・風野春樹による評伝『島田清次郎——誰にも愛されなかった男』（本の雑誌社、2013）で教えられたからである。この本は膨大な資料に当たっているのみならず、島田清次郎が**精神病院**へ入院した後の様子についても調査を行った労作で、今後よほどの資料が発見されない限り、この本を超える島清の評伝は現れないだろう。

〔我れ世に敗れたり〕

島田清次郎の出世作であり当時の大ベストセラー『地上／第一部・地に潜むもの』は、ネットの青空文庫で読むことが可能である。なかなか堂々とした文章で、もし自分が20歳のときに友人から「これ、オレが書いたんだけどさ」と見せられたら驚嘆したのではないだろうか。早熟の才能であることは確かで、ただし個人的には潤いと閃きを欠いた作品に思える。もっと言い方を変えるなら、自意識過剰でエネルギッシュな田舎者の文章といったところか。でも当時の立身出世のムードに浸された若者たちの琴線に触れたであろうことは想像がつく。

島田が強制入院をさせられたのは1924年7月31日であったが、それに先立つ1923年10月に長篇『我れ世に敗れたり』を彼は脱稿していた。だが翌11月、新潮社は原稿の受け取りを拒否する。これによる精神的ダメージは島清の病状を一気に悪化させた可能性がある。と同時に、既に発病していた可能性のある時期に執筆されているのだから実は錯乱した内容の原稿で、だから新潮社が受け取りを拒否したのではないかといった推測も成り立つだろう。2ちゃんねるには島田のスレッドがあり、そこでは「だからこそ『我れ世に敗れたり』を読んでみたい」といった意味の書き込みがあった。

この作品は、島清が入院中の1924年12月に春秋社から発売されている（巻末には、当時まだ新聞で連載中の中里介山『大菩薩峠』の単行本の広告が載っている）。発行部数はさして多くなかったようで、だが現在でも古本屋から入手は可能である。わたしはかなり状態の悪いものを1万円で購入した。状態が良いと2万を超えるので、よほどのマニアでないと食指は動かないだろう。

では、『我れ世に敗れたり』の内容はどうであったろうか。わたしも漠然と「狂気に駆られて書かれたトンデモ小説」を期待していたが、驚いたことに文章はしっかりしているし、妄想めいた内容の充満した奇書ではなかった。ヨーロッパにいた主人公が世界革命を目指して帰国し演説を行うといった退屈な内容だったが、支離滅裂でもなければ異様でもなかった。荒涼としたトーンと無国籍な印象ゆえか、わたしには**大藪春彦**を連想させるように思えてしまったのであった。

【餓狼の弾痕】

大藪春彦（1935〜1996）最晩年の長篇『餓狼の弾痕』（カドカワノベルズ、1994、現在は光文社文庫で入手可能）は、怪作として一部では名を知られている。どこが怪作なのか。

主人公は世見月明。秘密組織「オペレーション・ヴァルチュアー」の尋問及び処刑部のエースという物騒な人物である。この組織は、政治家を始めとして悪事によって裏金を溜め込んだ権力者たちを襲い、金を奪い取り、ついでに関係者たちを含めて躊躇なく殺害を実行する。もはやテロリスト集団であろう。死体処理部員までいるので、いくら人殺しをしても平気という荒唐無稽さだが、眼目はそこにはない。

世見月たちは権力者の住処へ夜中に押し入り、すると彼らは揃いも揃ってセックスに励んでいる真っ最中である（なぜか相手は決して妻ではない）。それを中断させて悪事を白状させ、金庫から債券や株券、現金を強奪し、その場で心臓ペースメーカー型の爆弾を権力者に埋め込み（無線で爆発させられる）、余計なことを喋ったら爆死させると脅し、嘘でない証拠にとさきほどセックスの相手をしていた人物にも爆弾を埋め込んだ挙げ句に爆死させる。威嚇のために情婦や愛人を平然と殺してしまうのである。そして埋め込んだ傷口が化膿しないようにと、震え上がる権力者へ抗生物質を渡して立ち去る。——このパターンが20回以上延々と繰り返されるのだ。ただそれだけ。表現や固有名詞が微妙に異なるものの、執拗に同じパターンが**反復**されるうちに読者は眩暈を感じるようになる。

試みに、家の中にある隠し金庫の場面をいくつか抜き出してみよう。

村野はベッドのフット・ボード側にあるクローゼットのドアを開いた。クマヒラの三百キロ型金庫が姿を現わす。

右側の羽目板の壁が観音開きに開いた。

イトーキの四百五十キロ型大型金庫が姿を現わした。

ワード・ローブの隣りの羽目板の壁が観音開きになり、クマヒラの五百キロ大型金庫が姿を現わした。

榊はベッドのヘッド・ボード寄りのクローゼットを開いた。イトーキの二百五十キロ型金庫が姿を現わす。

横川がダブル・ベッドの足許側のクローゼットを開いた。イトーキ製の二百五十キロ型金庫が姿を現わす。

ベッドのフット・ボード側のクローゼットの扉を君原が開く。そのなかにはイトーキの二百五十キロ型金庫が収まっていた。

中田はベッドと反対側のクローゼットの一つを開く。そのなかにはイトーキ製の二百五十キロ型金庫が鎮座していた。

と、こんな調子である。ひたすら強奪とサディズムと殺人とが反復される。そして全体としてのストーリー展開はない。文庫本で420頁にわたる物語の最後は、「そしてオペレーション・ヴァルチュアーは次の獲物を狙っている」の一文で締めくくられる。これでは無限反復も同然ではないか。

あえて深読みをするなら、確信犯的な繰り返しによって、暴力や貪欲の虚しさを浮かび上がらせようとしていたのかもしれない。**ミニマリズム**の手法で、殺人すらも滑稽な営みへ貶めてしまおうといったポストモダンめいた発想があったかもしれない。だがその場合には、むしろコピー・アンド・ペーストのようなデジタル的な「反復の美学」を実践するのではないか。繰り返しにしては文章の長さも叙述も固有名詞も不均一で、いまひとつ気持が悪い。

いずれにせよ、この小説を読み進んでいると酩酊感とともに**不安感**が生じてくる。「大丈夫なのか、作者は正気なのだろうか」と。大藪春彦の精神状態が気になってくる。

大藪の絶筆は『暴力租界』（徳間書店、1996）で、これまた『餓狼の弾痕』と同工異曲の反復に満ちている。こちらのほうが全体として物語に多少の進展は見られるが、未完である。ハードカバー版には鏡明のエッセイが掲載されており、それによれば大藪はストーリーの進行に関してメモを残しており、決してその場しのぎにエピソードを反復させていたわけではないらしい。だがそうであっても、やはり常軌を逸している。異様である。

書字反復 paligraphiaという言葉がある。同じ文章や文字を繰り返し書くといった症状で、**認知症**、脳炎後遺症、舞踏病、癲癇などで生じるとされる。つまり脳の器質的な障害である。しかしこの場合の反復はかなり単純かつ短い文章で、大藪の小説には該当し難い。とはいうものの、小説から立ち上がる異様なトーンは何か脳の障害を感じさせる。

ハードカバー版『暴力租界』の見返し部分には、大藪の肉筆原稿がそのまま印刷されている。それを見ると文字はきれいだし文章に乱れはない。脳や精神の異常を感じさせるものではない。そうなると晩年における大藪の言動や生活ぶりが手掛かりとなろうが(因みに、61歳で急逝した死因は肺炎とされている)、これについては信用に足る証言がない。アフリカやオーストラリアで猛獣狩りをして獲物の生肉を食べたことから脳にプリオンだか寄生虫が入ったなどと書いている文章を見たこともあるが、裏づけはない。脳の標本も残っていない。大藪春彦反復問題は、おそらく答えがもたらされることはないだろう。

【リピート・ノベル】

筒井康隆が著した、実験的色彩の濃い長篇小説に『ダンシング・ヴァニティ』という作品がある(新潮社、2008)。新潮文庫版の裏表紙に刷られた解説をそのまま引用してみると、〈美術評論家のおれが住む家のまわりでは喧嘩がたえまなく繰り返され、老いた母と妻、娘たちを騒ぎから守ろうとおれは繰り返し対応に四苦八苦。そこに死んだはずの父親や息子が繰り返し訪ねてきて……。コピー&ペーストによって執拗に**反復**され、奇妙に捩れていく記述が奏でるのは錯乱の世界か、文学のダンスか？　巨匠が切り開いた恐るべき技法の頂点にして、前人未到の文学世界！〉となる。

筒井は小説を書くという行為の内幕を明かしたエッセイ集『創作の極意と掟』（講談社、2014）でこの作品についてかなり詳しい解説をしており、その中にリピート・ノベルという造語が出てくる。すなわち、「だが今回、リピート・ノベルとでも名づけ得る長篇『ダンシング・ヴァニティ』（以下、『DV』と省略）を書いた作家として、作品内の反復、繰り返し、時にはコピー&ペーストと受け取られても仕方がないようなえんえんたる前文のプレイバックを、どういうつもりで行ったかを書き記しておきたい。実験的意図のもとに書かれた作品には、作家自身の解説も許されると思うからである」と。

たとえば『DV』の冒頭、「ねえ。誰かが家の前で喧嘩しているよ」で始まるおよそ3頁にわたる記述は、切れ目なく執拗に3回繰り返される。切れ目がないことが肝要で、その不整合感は**大藪春彦**が『**餓狼の弾痕**』でほぼ同一のエピソードを繰り返すこととは肌触りが異なる。大藪の場合には、もしかすると意図的に反復が行われているのではないかと疑わせる**ミニマリズム**めいたトーンが漂っているが、筒井の場合にはむしろ錯誤や譫妄、Verwirrtheit（錯乱）といった病的なものを感じさせる。大藪作品ではリピートの都度、「クマヒラの三百キロ型金庫」が「イトーキの四百五十キロ型大型金庫」や「イトーキ製の二百五十キロ型金庫」に変わるといった具合に記述に「ゆらぎ」を見せるが、筒井作品でも同様に記述に変化はあるものの、それはむしろ「しゃっくり」に近い騒々しさに埋没している。

筒井は「そもそもこの作品は、ダンス、演劇、映画、音楽など他の芸術ジャンルに顕著な反復が、なぜ小説でなされ得ぬのかという疑問から発したもの」と述べている。だからあえてリピート・ノベルを書いてみたのだ、と。だがこの疑問自体はそんなに解答が難しいものではあるまい。小説以外のジャンルでは、受け手は、ほぼ強制的に時間軸に沿って内容を体験しなければならない。だからこそ作り手は反復による陶酔や懐かしさや充足感を計算することが可能となる。けれども、小説（ことに長篇小説）の読者は往々にして不誠実なのである。平気で飛ばし読みをしたり、中断をしたり、以前の頁に戻ったり、いきなり結末を覗いたりする。事実、わたしも『DV』をしばらく読み進むうちに、「ははーん、リピートという手段を押し出したわけね。じゃ、結末はどんな具合につけるつもりなのかな」と、平然と最終頁をめくってしまったのだから。リピートを素直に楽しむだけの素朴さと忍耐とを、小説の読者に求めるのは幻想なのである。

〔象徴らしさ〕

『ダンシング・ヴァニティ』を、予備知識もないまま冒頭から最後まで忠実に活字を追っていく純朴な読者がどれだけ存在するのかと疑問に思ういっぽう、筒井は『創作の極意と掟』で興味深い指摘をいくつも行っていることに気づかされる。そのひとつが、「象徴らしさ」である。

あたかも意味ありげに幾度も繰り返し登場してくる事物というものがある。『DV』においては、「赤い靴下」や「白い顔のフクロウ」がそれに当たる。それにはどんな意味が込められ、どんな絵解きを待ち望んでいるのか。これを筒井は小気味よく「象徴らしさ」と言い切る。

こうした「象徴らしさ」の付加は、それが何度も登場する事例であるならば、どうしても必要なことである。なぜならそこに「象徴的なもの」らしさを付加した方が、前記、ストーリイの直線的な連続、物語の直線的な展開という単調さを避ける意味からも、あきらかに読者の喜びに奉仕するからである。

つまり無意味で構わない、いや半端に意味なんか持たせるよりも無意味な「象徴らしさ」のほうが読書の味わいとなる、という次第だ。登場人物が呟く「薔薇の蕾」という言葉が意味するところは物語の最後において解き明かされるべきだろうが（それが作者の義務である）、さまざまな場面に薔薇がそっと登場しても、そこに薔薇が登場した必然性をいちいち説明する必要はない。でも薔薇が複数回登場したほうが、「何となく」作品に求心力が生まれそうだ。

確かに筒井作品の「前衛風味」やまことしやかな文学性は、この原理に裏打ちされているのだろう。

さて、精神医学、ことに精神病理においては、常に現実を後追いする形で因果関係の解明や象徴の読み取りが試みられる。そしてそのような振る舞いを嘲笑う営みとして「象徴らしさ」という言葉が屹立する。実際のところ、我々が暮らすこの虚ろな世界は、まことしやかだが無意味な「象徴らしさ」に満ちあふれている。

[安達ヶ原の鬼密室]

ミステリ作家、歌野晶午が2000年に講談社ノベルスで発表した長篇小説（現在は講談社文庫）。脱力するようなタイトルだが、この作品には「こうへいくんとナノレンジャーきゅうしゅつだいさくせん」「The Ripper with Edouard」「安達ヶ原の鬼密室」という、時代も場所も異なる3つの物語が収められている。「こうへいくんと……」は子ども向きのお話といった体裁を取っており、絵本のように挿絵まで添えられている。では『安達ヶ原の鬼密室』はこれら3つの物語を収めた短・中篇集なのかといえばそうではない。「こうへいくんと……」「The Ripper with Edouard」の2作品は前半と後半の2つに分かれ、それが本の前半と後半にそれぞれ割り振られている。そして本の真ん中に位置する中篇版「安達ヶ原の鬼密室」は〈黒塚七人殺し〉〈直観探偵・八神一彦〉〈密室の行水者〉の3パートに分けられ、つまり3作品が〈直観探偵・八神一彦〉のパートを真ん中に左右対称に並ぶように配置されている。

なぜそのような凝った構成が行われたのか。

3作品はおろか、中篇版「安達ヶ原の鬼密室」の3パートすべてが同じ発想のトリックに支えられているからである。太平洋戦争中や現代の日本ないしは米国で起きた面妖な事件の数々は、それぞれがまるで無関係な事件に見えても、実はことごとく同じアイディアの変奏に過ぎない。それを強調するために、構成を工夫してあるのだ。

この小説を評して、「同じトリックを何度もリサイクルして、まったく安易な作品だ」と立腹していた人を知っている。だがわたしはそう思わない。すべてを読み終えれば同一のトリックであったと分かるものの、読んでいる最中にはそうした仕掛けは分からない。そこに機知がある。いやそれだけではない。この小説からは、ある種の世界観が透けて見えてくる。それはおそらく「世界は**相似と反復**によって形作られている」といった感覚ではないのか。ことにミステリ作家は、トリックについて過去のアイディアとの相似と反復を強く意識しつつ独自の世界を創出していくものである。そうした自己言及をも含めて、意識的にトリックの**反復**が行われたのではないだろうか。

精神科医として、人の心の動きは相似と反復によって形作られていると実感することはまことに多い。そのような気分を抱えているがゆえに、わたしは『安達ヶ原の鬼密室』をことさら高く評価せずにはいられないのである。

【反復強迫】

フロイトによって記述された精神分析用語であり、Wiederholungszwang と綴られる。

幼児期の不快な体験（それが意味するところは、幼い本人には理解が及ばない）が、成人後にも**無意識**に「当人にとって不快さや不幸を招く行為」として繰り返される状態を指す。しばしば例に挙げられるものとして、親から虐待を受けて育った人間がある。虐待という不幸な体験（**トラウマ**）を、成人してから繰り返すわけである。しかしその場合、どんな形で反復されるのか。ある研究者は、自分に暴力を振るったり裏切る（精神的な暴力）ような配偶者を知らず知らずのうちに選ぶと説く。別な研究者は、今度は自分が子どもに虐待を加えてしまうと説く。なるほど、どちらも不幸の**反復**ではあろう。しかし前者では被害者としての反復であり、後者は立場が逆転して加害者となっている。どちらも反復強迫と称される。果たして一緒に考えても良いものなのか（臨床の場では、たとえばDVの夫と結婚し、おまけに子どもを虐待するといった双方を兼ねる行動を取る女性——虐待されて育った——と遭遇することは珍しくないが）。

情緒的な関わりをしようとしない「冷たい母親」に育てられた息子が、やがて妻にクールでドライな女性を選ぶとしたらこれも反復強迫に近いのかもしれない。が、情に満ちた妻を娶りつつも、情緒的な関わりを避ける態度を取ってしまう夫こそが反復強迫の好例なのかもしれない。

被害者の立場をキープしつつ不幸を繰り返すのには、「あれはどういうことだったのか」と検証したり吟味したい気持があるからではないのか。立場を変え加害者となって不幸を繰り返すのには、今度こそあの出来事の主導権を握って克服してやろうといった気持があるからではないのか。そしてどちらも、不快で不幸な体験を繰り返すことを通して、ある種の「懐かしさ」や「**既視感**」みたいなものを感じている部分があるのではないのか。そうした感覚は、予想以上に人を「癖になる」状態へ追い込むのではないだろうか。

〔開橋式次第〕

ミステリ作家、**泡坂妻夫**が1979年に発表した短篇。この短篇を収録した作品集（ハードカバー）は1980年に『煙の殺意』と題して講談社から発刊、1984年には講談社文庫、2001年には創元推理文庫から発売されその後一時絶版状態であったが、2014年に目出度く復刊となった。

さて「開橋式次第」はこんな話である。医戸川という川に橋が建設され、開橋式が行われる日にバラバラ死体が発見される。ところがまったく同様のバラバラ事件（死体のどこの部分がどの場所で見つかったか、がまったく同じ）が15年前にも起きており、犯人は見つからず迷宮入りになっていた。そんな事件が、よりにもよって15年も経ってからなぜ再現されたのか。この奇怪な**反復**にはいかなる意味があるのか、どんな必然性があるのか、という謎を提示した短篇ミステリなのであった。

謎解きは、98歳になる登場人物の台詞を引用すれば事足りるだろう。

と言うように、人間はいつも勝れたもの、幸運なもの、強いものなどを願い、それにあやかりたいという気持を持っているもの。今度のばらばら事件の犯人は、特にその気持が強力であったと思われる。彼は十五年前犯罪を犯し、そのまま逃げ果せた犯人の幸運にあやかるために、自分の犯罪の全ての状態を、そのときと同じものに作ったのじゃ。

過去の事件を今回の犯人がわざと反復したのは、何かのメッセージでもなければ捜査を撹乱させるためでもなく、過去の犯罪の成功（迷宮入り）に「あやかる」ためでしかなかったというわけである。**チェスタトン**的ないしは冗談のようなロジック、あるいはフレイザーが言うところの「**類感呪術**」に近い発想であるが、それが通用するような文体を用い、また形骸化した迷信としての「あやかる」の実例——相撲取りの力強さや健康に「あやかる」ために子どもを力士に抱き上げて貰う、などを点景としてさんざん描写して説得力を持たせている。なかなかの佳作なのであった。

【血統妄想】

誇大妄想のひとつ。自分は高貴な血筋の生まれであるとか、偉人や英雄の末裔であると主張する。エリートや名士、歴史的な重要人物と自分との血のつながりを以て、いわば彼らに「あやかって」自分の価値を高めたいわけである。努力の必要がないから、きわめてイージーかつ効率の優れた自画自賛ということになる。

統合失調症（ことに未治療のまま放置されて人格水準が低下したタイプ）や**躁病**、脳梅毒などで出現する。

【貴種流離譚】

折口信夫が提唱した物語類型のひとつ。このパターンは我が国のみならず世界中の神話や物語に散見され、おそらく人間にとっての根源的な願いや望みや想像力とリンクしているのであろう。

高貴な血のもとに生まれ「本来ならば祝福されるべき」者が、陰謀や迷信や偶然の悪戯などによって卑しい身分や不幸な境遇へ置かれてしまうものの、成長とともに旅や冒険を通して優れた人間として目覚め、やがて己の出自を知り、本来の祝福されるべき地位を取り戻す、といった構造の物語と考えれば良いだろう。「世が世ならば」「あの人、どこかみんなとちょっと違う」「何を隠そう」といった言葉を包括した物語と理解しても良いかもしれない。

そこには意外性とともに、主人公の品性や美しさや能力において「やはり血は争えぬ」とあらためて人を納得させるだけの必然性が埋め込まれている筈である。

血統妄想を抱く病者は、たんに血のつながりを主張するのみならず、多かれ少なかれ自分を貴種流離譚の主人公になぞらえているのであろう。彼らの病んだ頭の中には、神話と同じ構造の物語が立ち上がっている。

【家族否認症候群】

1968年に**木村敏**が提唱した特異な妄想のありようが、家族関係をテーマとした家族否認症候群である。以下の3主徴から成るとされる。1番目は親子関係の否定で、しばしば自分は貰い子であったという「貰い子妄想」を伴う。2番目は、家族や周囲の人物が**替え玉**であったり**贋者**であると主張する。3番目は恋愛を軸とした妄想であり、**恋愛妄想**とか富豪の（美しい）娘と結婚することになっている、といった構図を取りがちである。以上をまとめれば、「自分の家族はニセモノであり、貰われっ子の自分は彼らに騙されながら生きてきた。今、自分には伴侶となるべき人物が現れ、その人と営む輝かしい将来——まさに本来の自分に相応しい将来が待ち受けている」といった、**ご都合主義**を通り越して奇想天外なストーリーとなる。主に**統合失調症**で出現するとされる。

これは**貴種流離譚**のかなりショボくチープな亜型と見なすことが出来ようし、貰い子妄想と**血統妄想**とは地続きである。

だが、家族否認症候群は我が国に固有で、西欧では稀とされる。わたしもこうした症例をいくつか経験しているが（男女どちらのケースもあり）、最近ではご無沙汰である。そのような事実に鑑みると、おそらく家族否認症候群は昭和ないしそれ以前の家庭におけるいかにも日本ふうのウエットで濃密でムラ社会的な背景によって成り立っていたということなのであろう。

［疑似家族］

精神医学や心理学の用語として疑似家族という単語は登録されていない。むしろ文芸の分野において、物語の構造を解析するときに用いられがちかもしれない。しかしこの言葉は**機能不全家族**や核家族、**孤独**死といった問題を前提として成り立っているように思われ、いずれ精神医学や心理学の領域で頻用されるようになる可能性が高いのではないか。

意味するところは、血縁関係のない者同士が家族関係に似た役割を果たしつつ一緒になって生活を営む有りよう、となろうか。「家族関係に似た役割を果たしつつ」の箇所が肝要で、だがたんに共同生活を送っているだけであっても、いつしか家族関係に準じた役割分担が自然に生じてくるところに、まさに人間の人間たる性質を見出さずにはいられまい。

昭和における会社のありよう（終身雇用、年功序列）には社長を父とした疑似家族的な臭いが濃厚であったし、養護施設はまさに疑似家族を実践する場であった。いっぽう最近ではルームシェアといった形態やフランスにおける独居高齢者の家族受け入れ制度にも疑似家族のトーンが窺われる。相撲部屋や団体競技におけるチーム、劇団、消防・警察・鉄道など「同じ釜の飯を食う」といった意識の強い集団、寄宿舎、軍隊、暴力団などにおいても疑似家族の気配は濃厚である。

小説や映画において疑似家族の登場する作品は実に多く、読者や鑑賞者の胸を揺さぶる率もかなり高い気がする。因みに疑似家族がキーワードとなる映画を個人的に3つ挙げるとしたら、①『ガスパール—君と過ごした季節—』（トニー・ガトリフ監督、1996）、②『**ブギーナイツ**』（ポール・トーマス・アンダーソン監督、1997）、③『転々』（三木聡監督、2007）といったところである。

［蕩児の帰還］

物語における**疑似家族**は、精神的に傷ついたり世間から落ちこぼれた者たちが集まって一種のシェルターを形成し、そこから再生を図っていくといったパターンをとりがちである。物語の受け手にとっても、感情移入をしやすいのが強みとなる。

ポール・トーマス・アンダーソン監督による映画『**ブギーナイツ**』も、そうしたパターンに則っている。

『ブギーナイツ』は70年代末のアメリカ西海岸を舞台にポルノ映画業界の内幕を描いた作品だ。エディは高校を落ちこぼれ、家からも追い出された自意識過剰の青年だったが（取り柄は、巨根と絶倫）、ほんのちょっとした偶然からポルノ映画監督でありプロデューサーであるジャック・ホーナー（演じるのは60代に突入したばかりのバート・レイノルズ）と知り合う。父性的な魅力にあふれたジャックに導かれ、エディはポルノ男優となり頭角を顕わしていく。その過程で女優やスタッフたち――つまりジャック・ホーナー組のメンバーそれぞれの鬱屈や悲しみが点描されていく。どうこう言っても、ポルノ業界に身を投げる人間は追い詰められた者たちなのである。

（ポルノの世界の）スターとなったエディは慢心し、自己主張に目覚め、ジャックの許を去る。だが独立したエディは自分の無力さを思い知らされる。他のメンバーも自分なりに幸福を追い求めるけれど、ポルノの世界の住人であったことが災いして世間から蔑まされたり拒絶される。

結局、誰もがジャック・ホーナーのところへ戻ってきて再び疑似家族を形成する。それは表面的には「蕩児の帰還」ということになるだろう。安心感と癒しがもたらされる。「絆」が回復する。が、この疑似家族は、所詮は世の中から軽蔑され見下される存在でしかない。しかも80年代突入を境に、ポルノ業界はビデオが主流となっていく。製作費が掛かるうえに家庭での上映が難しく、巻き戻しや早送りの出来ない映画という媒体は「マスターベーションのための道具」としては時代遅れになっていく。すなわち、包容力に満ちたジャック・ホーナー・ファミリーもまた、近いうちに足元から崩れ落ちていく儚い存在に過ぎない。エディにとって救済に見えた「古巣」は、決して安泰ではなかった。そうした事実をさりげなく暗示しつつ、一見したところは喧騒と華やかさに彩られたポルノ業界を活写した苦い作品が『ブギーナイツ』なのである。

登場人物たちの誰もが、自分たちのセンスがチープでキッチュで非常識であることにいまひとつ気づいていないあたりに、内輪でしか通用しない感覚によって精神が奇形化した人間のおそろしさが微妙に立ち上がってくる。存外にホラーな映画であることを忘れてはならない。

[近親相姦]

今どきの日本でも、近親相姦は決して稀ではないようだ。統計など取りようもないが、一臨床医の経験からすると、漠然と想像しているよりも頻度は高そうである。やはり娘と父親との組み合わせが多いが、決してそれだけではない。

近親相姦のエピソードは、必ずしも信用出来るとは限らない。**PTSD**の原因として父親による性的虐待を語る女性が米国では一時期かなり多かったが、その中には一種のファンタジーに近い思い込みが少なからず含まれていた。虚偽ではなく、虐待を受けた（と称する）本人はそれを信じている。それが**カウンセリング**の現場で語られ、真摯に耳を傾けるカウンセラーの存在によってますますファンタジーは輪郭を濃くしていったのだった。

家族——ことに核家族は、数名の人間によって構築された小宇宙である。おしなべて人間にはダブルスタンダードを平気で駆使する傾向があるものだが、密閉され濃密になった家族関係＝小宇宙においてはどんな非常識もグロテスクも通用しかねない。父親に性的虐待を受けている娘は、なぜＳＯＳを発しないのか。幼い頃から虐待を受けていれば、それが「普通」であり「当たり前」と思ってしまうからである。異様な出来事、グロテスクな振る舞いは、他と比較してこそその異常さが際立つ。だが密閉された家庭内でインストールされてしまえば、もはやそれは日常の一環となってしまう。根本的な疑問など抱かなくなってしまうのである。

子どもの頃から「すきやき」と信じていた料理が実は「肉じゃが」であったという人物を知っている、これは笑い話の範疇であろうが、この話のグロテスク・ヴァージョンとして近親相姦は存在している。

【機能不全家族】

家族は、安心感や無条件の愛情、打ち解けた雰囲気とそれなりの規律、いたわりの心や敬意、自由と分別、みずみずしい感情とその交流、良い意味でのいい加減さなどを基に家庭を営んでいくのが「健全な」姿であろう。しかしそういった機能を欠いた（機能不全を呈した）家庭も当然ながら存在する。たとえば自分の娘を性的な道具と見做す父親のいる家庭はまぎれもなく機能不全家族である。そこにはいたわりの心や敬意はなく、娘は実感していないかもしれないが（それこそが悲劇である！）暗く重い秘密が隠蔽されている。

機能不全家族においては、そのしわ寄せが子どもに寄せられがちであり、それがいわゆるアダルトチルドレン（ＡＣ）と呼ばれる。ＡＣは成人して家庭を持つとき、幼少期から曝されてきた家庭内の歪みを克服しきれないままその歪みを再現してしまい、機能不全家族を稀ならず作り上げてしまう。すなわち、機能不全家族は「反復されがち」なのである。もはや呪詛に近い。

なお、一見したところは完璧な家族なのに実は機能不全家族であったという例は結構多い。それを面白可笑しくテレビドラマ化したのが『**家政婦は見た！**』であろうか。あの有名なゴールディングの『**蝿の王**』にしても、**疑似家族**ものプラス機能不全家族の究極形として読み解くことが可能であろう。

［子どもの国］

ある生活保護受給家庭なのだが、受給額を増やすために子どもを作るのである。親としての責任だとか、将来のことなど一切考えない。その結果、6人もの子がいる。おかげで世帯あたりの受給は月50万円近くになる。無税の50万である。両親は昼間から酒とパチンコを楽しんでいる。いっぽう子どもたちは放置されているのだけれど、上の子が下の子の面倒を見るといった調子で子どもたちなりに独立国の様相を呈している。家事や食事まで何とか自分たちでこなしている。わたしが訪問したときには、一番上の中学2年の女の子が末子を背負って玄関に出てきた。すっかり母親の顔をしていた。

もちろんこの家は**機能不全家族**である。

〔セメント・ガーデン〕

英国の作家**イアン・マキューアン**の処女長篇のタイトルである（宮脇孝雄訳、早川書房、２０００）。４人の子どもと両親、併せて6人の家族が郊外の荒廃した地域に建つ一軒家に住んでいた。父親は心臓発作を起こして以来、気難しく退屈なダメ男になり果てていた。**機能不全家族**めいてはいたものの、どうにか微妙な均衡で家庭は存続していた。

庭は父の趣味でキッチュな様相を呈していたが、心臓を患ってからは、父は庭にコンクリートを流し込んでのっぺらぼうな平面にしてしまおうと画策していた。だが彼はあっさりと死んでしまう、まだ使っていない多量のセメントを残したまま。しばらくして、父を追うように母が自宅で病死してしまう。このことが公になると、親類縁者のいない子どもたちは孤児院に収容されてしまうだろう。そこで子どもたちは母親の死体を地下室に運び、大きな木製の収納箱へ遺体を入れ、父の遺品ともいうべきセメントを溶いて母をコンクリート詰めにする。死体の隠蔽を図ったわけである。

折しも夏休みであった。両親のいなくなった子どもたちは、孤立した家の中で「**子どもの国**」を営むことになる。

子どもの国のダークさは、おそらく『**蝿の王**』のセンスに近いだろう。本書の語り手である長男の「ぼく」（物語の途中で15歳を迎える）は毎日マスターベーションに耽り、風呂にも入らなければ着替えもしない。姉のジュリーはすっかり色気づき、母親気取りに振る舞ったり、ボーイフレンドと遊びに行ったりと落ち着かない。妹のスーは自室に閉じこもり日記を書いたり本を読んでいる。幼い弟のトムは、姉たちに女装をさせてもらって喜んでいる。全員が多かれ少なかれ狂った状態にあった。

やがてこの異様な「子どもの国」において、「ぼく」は姉のジュリーと同衾し、弟のトムは赤ん坊へと**退行**し、妹のスーは妙に分別臭くなっていく。そして新しい秩序が出来上がろうとしている矢先に、ジュリーのボーイフレンドの通報によって子どもの国は無残に瓦解してしまう。

作者マキューアン（写真を見る限りでは、いかにも変態じみている）の欲望が露骨に反映しているとしか思えない筆致が、薄気味悪いと同時に、その徹底ぶりにむしろ清々しさを感じさせる佳作なのであった。彼には妻がいるようだが、彼女はこの作品を読んでどう感じたのか尋ねてみたくなる。

［ぬらまら］

イアン・マキューアンの長編小説『**セメント・ガーデン**』の中で、毎日マスターベーションに耽っている少年は夢の中で死んだ母親（その死体は地下でコンクリート詰めになっている）と出会う。そのとき母親は「ぬらまら」という奇怪な言葉を発する。

「ぬらまらするのはやめてちょうだい」と、母さんはいった。「せめてあたしが話してるあいだだけでも」

「ぼく、何もしてないよ」そういってから下を見ると、そこにシーツはなく、裸のぼくは母さんの目の前でマスターベーションをしていた。織機の杼（ひ）のように、ものすごい速さで手が上下に動いている。「ぼくが悪いんじゃない。手が勝手に動くんだ」

原文では、「ぬらまら」はdrubbing（棒で打つ、大敗という意味で、文脈からは見当外れな単語）となっている。夢の中の言葉ゆえにどこか調子っ外れなので、あえて訳者は造語を当てはめたのであろう。生々しくてステキな言葉である。

ところでもしもわたしがパンクバンドを組むとしたら、バンド名は「ぬらまら」とするかもしれない。80年代に「マスターベーション」という強烈なパンクバンドがあって「兵士トナッテ戦場へ向カエ！」というレコードを出し、それにかなり心を動かされた**記憶**があるからだ。

【自己臭恐怖】

自分の身体から悪臭が漂い、そのために他人を不快にしたり疎まれると信じる状態であり、**対人恐怖**の一環として捉えられるが、むしろ幻覚妄想の側面を重視すべきとの意見もある。10代後半の男性に多いとされ、もちろん腋臭その他実際に悪臭を発していることはない。

この症状にはいくつかの特記すべき点がある。①外人に比べて日本人は体臭がないとされているが、自己臭恐怖は本邦にこそ多い。②この疾患が注目されるようになったのは1960年以降とされる。③他人の素振り――不快そうな態度や、鼻をつまむような動作、あてつけめいた言葉といった間接的な情報によって、自分が悪臭を発していることをいよいよ確信するといった機制がある。

こうした事実からは、日本人特有の対人関係のありよう（恥の文化、仄めかしの文化など）や近年における清潔志向との関連が取り沙汰されよう。

さて既出の小説**『セメント・ガーデン』**では、終日マスターベーションに耽溺する主人公の少年は、自分の手が、いくら丁寧に洗っても拭い去ることの出来ない精液の臭いを発していると思い込む。そしてその臭いを、姉と一緒に地下へ運んでコンクリート詰めにした母の遺体から漂ってくる腐臭と混同するようになっていく。そこにはおそらく罪悪感というテーマが絡んでいるだろう。実際、自己臭恐怖の「臭い」が精液の臭いであると訴える青少年は少なくない（だが最近は、この症状は減少傾向にあるようだ）。

［自己視線恐怖］

自分の視線ないしは目つきが他人に不快感等の影響を及ぼしてしまうと悩むもので、**対人恐怖症**の一種と考えられる。具体的には自分の視線や目つきが「いやらしい」「鋭い」「(相手を）落ち着かなくさせる」などといったものから、相手を思い通りに動かしてしまうなど妄想レベルのものまで、患者が主張するその影響力はさまざまである。

いずれにせよ「視線」に過大な力を見て取っているわけで、だが我々とて背後に他者の視線を強く感じることがあるように、視線には物理学や光学を超えたオカルト一歩手前のような性質が備わっているように思えることも確かであろう。だからこそ自己視線恐怖といった症状も存在するわけである。

視線に付与された力に関しては、たとえば以下のような新聞記事も参考になろう。平成12年10月18日付毎日新聞朝刊に載っていたものである。

愛知県藤岡町飯野で小学校5年生の男児が自宅ベランダに縛りつけられ死亡した事件で、傷害致死容疑で逮捕された両親の梅村友行（40）と粧子（31）の両容疑者が荷造り用の粘着テープ1本分を、死亡した拓哉君（10）の全身に巻きつけたうえ、視線が怖いと顔にもテープを巻きつけていたことが17日、分かった。愛知県警豊田署は、ビニールひもに加え、テープまで使って動けないようにした動機などを追及している。

かなり凄惨な事件である。過剰な折檻がもたらした結果であり、両親の弁によれば拓哉君が嘘をついたり自室に「死ね」「殺す」などと落書きをしたからだという。

41時間にわたり食べ物を一切与えられずに衰弱し、また足掛け3日にわたって裸のまま縛られてベランダに放置されたうえに水を掛けられ、それが明け方の冷え込みと相俟って肺炎を起こしたのが直接の死因らしい。

その後の調べで、15日午前9時ごろ、拓哉君を縛っていたテープをいったんほどいたが、同午前11時ごろ、再度縛った時には、テープを頭から足の先まで全身にくまなく巻いていたことが判明。

拓哉君は縛られる間、抵抗らしい態度は見せなかったが、両容疑者はテープを巻く自分たちを見つめる拓哉君の視線が怖いため、呼吸はできるようにして、まぶたの上を含む顔全体にテープを張り付けたと供述しているという。

両親、いや両容疑者たちは「やましさ」を感じていたということだろうか。否。おそらく彼らは過剰にサディスティックな折檻にいつしか原始的な興奮をきたし、感情がいささか**退行**していたのではないか。それに伴い、視線を極度に恐れるといった呪術的ニュアンスが立ち上がるに至ったと推測される。

[自我漏洩症状]

自己視線恐怖、自己臭恐怖、さらには**醜形恐怖**（[**カジモド・コンプレクス**]37頁）、**寝**

言恐怖（82頁）などは、結局のところ自分の中から何か「おぞましいもの」が漏れ出してそれが他人に不快な影響を及ぼしてしまう（と信ずる）症状と総括されよう。

醜形恐怖においてはたんに目鼻立ちがまずいというよりも醜さのオーラのようなものが自分から発散されていると患者は主張するし、寝言恐怖では「うっかり口をすべらせる」というよりももっと原罪に近いことを喋ってしまう恐ろしさに患者は取り憑かれている。

自我の境界が病的に脆弱となっている証左であり、その意味では**統合失調症**における**筒抜け体験**（131頁）との類似性を指摘する向きもある。事実、自我漏洩症状は統合失調症の部分症状であったり前駆症状であることもあれば、パラノイアや**対人恐怖症**の重症型と見なすべきケースもあり、精神病理学的に一連の**スペクトル**を形作っているように思われるのである。

［心的エネルギー］

英語ではpsychic energyと書く。いかにも胡散臭い。

ジャネJanetは、心的エネルギーが心理的緊張をもたらし、それが一定水準以上の能動的な行為遂行を保証すると説く。ウィンクラーWinklerによれば、自我境界は心的エネルギーによって維持されているという。**フロイト**は性本能衝動を心的エネルギーの主要な源泉と見なし、それをリビドーと命名した。

なるほど、比喩のレベルでは、心的エネルギーといった存在は確かに想像がつく。心的エネルギーが低下すれば人は腑抜けになり、自分が自分であるという実感が希薄となり、ときには精神状態に変調をきたす。心的エネルギーを喪失したとき、人はただの物質と化す。瞑想や観照によって宇宙のエネルギーにアクセスして心的エネルギーを高める、なんてニューエイジ的な言い回しが想起されたりもする。

だが心的エネルギーは測定も出来なければ、モーターを回すことも出来ない。電球を灯すことだって無理である。あくまでも仮想のものであり、にもかかわらず「何となく」説得力が備わっているあたりに、疑似科学の気配が漂ってくる。

現象学派の精神病理学者・荻野恒一（1921〜1991）は、『精神病理学入門』（誠信書房、1964）で心的エネルギー（著書においては心理的エネルギーと表記）について以下のように記している。

では、いままで考察してきた心理的エネルギーは、結局のところ、身体的生命的エネルギーの変貌にすぎないのであろうか。またこの生命的エネルギーも、もともと物質界に基礎をおいた物理的エネルギーの唯物弁証法的発展の結果なのであろうか。それとも、さきに述べたように、そもそも人間に本来的な「生への関心」、「努力」といった精神の緊張的態度における人間の最高の営みが、身体的領域から本能的生命的領域へ、さらには精神の領域へと、心身統一体としての人間の全存在のもつ根源的エネルギーを動員せしめるのであろうか。この点については、結論は、われわれ一人びとりの人間観にまつほかないかもしれない。

心的エネルギーとは何かとの問いに対して、それは人間観の問題だと返答されては、もはや禅問答の領域であろう。我々としては困惑せざるを得ない。もっとも、精神医学ないしは精神医療そのものが、まさに人間観の問題と言うことは出来るかもしれないが。

〔意欲〕

『精神力とは何か――心的緊張力とその異常』という本がある。ジャン＝C・フィルー著、村上仁訳で、白水社から文庫クセジュ（このシリーズは現在も継続中）の一冊として1954年に発行されている。

この本の中に、**心的エネルギー**についての説明がある。その内容をわたしなりに解釈するなら、「心」的エネルギーというものが独立して存在しているわけではなく、「身体的」エネルギー（物理的エネルギー）を組織化したり統制して一連の行動を成し遂げるための調整装置がすなわち心的エネルギーということらしい。心身統一的な発想であり、身体的エネルギーの流れの中に組み込まれ、それをコントロールして結果的に大きな力を示すところに意味がある。

心的エネルギーとは、ある種の意欲であり実行力そのものということなのであろう。

Psychokinesis、Telekinesis などと呼ばれる。意志の力で対象へ物理的な力を及ぼす（超自然的な）能力のこと。それは結局のところ、集中力や激情、気勢、気迫といった精神現象を無媒介に物理的エネルギーへと転換する能力であり、無媒介という点においては、**神**と直接交流していると言い張る**狂信者**と変わるところはない。

【精神力】

英語では spiritual strength, inner strength, psycho dynamics, mental power, spiritual stamina, force of will などと書く。決定的な言葉のないうえに、spiritual なんて単語が混ざるところが胡散臭い。

意志、忍耐力、持続力といったものの総体であり、気力と呼んでも差し支えあるまい。むしろ「情熱」と同義ではないかと思えることとすらある。そして精神力は筋肉のように「鍛え」られるものであり、鍛えさえすれば成功への扉が開くという図式が成立するところに自己啓発的な魅力が潜むのだろう。

心的エネルギーという「調整装置」の介在によって実現可能となり得る熱い成功幻想がすなわち精神力というわけだろうか。

ロイ・バウマイスター（フロリダ州立大教授、心理学者）とジョン・ティアニー（科学ジャーナリスト）の共著が『意志力の科学』であり（渡会圭子訳、インターシフト、2013）、原題はWILLPOWERとなっている。自己啓発本のひとつであり、むやみやたらに心理実験の結果を列挙しては自説の正しさを証明しようとしているために、かなり厚い書物となっている。

意志力なんて聞いたことのない言葉である。造語であり、「意志の力」を縮めたのであろうか。自己マネンジメント能力のことであり、これと高い知能とが合体すれば心理学的には人生の勝者となることが約束されるらしい。

本の内容からは、**精神力**の一部である克己心のあたりに重点を置いた概念のように思われる。

面白いのは、意志力は限りあるエネルギーなので余計なことに浪費するなとか、意志力はグルコースによって補給されるとか、下世話なほどに具体的なことを述べている点であろう。著者のバウマイスターとティアニーは意志力なるものが実在すると繰り返し強調するのだが、わざわざそんなことを強調する背景には「意志力というと、多くの人は緊急事態のときに奮い起こす特別な力だと思っている」とか、「人が意識によって自分をコントロールできるという考え方に、心理学者はずっと懐疑的だった。**フロイト**派の学者たちは、成人の行動の多くが**無意識**の力と作用の結果だと主張してきた」といった事情があるかららしい。

つまり欧米人はwillpowerと聞くと「火事場の馬鹿力」めいたものを連想するようなのである。そして人間の行動においては本人の意志よりも無意識が及ぼす影響のほうを重視する気配が濃厚なのだ。

Willpowerイコール「火事場の馬鹿力」説については言葉のイメージの問題だからコメントのしようがないが、それにしても彼ら欧米人は意志の力をかくも軽視していたのかと驚かされるのである。いやはや、無意識がもたらす影響力によって人々は運命づけられているといった人間観が西欧ではポピュラーらしいとは意外である。そうなるとたとえばアメリカにおけるフロンティア精神、そんなものはたんなる**強迫症状**ということになるのか。

【バズワード】

buzzwordとは、一見したところはまことしやかで説得力があるものの（そして目新しいものの）、実際には曖昧で雰囲気先行のキーワードを指す。したがってバズワードを使った論議は、いくら盛り上がっても結局は実体を欠いた不毛なものに終始する。

バズワードは、殊にIT分野で使われがちらしい。ユビキタス、ビッグデータ、クラウド、Web2.0など。複雑系、グローバル化、**カリスマ**、自己責任、**人間力**なども同様であり、**意志力**も該当するだろう。

精神科医の立場から申せば、**躁病**と**境界性パーソナリティー障害**の患者はバズワードを好む人たちである。何となく前向きな曖昧さ、他人を煙に巻くような力強さはこうした精神疾患と親和性を持つ。

【人間力】

人間力という言葉は何かの大ベストセラー本によって一気に広まったものかと思っていたが、意外にもそうではないらしい。リクルートのテレビCMで、豊川悦司が主演、「転職に人間力を」とコピーの付けられた作品があったけれど、あの放映は2008年でそう昔ではない。

タイトルに人間力が出てくる書籍は、調べた範囲でもっとも古いのが邑井操の『男は切れ味――ここ一番の人間力』（ダイヤモンド社）で、1987年に刊行されている。因みに邑井操（1912～1996）は本名が川村義太郎、日大中退でシベリア抑留経験のある評論家だが、講談師をしていた時期があり、邑井貞吉の門下だったゆえにペンネームが邑井となっている。彼は著作で人望力とか自尊力といった言葉も使っている。

邑井が人間力という言葉を発明したわけではない。なぜなら1988年に田中茂光『人間力――明治大学野球部監督・島岡吉郎ストーリー』（フジテレビ出版）という本が出ており（この本はハードカバーで、筆文字による〈人間力〉が金色のホットスタンプで刷り込まれている）、そこに書かれた文章を信じるならば、少なくとも1967年には島岡吉郎が人間力という言葉を使っていたことになっているからで、ただし島岡のオリジナルか否かは不明である。

1998年に『中坊公平の「人間力」』（中坊公平・佐高信、徳間書店）および『「人間力」の時代』（船井幸雄、ビジネス社）の2冊が出版されたあたりからこの言葉が根づいてきたようで、2001年にはずばり『人間力』（谷沢永一、潮出版社）が出ているがベストセラーというほどの本ではなかった。

2003年4月に、内閣府に置かれた**人間力戦略研究会**（座長は東大教授の市川伸一）が『人間力戦略研究会報告書：若者に夢と目標を抱かせ、**意欲**を高める～信頼と連携の社会システム』なる報告書を提出しており、この時点で「人間力」は公にも認められたのかもしれない。そうなると話の流れから、2000年前後に「人間力」に注目が集まるようなエピソードがあったのではないかと推測されるが、いまだに不詳である。どうもこの言葉は正体が摑み難い。

さて人間力の定義は、はっきりしない。さきほどの報告書ではあえて厳密な定義を設けず、「社会を構成し運営するとともに、自立した一人の人間として力強く生きていくための総合的な力」とだけ述べている。鳥取大学では教育理念として人間力を掲げ、それは知力・実践力・気力・体力・コミュニケーション力の5要素から成るとする。ある経営者は、知能・技能・人間関係・実行力・徳性の5要素を挙げる。いずれにせよコミユニケーション能力や人間としての魅力、リーダーシップなどを重視している気配があり、それは世俗的な成功哲学と強く結びついているからであろう。有能なビジネスマンが持ち合わせている快活さや力強さやソツのなさを想起させ、それはそれで大切かもしれないが、そんな人間ばかりを評価したがる風潮には疑問を抱きたくなる。

【老人力】

新語・流行語大賞の1998年ベストテンのひとつとして選ばれたのが「老人力」である。同年に筑摩書房から刊行された**赤瀬川原平**『老人力』をソースとする言葉で、「みんなどうせボケていくんだから、もうちょっと良い言葉を考えよう。ボケ老人というと何だかだめなだけの人間みたいだけど、ボケも一つの新しい力なんだから、もっと積極的に、老人力、なんてどうだろう。いいねえ、老人力」と記されている。

老化には衰えとか低下といったネガティヴな意味合いが込められがちだけれど、そのマイナス面にあえて新しい価値（肩から力を抜くとか、流行に拘泥しないとか、マイペースを貫くとか）を見出すことで受け入れやすくしようと発想された言葉である。もちろん冗談半分なわけだが。赤瀬川がこの言葉を提唱したとき、既に彼が還暦を迎えていた事実も世間から認知される上で一役買ったのかもしれない。

わたしが老人力なる単語を初めて目にしたとき、かなりの**違和感**を覚えたことは明瞭に**記憶**している。言いたいことは薄々分かる。が、やはりかなり無理のある言葉だと思わずにはいられなかった。率直なところ、「〜力」とするのには、「お茶する」「**煙草**する」といったサ行変格活用みたいな牽強付会なトーンを覚えてしまい、そうした居心地の悪い感触は今も拭いきれない。

精神疾患の患者たちが描いた**アウトサイダー・アート**をやたらと持ち上げるような人たちは、きっと「狂人力」に惹かれているのだろう。

[合併症病棟]

精神疾患ことに**統合失調症**の患者が身体疾患で入院を要する場合、身体疾患の専門病棟は彼らの入院を嫌がることが少なくない。医師もスタッフも難色を示しがちなのである。その理由は、精神疾患の患者とコミュニケーションが成り立つのかが不安であるとか、急に暴れ出したり意味不明なことをわめき出す等を心配しているからである。他の入院患者（およびその家族）が戸惑ったり嫌がるから、といった事情が挙げられる場合もある。

要するに、精神疾患に対する偏見と過剰な警戒心によって入院を拒否されがちなわけである。

そこで、**精神科病院**の中に外科や内科その他の身体疾患の医師および精神科医がチームを組んだ病棟、すなわち合併症病棟を作ってはどうかといった発想が生まれてくる。まことに数は少ないが、国内にはいくつかそうした病棟が存在している。

わたしは都立**松沢病院**の合併症病棟で働いていたことがある。いちばんの仕事は、身体疾患の病状の推移に応じて精神科の薬の量を調整していくことであった。おしなべて身体疾患が重篤な際には、向精神薬はきわめて少量ないしはオフで済む。ところが身体への治療が進んで体力を回復していくに従い、精神科の薬を増量していく必要が出てくる。精神症状は、身体的に元気なほど顕在化する。すなわち**健全な肉体に狂気は宿る、**ということである。

狂人力は健康体でこそその力を存分に発揮するのだ。

【晩期寛解】

身体が衰弱していればいるほど精神症状は治まる傾向にあるとしたら、精神疾患の患者は臨終に際して遂に「我に返る」「正気づく」のではないかといった発想が出てきても無理はなかろう。生死の境を跨ぎ越す瞬間には、誰もが狂気と決別している、といった話である。

この想像は、確認のしようがない。癌などで比較的ゆっくりと死に向かっていった**統合失調症**の患者を何名か診てきたが、精神的に穏やかにはなってくるものの、あたかも夢から覚めたかのように「あー、オレは今まで何をやっていたんだ！」などと口走るようなケースに遭遇した経験はない。しかし心の中でそう思った可能性は否定出来ない。

まだ抗精神病薬などなかった時代の概念に、晩期寛解というものがあった。事実上の未治療となっている統合失調症患者が、初老期あたりから幻覚や妄想や興奮が自然に治まり、多少の**違和感**は周囲に与えるけれど、それなりにどうにか社会に適応していけるようになるといった現象を指す。体力が衰え始め、老化が目立ってくることによって、それに呼応して精神症状が改善してきたわけである。世間ではその類の現象を「枯れる」と称したりもする。

［晩期発作］

外傷によって脳に傷を負うと、さまざまな傷害が生じる。そのひとつに外傷性癲癇発作がある。この癲癇発作は3種類に**分類**され、①「直後発作」は受傷数分以内に全身に痙攣が生ずるもので、一過性の場合が多い。②「早期発作」は、数週間のうちに出血や脳浮腫に由来して出現する。これも一過性のことが多い。だが運が悪いと、③「晩期発作」が出現する。受傷後1ヵ月以上経ってから生ずる痙攣発作で、脳の傷の瘢痕化に基づいているため反復・慢性化しやすい。

若い女性で、交通事故に巻き込まれて脳に大きな損傷を受けた患者を受け持ったことがある。晩期発作は抗癲癇薬を使っても完全には抑制が出来ず、しかも性格が受傷前と一変してしまっていた。元来は聡明で知的な人物であったのに、今や幼稚でわがままで怒りっぽく、車椅子を押してくれる母親にいつも罵声を浴びせる人物と化していた。悲惨の一語に尽きた。

痙攣発作の最中の彼女を目にしたことがあるが、そのときの素朴な感想は「ああ、まさに脳の働きは電気信号によって司られているのだなあ」といった無情なものであった。つまり、痙攣中の彼女は、あたかも壊れた電動人形そのものに見えたのである。不謹慎なことは分かっていたから、もちろんその感想は胸の内に仕舞っておいた。

【ターミナル・マン】

マイクル・クライトンの長篇小説の題名。『ターミナル・マン THE TERMINAL MAN』は1972年に発表され、同年に早川書房から浅倉久志訳で出版された。作者によれば、フランケンシュタインの現代版といった設定の小説である。

ハロルド・ベンスン(34)はコンピュータ科学者(翻訳ママ)で、2年前に交通事故で頭部挫傷を負い、しばらく意識を失ったものの脳機能に障害は生じなかった。しかし受傷後6ヵ月を過ぎてから、飲酒のあとに**記憶**が途切れ、気がつくと激しい暴力を振っているといった「発作」を繰り返すようになる。交通事故で脳の右側頭葉に傷が生じ、その瘢痕からの脳神経の異常放電が**晩期発作**――精神運動発作を生じていたためであった。

LAにある研究所の医師や学者たちは、ベンスンの脳内へ電極を刺し込み、頭皮下に埋め込まれた超小型コンピュータに接続する。異常放電を電極が拾い上げると、コンピュータ経由でフィードバックが起こって発作が抑制される仕掛けなのであった。

こうして脳内にコンピュータを埋め込まれた男がすなわちターミナル・マンという次第である。彼、ベンスンは晩期発作から解放されて平和な日常生活を送れるようになる筈だったのである。しかし正常に働くべきフィードバック回路は暴走を始め、ターミナル・マンは凶暴なフランケンシュタインと化してしまう。**怪物**の誕生と死がこの小説で語られるのであった。

40年以上経ってから読み返してみたが、ストーリーも道具立てもさして古びていないのが意外だった。マイクル・クライトンの想像した近未来は、さして陳腐なものではなかったということであろう。

【エラッド】

前項の『**ターミナル・マン**』に出てくる、**マイクル・クライトン**による造語。electric addict の略で、電撃嗜好者と訳されている。脳内の快楽中枢へ直接電極を刺し込み、ダイレクトに快感を得たいと望むクレイジーな人間のことで、アルコールや麻薬や覚醒剤やセックス等を凌駕する究極の快楽追求ということになるだろう。実行すれば、たちまちのうちに廃人と化すことは必至である。

【嗜癖】

嗜癖 addiction とは、強迫ないし「こだわり」の一形態である。そもそもは快楽や満足、安心等を得るための「手段」に過ぎなかった特定物質の摂取（アルコールや薬物など）や特別な行動（ギャンブルやダイエットや仕事への没入など）といったものが、いつしか「目的」そのものと化してしまい、もはやマイナスしかもたらさない状況に至ってもなおその執着から逃れられなくなった状態を指す。そしてそのようなありようを**依存症**とも称する。現実逃避の手段として見るなら、なかなか巧妙な振る舞いと言えるかもしれない。

どうやら人間には誰しも、手段が目的となってしまう倒錯傾向が多かれ少なかれ見受けられるようである。それがナントカ依存症と呼ばれる形をとることもあれば、たとえばクレーマーたちの執拗かつ不毛なクレームとか**ストーカー**行為、いじめ、**差別**行為などのおぞましい形で顕現する場合もあるし、ギネスへの挑戦や「新記録」「全制覇」への情熱や完璧なコレクション等、微苦笑を誘う形で結実する場合もある。

何らかの持続的・反復的な行為に対して「眉をひそめつつも、あながち分からないでもない」「呆れつつも、どこか共感する部分もある」といった気持が生ずるときには、その行為に嗜癖の刻印がそっと押されている可能性は高いのではないだろうか。

【自己診断】

嗜癖の人は、**うつ状態**に陥りがちなようである。「うつ」の苦しさから逃れるために、なおさら嗜癖へのめり込んでいくようにさえ見える。

彼らの陥るうつ状態は、いわゆる（従来型）**うつ病**とは異なる。抗うつ薬も効かない。あえて言うなら抑うつ神経症に近いものであり、依存症へのアプローチと並行して精神療法を行っていく必要があるだろう。だが彼らは、自分が嗜癖系であることを認めたがらない。うつ病であると主張したがる。うつ状態イコールうつ病といった自己診断に固執する。依存症にはどこか自業自得といったニュアンスがあるけれども、うつ病は「同情されるべき存在」といった世間の合意があるからなのかもしれない。あるいは、うつ病ならば薬で治るといった単純明快な話になるからなのかもしれない。いずれにせよ、本質をなかなか見詰めようとしない。

彼らの自己診断をしようとする態度そのものに、依存症をよりディープな方向へ駆り立てる心性が見え隠れしている。

［うつ状態］

うつ状態、という言葉はまことに曲者である。「うつ」という言葉はきわめて曖昧なのだ。実際のところ、**不安感**や**空虚感**、無力感、敗北感、悲しみ、自己嫌悪、絶望、恐怖、困惑、よるべなさなど、さまざまな精神状態が本人からは「うつ」と表現される。かつて少女たちが何もかも「カワイイ」と表現していたように、「うつ」はあまりにも広範なニュアンスを含んだ言葉になってしまっている。

そして疾患名としても、**躁病**以外のすべての精神疾患は「うつ状態」を呈する可能性がある。しかも躁病の大部分は、やがて**うつ病**へとシフトする。だからうつ状態という情報だけでは、**診断**は下せない。うつ病であるとは限らない。内科でいえば熱が38度ある、という大雑把な情報と大差がない。

境界性パーソナリティー障害の人たちは強大な空虚感に支配されているが、それがためにうつ病そっくりの状態に陥ったり、逆に空虚感へ居直るかのように衝動的になったり躁的になったりする。だが彼らがうつ状態を呈したとしても、いわゆる抗うつ薬は無意味なだけである。

うつ状態を見立て、そこから従来型のうつ病（抗うつ薬はこれのみに効く）や、**神経症**やパーソナリティー障害や、ときには**統合失調症**や**認知症**などを見分け、それぞれに対する適切な治療を行うところに精神科医の腕の見せどころがある。うつ状態なら抗うつ薬を処方する——そんな短絡的で表面的な対応ならば素人にも出来る。

【擬態うつ病】

精神科医の林公一（ペンネームであり、本名は未公開）が提唱した名称。あたかも「**うつ病**っぽい」が、抗うつ薬が効果を示す「従来型うつ病」とは異なった病態を指す。相違点として注目すべきは、従来型うつ病では自責的になり、楽しんだり面白がるだけの**意欲**が失われている。他方、擬態うつ病は比較的若い世代に多く、他責的で、嫌な場面から逃れられさえすれば趣味や娯楽を満喫出来ることであろう（それは客観的な目で見れば、なんだかズルい態度に映るだろう）。

うつ状態の部分集合として従来型うつ病や擬態うつ病があるわけだが、故意か**無意識**か「あえて」うつ状態イコール従来型うつ病と強弁する（**自己診断**する）ことで、従来型うつ病患者へ提供されるべき配慮や特典を要求する人たちが増えたことへの立腹がこの名称には込められているようである。擬態うつ病には**パーソナリティー障害**や**適応障害**、抑うつ神経症、**職場恐怖症**などが含まれる。

擬態うつ病という言葉を知っている人は少ない。「**新型うつ**（**病**）」「現代型うつ」と称されるほうが普通である。非定型うつ病、逃避型抑うつ、退却神経症、未熟型うつ病、恐怖症型うつ病、職場結合性うつ病、ディスチミア親和型うつ病など似たような概念も今までに多数提出されているが、やはり世間的には広まっていない。新型うつ病というネーミングだけが人口に膾炙した理由は、「最近、なんだかうつ病っぽい人が増えているなあ」といった素朴な印象にフィットしたからという、その程度の話ではないだろうか。

新型うつ病なる名称はタレント精神科医の香山リカが、著書『仕事中だけ《うつ病》になる人たち』（講談社、２００７）、『「私はうつ」と言いたがる人たち』（ＰＨＰ新書、２００８）で用いたのが嚆矢とされているようだが、後者では「新型の〈うつ〉」――といった形容詞的表現がなされているだけでいわゆるネーミングとは異なるようだし、前者ではむしろ「30代うつ」といった名称を広めたがっていたようである。２０１２年

4月29日にNHKが放映したNHKスペシャル『職場を襲う〝新型うつ〟』のほうが、世間にネーミングを定着させる決定的効果をもたらしたのではないだろうか。そしてネーミングは定着しても、「新型うつ病なんて甘えだ」「新型うつ病だって苦しんでいる」といった2つの論調は混在したままであった。

さてネーミングはともかくとして、今世紀が始まる前後から、うつ病を自称するケースが増加しつつある印象を多くの精神科医は感じていた。2000年1月30日付のシオノギ製薬の新聞広告には女優の木の実ナナが登場し、コピーは「私はバリバリの『鬱』です」となっていた。やたらと明るい印象だった木の実ナナが実はうつ病であったというインパクトは大きく、また広告には「うつ病治験者募集」と書かれていたのも印象的であった。誰もが多かれ少なかれ「うつ病」になりかけている！　といった切迫したイメージを読者にもたらしたのである。さらに2004年度JAA（日本アドバタイザーズ協会）主催の「消費者のためになった広告コンクール」で新聞広告部門金賞を受賞したのが製薬会社グラクソ・スミスクラインによるうつ病啓発キャンペーンで、新聞広告のコピーは「毎日、つらかった」である。この単純明快なコピーに深く共感を覚えた人はかなり多かった（そりゃそうだろう。不景気な世の中で、つらい日々を送っている人は多いに決まっている）。こうした広告ないしうつ病キャンペーンが、うつ病をポピュラーにすると同時に、いつしか「つらかったら、うつ病」的な図式を浸透させていった。そこに新型うつ病という、字面からは現代人特有のつらさを言い当てているかのような言葉が登場したことも作用し、いよいよ一部の人たちは「うつ状態イコールうつ病」と短絡していったように思われる。

製薬会社の大掛かりな広報活動は、うつ病のイメージをライトで親近感のあるものに変えると同時に、抗うつ薬の効果が期待し難い新型うつ病を「従来型うつ病」と混同させてしまったわけである。もっとも、精神科医にも不十分な見立てのまま安易に抗うつ薬（SSRI、SNRI——いわゆる新世代の抗うつ薬）を処方しまくったという現実があるわけだが。

【擬態】

生物学において、擬態は大きく2つに**分類**される。ひとつは標識擬態、もうひとつは隠蔽擬態である。

前者は自身が捕食されないように「毒を持つ生物」の姿を真似る（あやかる）ベイツ型擬態、毒を持つ種類同士が互いに似た色や模様を持つことで捕食不可を強調しようとするミュラー型擬態、自身の姿を周囲に似せて姿を隠し獲物を捕らえやすいように謀るペッカム型擬態などに分けられる。

ペッカム型擬態では色鮮やかな花になりすます食虫カマキリのヒメノプス属やイドルム属が有名だし、隠蔽擬態（カモフラージュによって捕食者の目を逃れようとする消極的作戦）では枯れ葉にそっくりなコノハチョウやアケビコノハ（蛾の一種）、木の枝のふりをした節足動物のナナフシなどが広く知られている。

それにしてもこれらのあまりにも見事に擬態した生物を見ると、生き残る（捕食されない、ないしは捕食する）ためといった本来の目的を通り越し、手段が目的化してしまったかのような過剰で馬鹿げた意志を感じずにはいられないのである。もちろんそこにこそエキゾチックな魅力が宿っているわけであるが。

蛇足であるが、**擬態うつ病**における「擬態」は、あえていえばベイツ型に準ずるだろう。従来型うつ病に「あやかる」ことで難を逃れようとしているわけだから。

［詐病］

利己的な意図のもとに、自分が何らかの疾患であると主張しその病状を演じる営みが「詐病」である。その目的としては刑罰の軽減、保険金取得、仕事やノルマや責任の回避などが挙げられる。またホームレスでは寝る場所と食事を確保したいがために、救急外来を訪れることがある。さらに、麻薬系の鎮痛剤依存症の患者が虚偽の痛みを大げさに訴え、首尾良く鎮痛剤の注射をしてもらおうと謀ることもある。

精神科領域において、詐病を見抜くことはどの程度可能だろうか。病院をホテル代わりに利用しようとして、**統合失調症**を装った住所不定の人物がいた。おそらく仲間から入れ知恵をされたのだろう。コンビニでわざとトラブルを起こし、それが妄想による振る舞いであったかのようにアピールした。警察に保護され、その後、言動がおかしいというわけで目論見通りに精神科救急へ搬送された。なるほど、まことしやかに症状を演じているが、所詮は耳学問による知識なので、どこかピントが外れている。しかも「**幻聴**が聞こえます」と自己申告して馬脚を顕した。「どこで幻聴という言葉を覚えたのですか」と意地悪な口調で尋ねたら、しどろもどろになってしまったのである。「以前入院していた病院で、担当医にそのように教えてもらいました」とでも返答すればよかったのに。

詐病は、精神科では派手な症状ほど見抜きやすい。言葉では表現しきれない微妙なニュアンスが結構重要なので、「本物」の患者の症状をじっくり観察しない限り、演技は「似て非なるもの」にしかならない。ただしそれでも、それが本当に詐病であると公式に証明しようとしたら容易ではない。典型例から外れたケースである可能性を否定しきれない。ましてや、**うつ状態**とか**不安感**といったものでは、精神科医としては本人申告を受け入れるしかない。疑惑が生じても、客観的証拠を突きつけて「だから詐病である」と断言するのは無理である。たとえ詐病を疑ったとしても、ならば病気を装うような振る舞いをしてしまう精神のありようこそが問題ではないのかと考えるのが精神科医である。

式場隆三郎は1960年に「詐病の鑑定」というエッセイを発表しているが（『現代知性全集（49）／式場隆三郎集』所収、日本書房、1961）、そこには以下のような文章がある。

徒然草の一節に、「狂人の真似して大路を走らば、すなわち狂人なり」というのがある。きちがいの真似だよ、とことわりながら大路を走っていくようなのは、すでに狂人なのだ、真似ではないぞ、と賢明な兼好法師が看破しているのだ。これは今の精神医学にも通用する言葉である。健康な精神の持主は、詐病によって自分を有利にしようとは企まないし、ばかの真似はしない。そんなことをやること自体が、もうおかしいのだという意味は、今も通用する。

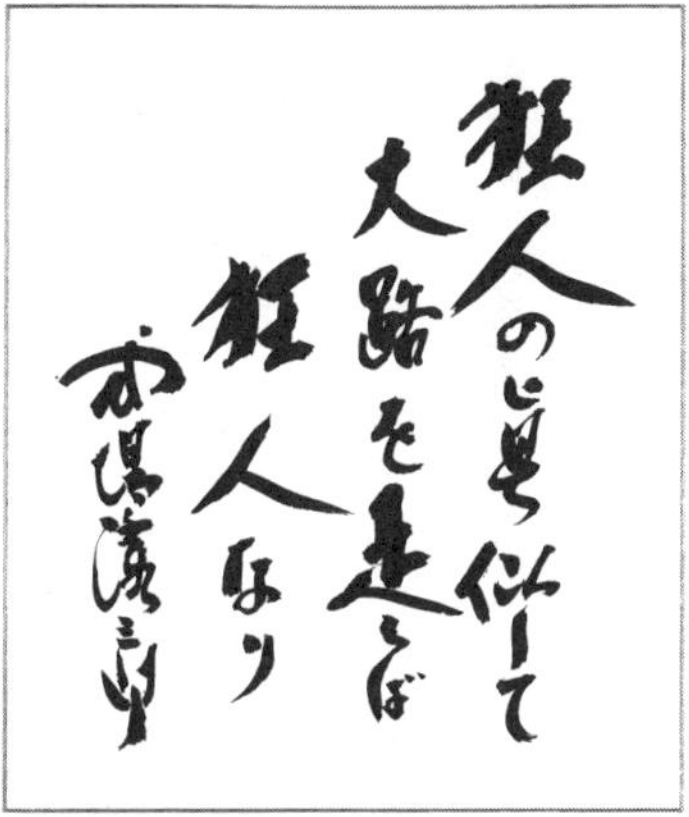

［図10］

まったくその通りである。

なお、式場隆三郎（１８９８〜１９６５）はこの徒然草の一節がお気に入りだったようで、しばしば色紙に書いている。先日、わたしは本郷の古本屋で色紙の1枚を入手したので（価格・1万円）、自慢半分に掲げておく［**図10**］。

それにしても精神医学には、「正常である」という証明も、「詐病である」という証明も出来ない。白黒はつけられない。推定することしか出来ず、あとは本人の満足と社会適応の程度とでバランスを勘案するしかないのである。そうなると、そもそも精神科における診断とはどのようなものなのかと疑問が湧いてきても不思議ではなかろう。その答えは102頁〔**診断**〕の項を参照されたい。「パターンを見抜く」というプロセスに準拠しているからこそ、精神科医は白黒に拘泥せずにいられるのである。

〔虚偽性障害〕

詐病は、目的がはっきりしている。しっかりと利益を計算した上で、病を装う。客観的にも、そのバランスシートには納得がいく。

ところが、詐病とは言い難い不可解な価値観のもとに疾患を装う人たちがいる（主に身体疾患を装う）。彼らは虚偽の症状を訴えるだけでなく、ときには本当に毒物を服用したり、自らの身体を傷つけたり（病人になりすます手段として傷つけるのであり、いわゆる**自傷行為**〔585頁参照〕とは文脈が異なることに注意）、意識を失うような事態を引き起こしたり、とさまざまな手段を講じ、何とか入院患者になろうと図る。

彼らの目的は、出来る限り重症の患者としてドラマチックな治療を受けることであり、それ以上の意図はない。その結果として健康を損ねたり後遺症等が生じても平然としている。とにかく重病人になりたい――それだけなのである。自分の身体を用いた「捨て身の」愉快犯とでも呼ぶべきだろうか。あまりにも空虚な営みではないか。病人を装うというよりも、それを通り越して自己破壊的なニュアンスが伴うところにある種のグロテスクさが感じられる。

歪んだ愛情飢餓やマゾヒスティックな心性、倒錯した攻撃性といったものが根底に潜むと思われるが、実際にこのような人物と出会うと気味が悪くなる。人間の尊厳を自ら否定する態度を見せつけられた気分になるのである。詐病としてあっさり切り捨てられないところに、言いようのない不安が残る。

極端なケースとして、健康であるにもかかわらず頻回に手術を受けようとする人たちがいて（開腹手術どころか、たとえば手足の切断手術といったものまで）、彼らは**ミュンヒハウゼン症候群**（ほら吹き男爵の名前であるミュンヒハウゼン男爵に由来する）と**診断**される。精神科的な治療が必要だがその試みは困難をきわめる。

［虚言癖］

すぐにばれるような嘘を平気で吐き、罪悪感を抱かず、むしろ当人も半ば本気で信じているようにも見え、たとえ嘘が露見しても恥じたり反省することなく虚言を繰り返す性癖を指す。必ずしも営利目的ではなく、つまらぬ見栄や自慢のために荒唐無稽な嘘を重ねるケースも多い。結果的には明らかに他人の信用を失うことが分かっていても、なおその行為をやめることは出来ない。

統合失調症や**認知症**においては、現実検討力が損なわれているがために結果として虚言を口にしていると周囲に判断される場合がある。**躁病**においては、しばしば軽薄かつ誇大的な嘘が次々に繰り出される場合が観察される。だが一般的には、虚言癖の背後にあるものは**パーソナリティー障害**と思われ、そのうち、演技性や**自己愛性パーソナリティー障害**が中核的タイプと考えられる。

パーソナリティー障害にはさまざまな**分類**が昔から提唱されており、223頁では「**空想虚言者**」について記してある。**シュナイダー**は1949年に刊行された『精神病質人格』において「**自己顕示欲型精神病質人**」というタイプを提唱しており、その一部は明らかに虚言癖の人たちを指している。実際、虚言の多くは所詮自惚れないしは自己顕示に属しているではないか。

〔贋医者〕

2011年8月10日付の朝日新聞朝刊「ひと」欄で、1人の医師が顔写真とともに紹介された。見出しは、〈被災地で「ボランティアの専属医」を務める／米田きよしさん(42)〉となっている。以下、記事の一部を引用する。

宮城県最大のボランティア拠点・石巻市。震災後、のべ約8万7千人が訪れた。ここで「ボランティアの専属医」を務めている。

泥出し作業中に釘やガラスを踏む人、家財道具の運搬中に手足を挟む人、ぎっくり腰になる人、持病の薬を飲み忘れて重体になる人もいる。「ボランティアの基本は自己責任」が口癖だが、善意で集う人を放っておけず、彼らが生活する石巻専修大学のテント村に3月半ばから住み着いた。「ボランティアのボランティアや」。救護所では、破傷風の予防や熱中症の患者をはじめ、250人余りを診察してきた。

本来はカナダにある大学病院に所属する小児救命救急医。1999年に国連難民高等弁務官事務所（UNHCR）の派遣医になり、ルワンダの診療所で働く。休暇で日本へ帰国中に東日本大震災と遭遇、NGO「カナダ医療支援チーム（CMAT）」のメンバーとして被災地に入った。

この記事にはかなり鮮明な記憶がある。小児救命救急医が「ボランティアの専属医」を務めるというギャップに若干の**違和感**を覚えると同時に、震災の現場はそんなものだろうなあという妙な納得を感じたからであった。また、名前が平仮名で「きよし」となっているのも、どこか本名でないような引っ掛かりを覚えた。

わたしが現場に赴いても大して役に立つまいといった後ろめたさも感じた。

だが2日後、同紙の朝刊社会面に、「ボランティアの専属医」の記事を全文削除する旨の告知と「おわび記事」とが掲載された。紹介された人物が医師免許を持っていないことが判明したためである。当初、本人は日本の医師免許は持っていないが米国の医師免許は保持していると主張していたが、程なく、まったくの贋医者であったことが分かってしまう。

米田きよしと名乗っていた男は、本名が米田吉誉・韓国出身で北海道育ち（宮城県が故郷ではない）・住所不定（直近まで大阪在住）・職業不詳（大阪ではFXのトレーダーをしていた）の42歳であった。もちろん医学教育は一切受けたことがない。パイロットを自称し複数の女性から数百万円を騙し取った前科があり、２００６年に大津地裁で懲役３年の実刑判決を受けている。

彼は２０１１年4月から（朝日の記事と半月の齟齬がある）、およそ4ヵ月にわたってボランティアを相手に医療活動を行った。学歴は聖マリアンナ医大卒、東大医学部卒、米国ロマリンダ大卒などと口から出任せで、阪神大震災でも支援活動に参加したとか「国境なき医師団」に加わっていたとか神戸大で小児科医の臨床経験があるなどと語っていた。6月6日にはインターネットで日本財団へボランティア団体「ワールドフュージョン」代表として助成金の申請を行い、6月27日に１００万円を交付されている。同じ頃、石巻福祉協議会へ大阪市内の調査会社から米田の経歴について疑義が寄せられ、同協議会は米田へ医師である証明を求めたところ、医師国家資格認定証なる偽造カードのコピー（大阪市の住民基本台帳カードに酷似）を提出して騙しおおせている。またカナダの病院に所属する救命救急医の**名刺**（英文）や小児科医の名刺も偽造していた。石巻から姿を消したのは朝日新聞の取材を受けた数日後である。

7月11日には日本テレビ系ワイドショー「スッキリ!!」で紹介され、8月10日には件の朝日の記事が載り、しかし12日には化けの皮が剝がれていたのだった。8月19日に医師法違反で札幌の知人宅に潜伏中を逮捕され、翌2012年6月8日仙台地裁で懲役3年の判決を受けている。

米田は朝日に「おわび記事」が載った翌日に産経新聞から取材を受けている。この時点では、医師の資格を持っているのかとの問いに「無資格でやった。違法なのは分かっていたし、裁きは受けるつもり」と答えている。「なぜ治療したのか」との質問への答えは誠に興味深い。

「最初は行方不明者の捜索をしていた。ただ支援活動をするうちに、被災地に医師が少ないことに気づき、必要だと思ってやった。後悔はしていない。中学1年のころから医者を目指して毎日5時間勉強していたので、免許を取ろうと思えば取れると思う」

考えの筋道に「なし崩し」的な傾向が目立ち、毎日5時間勉強していた→免許を取ろうと思えば取れたと思う→医師詐称、といった調子の飛躍がいかにも**自己顕示欲型精神病質人**に相応しい思考法と感じられるのである。過去の詐欺事件にも、本人なりに自己正当化のロジックはあったに違いない。

【クヒオ大佐】

伝説的な結婚詐欺師。1942年、北海道常呂郡出身。本名、鈴木和弘。身長165センチ（163センチとの説もあり）。北見北斗高校中退後は職を転々とし、寸借詐欺で新潟刑務所に収監される。72年、新潟市内で最初の「餌食」を見つける。相手は**19歳**の事務員で、当時の鈴木は父がアメリカ人、母が日本人のアメリカ空軍パイロットと称していた。古着屋で入手した軍服を身に纏い（まだその頃は少佐と名乗っていた）、結婚を画策するも真っ白な軍服姿で結婚式招待状を受け取りにきたところを印刷所の従業員に怪しまれ、通報・逮捕される。しかし米軍制服の不正着用の罪を問われただけであった。75年には整形手術で鼻を高くし、金髪に染めた姿で再びアメリカ空軍パイロットを名乗り、45歳の女性と同棲。2年間で1000万円を貢がせている。なおこの女性とは、他の女性たちを騙した罪で複数回服役した後、再び同棲している。81年、41歳の女性と結婚。一子をもうけており、近所にはやはり米軍パイロットということで押し通していた。ただし、次の詐欺事件を契機に離婚となっている。84年には51歳の女性をターゲットにした。その際に名乗った名前がプリンス・ジョナ・クヒオで、母はエリザベス女王の双子の片割れ（そんな人物はいない。エリザベス女王の同胞は4歳下の妹マーガレット・ローズのみ）、父はハワイのカメハメハ大王の末裔、6歳でワシントン大学卒、ミネアポリス士官学校卒、エール大学で**弁護士**資格取得、東大法学部大学院で学位取得、ケンブリッジ大学留学経験があり、現在はアメリカ空軍パイロットで大佐であると説明した。

ジェット戦闘機で中東上空を飛行中に電話を寄越したり（ジェットエンジンの効果音をバックに流す）、会うときはいつも軍服姿などの演出を図った結果、相手はすっかり騙され、結婚すれば英国王室から3億円の支度金が入ると言い繕って4500万円を搾取。だが相手がアメリカ大使館に問い合わせて詐欺が発覚、懲役9年の実刑判決を受ける。

刑期を終えた93年には、29歳のホステスと25歳のOLを同時に手玉に取り、二人から計950万円を搾取。OLとは入籍して子どもも作っている。逮捕され受刑後には、既に述べたように18年前に騙した女性と再度同棲をしているがその後の消息は不詳である。おそらく、まだ存命中であろう。

あまりにも見え透いた嘘、馬鹿げたキャラクター設定にもかかわらず多くの女性が騙されたことで世間の耳目を集めた。精神病理学的には**パーソナリティー障害**（演技性、自己愛性など）の範疇と思われるが、むしろ騙された女性たちが抱いていたであろう**孤独**感や無防備さのほうに切実なものを感じさせられる（2009年に公開された吉田大八監督の映画『クヒオ大佐』はその辺りを丁寧に描いた秀作だと思う。大佐に扮したのは堺雅人）。彼女たちは、薄々嘘と知りつつも、**不全感**に満ちた現状からの大逆転を期待してクヒオ大佐に賭けてみたのではないだろうか。おしなべて大逆転とか一攫千金、一挙挽回などを狙ったとき、ヒトは平気で理性をかなぐり捨てるものである。

［大佐の写真］

ウージェーヌ・イヨネスコ（1909〜1994、ルーマニア出身。老年期に差し掛かる頃より**神経症**を患い、**ユング**派の医師に精神分析を受けていた）が1955年に『N・R・F』誌に発表した短篇小説の題名。邦訳は『大佐の写真』というタイトルそのままの短篇集として白水社から刊行されている（塩瀬宏訳、1971）。

イヨネスコは不条理演劇の劇作家として知られており、この小説も常識的な読み方をすると当惑させられる内容である（文章そのものは平易で明瞭である）。

物語の中心は、ある町に出没する殺人者である。犠牲者を、ときには1日に3名も、池に突き落として溺死させる。その殺人者が浮浪者のような身なりで通行人にがらくたを売りつけようとする男ということは分かっており、殺人の段取りも判明している。登場人物の台詞を引用してみよう。

……こうして男が、値段はそちのけで品物をなんとか押しつけようとしているうちに、二人は、あの先刻の池の近くまでやってまいります。そこまでくると、やつは、さっとばかりに、とっておきの奥の手を出すのです。やつは言います、大佐の写真を見せてあげよう、とね。こいつには、抵抗できませんや。もう、かなり暗くなっているので、犠牲者は、もっとよく見ようと前に身をのり出します。もうこれで彼はおしまいです。夢中になって写真をながめている隙に、背中をひと突き、池にどぶん、溺死、はい、一丁あがり、という段どりなんです。あとはまた、あたらしい犠牲者を見つければいいだけ。

いったい、この「大佐の写真」とは何なのだろう。犠牲者たちは、大佐の写真を見せてあげようと誘われると、夢中になってそれに見入って隙を与えてしまう。そして呆気なく殺されてしまう。こんなことがあり得るのか。

もしも写真が**ポルノグラフィー**やスキャンダル、あるいは死体といったもの——つまり、いかがわしい何かが写っていたとしたなら、人々が夢中になることには納得出来る。さてイヨネスコは不条理演劇とか前衛劇の旗手と目されていたが、その不条理性や前衛性は案外と単純素朴なのである。何かをひどく極端にエスカレートさせてみたり、根拠のない何かを強引に登場させてみたり、立場を正反対にしてみたり、といった具合に。そこでそうした手法に鑑みてみるなら、「いかがわしい写真」をあえてその反対の退屈きわまりない写真へと置き換えて物語を組み立てている可能性を考えてみたくなる。すなわち、退屈な写真の典型ないし象徴が「大佐の写真」ということではないのか。

たとえば「校長先生の写真」をネタに、ニキビ面の中学生男子がその写真を見ては興奮したり鼻血を垂らすような光景をコントとして演じてみたなら、案外とウケるかもしれないなどと想像してみたくなる。古びた前衛は、しばしばお笑いと区別がつかなくなる。

［しがみつく］

イヨネスコの自伝的エッセイとして、『雑記帳』という本が刊行されている（大久保輝臣訳、朝日出版社、1971）。その中に、こんな記述がある。

わたしは生きることに苦しんでいる。これほど生きたいと望むのは一種の神経症だ。わたしは自分の神経症にしがみつく。わたしはそれに慣れてしまって、自分の神経症を愛している。だからわたしは治りたくない。

これは**神経症**（525頁参照）のある側面を鋭く突いているように思われる。厄介な状況や解決のつかない「わだかまり」が心に葛藤をもたらし、それが心身のさまざまな不調として析出するのが神経症であるとされているが、そのような機制に加えて「神経症は癖になりがち」といった注釈が必要に思われるからである。

神経症では、人が思いつく限りのあらゆる症状が出現し得る。だが、おそらくはその人固有の弱点や気掛かりな部分、さもなければ固執しているものが症状として表現されやすい。もともと当人が「こだわり」がちな要素が症状になって具現化し、そこでより「こだわり」に拍車が掛かる。となれば、当人は症状に苦しみつつもその症状に何らかの馴染んだ感じや予定調和に似た納得感を覚えてしまう。結果として、症状と共存する人生に奇妙な安定感を見出してしまう。別な言葉で言えば、イヨネスコのように「わたしはそれに慣れてしまって、自分の神経症を愛している。だからわたしは治りたくない」といった倒錯した事態も生じてくることになる。

神経症の治療には、抗生物質や消炎鎮痛剤や抗癌剤などを使って強引にねじ伏せるような方法は相応しくない。神経症にしがみつかずに済む人生を模索する——その後押しをすることに尽きるのである。

【8½】

1979年1月29日、新宿西口にあるスタジオ「ライヒ館モレノ」で5組のバンドによるライブが行われた。パンクの延長として勃興したいわゆるニュー・ウェイヴと称される括りのロック・バンドたちで、そのときの演奏は『東京ニュー・ウェイヴ'79』というタイトルのオムニバス・アルバムに残されている。

わたしはそこに観客の一人として混ざっていたのであったが、演奏したバンドでもっとも素晴らしいと思ったのは8½と名乗るグループであった（このときが初見）。キーボードを担当していたのは上野耕路で、後に戸川純たちとゲルニカやヤプーズを結成することになる。いっぽうボーカルは久保田慎吾で、なかなか芝居気たっぷりのパフォーマンスを披露した。

久保田は、演奏が始まる前から**神経症**患者を演じていた。**不潔恐怖**の患者である。**神経質**に指を1本ずつ丁寧に、アルコールを含ませた脱脂綿で拭い、口を半開きにして陶然とした表情を浮かべながら突っ立っていた。なるほど精神を病んだフリをしてみるのもボーカリストとしては「有り」だな、とわたしは素直に感心していた。数ヵ月してナイロン100%というライブハウスで彼らの演奏を再び見たときには、既に不潔恐怖のパフォーマンスは行わなくなっていた。現在久保田は、音楽活動を続けながら北千住の近くで居酒屋を営んでいるらしい。Twitterでは保健所が衛生検査に来て云々などと書いていたから、清潔さには関心が深いのかもしれない。

なおバンド名の8½は、案の定、フェリーニ監督の1963年の作品『8½』に由来しているらしい。どう由来しているのかは不明であるが。

【星への旅】

久保田慎吾は、**不潔恐怖**の演技をどこで思いついたのであろうか。実際にそのような人を目撃したのかもしれない。あるいは映画やテレビでそのような演技が行われているのを見たのかもしれない。2割程度の確率で、彼が**吉村昭**の短篇小説「星への旅」を読んでヒントを得た可能性を考えてみたい。同じタイトルの文庫本が新潮文庫で発売されたのが1974年で以後順調に版を重ねているから、この才能豊かなボーカリストが読んでいても決して不自然ではない。

「星への旅」は、集団**自殺**を図ろうと旅をする少年たちの物語である。ホロの付いたトラックで海に面した断崖を目指すのである。そこで飛び込み自殺を行うのだが、いわばゲストの形で主人公たちのトラックへ便乗する自殺志願者たちが登場する。そのうちの一人が不潔恐怖の男で、鉄道自殺で死ぬ。彼を描写した箇所を示してみよう。

　男の血の色の乏しい頰には、絶えず冷ややかな笑みが浮んでいる。そして、金属製の容器からアルコールの匂いのする脱脂綿を取り出しては、小止みなく指先を拭きつづけている。手首からはじまって指に移ると、甲から掌へと、脱脂綿の動きは機械のように目まぐるしく一定の筋道をたどってくりかえされる。それが十数回もつづけられると、かれは、脱脂綿を容器の中にもどして、指先で虫眼鏡のような環をつくるとホロの天井を熱心にうかがいはじめる。その表情には、指のレンズの奥に、華麗な対象でものぞきみているような恍惚とした色が濃く浮び出ていた。

そう、久保田は指先で環を作ってそれを覗き込む動作もしていた気がする。だからといって彼がこの小説を読んだ証拠にはならないのだが。

〔鳥〕

フェリーニの『8½』が制作された年には、ヒッチコックが『鳥』を制作していたのであった。因みにヒッチコックの前作は1960年の『**サイコ**』であり、同じ年に『**血を吸うカメラ**』(345頁参照)が制作されている。

『**鳥**』が成功した理由のひとつは、鳥が人間を襲う理由がまったく描かれなかったことにあるという。なるほどつまらぬ理由を持ち出されて辻褄を合わせられるよりは、いわば不条理劇として恐怖を煽ったほうが遥かに怖い。深読みを寄せ付けない力強さがこの映画にはある。

前項の「**星への旅**」も、**自殺**を図る少年たちは自分自身でさえ自殺の理由を把握していない。むしろ彼らは不条理を弄び、ロード・ムービーの主人公のように死への旅を実践していく。そして本当に死んでしまう。理由がないからこそ、生々しさが立ち上がってくる。実に後味の悪い小説である。ただし、純文学的な奥行きを伴った後味の悪さであるが。

【青い鳥】

TBSで1997年10月10日から12月19日まで放映された連続ドラマ。主演は豊川悦司。禁断の愛と罪の物語といった内容。脚本は野沢尚で、彼は2004年6月28日に自殺している(縊死)。享年44。**自殺**の理由は判然とせず、しかし遺書には「夢はいっぱいあるけれど、失礼します」と書かれていたという。

［青い鳥症候群］

精神科医の清水将之が著した『青い鳥症候群――偏差値エリートの末路』（弘文堂、1983）に由来する。いかなる地位や名誉を得てもそれに満足出来ず、夢や理想を追い求めて仕事や職場を次々に変えていくその精神状態ないしは行動様式を指す。考えようによってはまことに前向きな人生といえようが、理想や究極といったものを「頑張れば手が届く」と考えてしまうことによって「地に足が着かない」状態になりかねない。理想や究極の追求にのめり込み過ぎると、結果として現実を肯定出来なくなり、社会不適応に至りかねない。そうした意味で、警鐘を鳴らすに値する事象であると清水は考えたわけである。

昨今の「**自分さがし**」批判と同じ話であろう。分を弁えよといった論調の「身の丈に合った幸福」論ともリンクする言説である。このような物言いは、これまた昨今の言い回しに倣えば「上から目線」になることも必定であり、だから『青い鳥症候群』の副題「偏差値エリートの末路」が醸し出すあざとさとも相俟って、件の本には何となく説教臭が漂っている。現在は絶版のようで、古本はアマゾンから1円で購入可能である。

［ピーター・パン・シンドローム］

1984年に祥伝社から発売された通俗心理本のタイトル。著者はアメリカの心理学者ダン・カイリーで、原書は1983年に出ている。

副題が「なぜ、彼らは大人になれないのか」であり、現代に生きる男性たちの成熟拒否的心理を扱っている。シンドロームの基本症状は「無責任」「不安」「**孤独**」「性役割の葛藤」であり、さらに「ナルシシズム」と「男尊女卑志向（ショービニズム）」が加わって本物のピーターパンとなるらしい。どうも薄っぺらな手応えの本で、ピーター・パン・シンドロームという小洒落た名称を考えついたことだけが注目に値する。

訳者は慶應義塾大教授（医学部ではなく環境情報学部）で精神分析医の**小此木啓吾**（1930〜2003）であり、彼には『モラトリアム人間の時代』（中央公論新社、1978）、『自己愛人間――現代ナルシシズム論』（朝日出版社、1981）、『あなたの身近な「困った人たち」の精神分析』（大和書房、1995）などのヒット作がある。その小此木による訳者あとがきの一部をここに引用してみよう。

（中略）

第三に、ひとつ付言したい。私が訳出したからといって、カイリー博士はけっして精神分析医（学者）ではない。むしろその基礎は、V・フランクル、ロロ・メイ、E・フロム、E・ジェンドリン、W・グラッサーといった、どちらかというと実存心理学や現実療法の流れにある。彼の基本概念は、真の自己（true self）とその発展にあると思う。この視点は、本書の随所に生き生きと表現されている。時には、博士のピューリタン的な人間観、モラルさえ感じる。その意味で私自身、面接の手法やその理論展開、そして助言の仕方に、多くのものを学ぶことができた。

ただし一般向けの啓蒙書だけに、ケースの扱い方と解決の仕方に、ある種の甘さがあるのも事実だ。しかしよく読むと、ちゃんとした精神療法を受けなければ、という言外のメッセージが、ほとんどのケースに託されている。むしろ本書を通して、わが国の読者各位が、歯科医や内科医に行くように、精神療法家（サイコセラピスト）やカウンセラーを身近に感じるようになれれば、これほど喜ばしいことはない。

いかにも上から目線の慇懃無礼な文章で、しかもヒエラルキーの頂点にいるのが精神分析医であるかのようなニュアンスが鼻に付く。そうした態度の裏側に、脇の甘さとピーター・パン的な未成熟さを嗅ぎ取らずにはいられない。

［さよなら快傑黒頭巾］

庄司薫による長篇小説で、単行本は1969年に出版されている。芥川賞受賞の話題作『赤頭巾ちゃん気をつけて』（1969）、本作、『白鳥の歌なんか聞えない』（1971）、『ぼくの大好きな青髭』（1977）は、いずれも著者と同名の「庄司薫」を主人公にしており、赤・黒・白・青の「四部作」と呼び習わされている。

快傑黒頭巾は単純明快で「分かりやすい」ヒーローであり、そのようなものと決別してヒーロー不在の薄汚れた世間の構成員になることを受け入れる——つまり**青い鳥**を探すのを断念し、ピーター・パンであることも止め、だがそれを成熟と呼ぶに値することなのだろうかと訝しみつつも無難な大人になっていく悲しみやら敗北感やら苦々しさやら諦めの気分が、このタイトルには託されている。

実際に登場人物が快傑黒頭巾云々と口にするあたりに、ユーモアや軽さや、さらに当時の若者の鬱屈が上手く反映されている。巧みな小説である。

〔大友柳太朗〕

大友柳太朗（1912〜1985）は、新国劇を経て主に東映時代劇映画で活躍した「銀幕のスター」である。山口県出身。殺陣に優れていたが台詞回しは下手で、そうした欠点をも含めて大スターに値する人物であった。顔が大きく顎が「がっしり」しているあたりも、いかにも昔のスターである。当たり役として快傑黒頭巾、丹下左膳、むっつり右門の三大時代劇シリーズがある。

なお、日本の誇るハードコア・パンク・バンド「ザ・スターリン」が1983年に発売したサード・アルバム『虫』は初回盤がピクチャー・ディスクになっており、丸尾末広の筆によって二丁拳銃を構えた快傑黒頭巾が描かれている（ただし額に赤い星が描き加えられている）。ネットを見るとしばしばこの絵を鞍馬天狗や、ひどいものになると忍者などと書いているが、昭和33年に公開された松村昌治監督『快傑黒頭巾』（もちろん主演は大友柳太朗）のスチール写真が元ネタである。

晩年はテレビで個性的な脇役を演じていたが、1985年9月27日に自宅マンション屋上から飛び降り**自殺**で他界した。自ら命を絶った理由について、世間的には、台詞覚えが悪くなり**認知症**の始まりではないかと悩み、さらには共演していた若い役者が彼の台詞覚えの悪さを「ぼやいて」いたのを偶然耳にしてしまったことが決定的な引き金になったとされている。

『大友柳太朗快伝』（大友柳太朗友の会編、ワイズ出版、1998）においてキネマ旬報社社長の黒井和男は、自殺の予感があったかとのインタビュアーの質問に答えている。「予感はしてないよ。だって年中死にてえって言ってんだから。「黒さん、オレ死にたくなった、物覚え悪くなった」とか、「呂律がまわらない」っていろいろ言ってんだ。「何言ってんだ、昔から呂律まわらないし、物覚え悪いじゃねえか」って。「そう言われりゃそうだね」って。病気のことはほとんど言わなかった。半分ノイローゼだったんだな」。また自殺の実際については、「途中で木に一回ひっかかってんだね。その前に物置で首吊ろうとしたらしい。奥さんが何やってんのって連れて帰ったら飛び降りた」と述べている。

さて、彼の自殺は**うつ病**によるというのが真相ではなかったかとわたしは考えるのである。以下に理由を述べてみる。

◎『大友柳太朗快伝』には付き人であった藤原勝の証言が載っている、「神経質やからね。そういうとこはありました。もっとおおらかにいきゃいいんですけどね。もう台本読んでも何してもものすごい神経質にやるから。自分で全部しょいこまなくていいのにね。仕事におわれてたでしょ、趣味ってないから。もっとおおらかに考えたらいいのに、そういう性格じゃなかったです」。**神経質**という言葉が出てくるが、精神医学における執着気質こそが該当するのではないだろうか。こだわりが強く、真面目・熱心・几帳面で、しかも気分転換が出来ない。これはうつ病の病前性格として知られている。さらに、他人に気を過度に遣うといった性向もうつ病に親和性が高い。同書で、女優の千原しのぶの談話を引くと、「大友先生っていうのは、自分が役作りに一所懸命になられる方だから、セットに入って声かけても返事がないの。っていうことは、そのことばっかり集中してたから。だから廊下歩いててもお手洗い入ってても台詞覚えてらした。とっても真剣で真面目な方だったと思います。真剣に役作りしようとしてらっしゃった。だから声かけてもね。台詞間違えちゃいけない、みんなに迷惑かけちゃいけないって気持ちで、一所懸命練習してらしたの」。この「迷惑かけちゃいけない」という気持が、うつ病においては**自責感**となって本人を追い詰め、自殺に至りかねないと従来から指摘されている。

◎台詞覚えの悪さを大友は悩んでいた。それは老齢化に伴って当然だったかもしれないが、すでにうつ病が始まっていたとすれば、症状のひとつとして集中力低下があり、それゆえに**記憶**力が悪くなっていた可能性がある。しかしうつ病の自覚がない大友は記憶力低下を悩み、そのことがうつ病を悪化させ、悪循環をもたらしていた可能性が高い。

◎テレビのプロデューサーである若松節朗は、「（テレビで）アドリブに対応するのに（大友は）数倍神経遣ったのではないですか」との問いに、「そう思います。70歳過ぎてからやっぱり精神と肉体のバランスが狂ったんじゃないですか。パーフェクト主義だから寝ないんです。睡眠時間少ないからどんどん肉体が衰えていくんじゃないですか。でも思考だけはやらなきゃいけないってのがあって」と答えている。うつ病では不眠がほぼ必発で、この発言もしかするとうつ病発病後の悪循環を指していることになるのかもしれない。

◎晩年の仕事はテレビが多かったが、かつては大スターとして崇め奉られていたにもかかわらず、ドライでしかも大友をただの年寄りとしか思っていないスタッフと働かねばならなかった。環境の大きな変化は、うつ病を引き起こす大きな要因とされている。過去の栄光を認めてもらえなかった事実は、喪失感としてうつ病発症に大きく関与した可能性も大きい。

◎自殺直前において、周囲は「神経衰弱が悪化しつつある」と認識していた。相談役の立場にあった身体科の医師も、きちんと精神科医に診てもらうべきと勧めていた。大友の精神状態はたんなる**神経症**レベルの話ではなかったようである。

◎自殺の前日、大友は出演していた映画『タンポポ』においてまだ残っている仕事はないかと電話で伊丹監督に確認している（まだ映画自体はクランクアップしていなかった）。こうした過剰な律儀さ、実直さは、うつ病においてしばしば見掛けるものである。

◎縊死に失敗してすぐに今度は飛び降りで自害を果たしている。死ぬことへの切迫感に満ちた固執を示しており、このような「死への必死さ」はうつ病では珍しくない。——といった次第で、大友柳太朗が精神科医に診てもらっていたなら彼の自殺は防げた可能性が高いと考えるわけである。

[仮性認知症]

老人の**うつ病**は、しばしば**認知症**と区別をつけ難い。うつ病は集中力低下をきたし、二次的に**記憶**力の低下を招く。**意欲**が損なわれ、ときには不潔なまま何もせずに終日ぼんやりしているような姿が観察され、これも認知症とまぎらわしい。喋る元気すらなくなり、誰かに語りかけられても無反応な状況は、その異常さが認知症を連想させずにはおかない。

しかしあたかも認知症に見えてもその正体がうつ病であったなら、抗うつ薬で治療が可能である。このように認知症もどきのうつ病を「仮性認知症」と呼ぶ。いっぽう真性の認知症は病的な脳萎縮にほかならず、薬物を用いても、もはや脳は元には戻らない。認知症患者に投与されている**アリセプト**、レミニール、メマリー等の薬剤は、あくまでも「認知症の進行を抑える」だけで（しかもきわめて不十分である）、いわゆる「治る薬」ではない。したがって認知症とうつ病との峻別は、治療上きわめて重要となる。後者ならば薬物療法で全快し得るのだから。

とはいうものの臨床の現場においては、認知症とうつ病とはそう簡単に別ものと見做すことが出来ない。認知症では往々にして初期症状として「**うつ状態**」が先行するし、老人のうつ病患者ではそれが改善しないまま認知症を発病してくるケースが決して珍しくない。両者にはグラデーションを形成しながら接している部分があると見るべきであろう。したがって仮性認知症という名称には、いささか机上の空論めいたニュアンスが含まれていると思っておいたほうが賢明である。

【誤診】

たとえ脳のＣＴやＭＲＩを撮っても、**認知症**の初期と考えるべきか、それとも**うつ病**の範疇と見做すほうが適切なのか迷う場合がある。そうなった場合であっても、迷ったからと放置するわけにはいかない。おそらく、うつ病の治療をまず行ってみるのではないだろうか。そうして病状の推移を観察しながら**診断**を再吟味していく。

そのような方針で対応していたが結局は認知症であった――そんなケースを考えてみよう。捉えようによっては、これは誤診である。抗うつ薬を処方していたものの、それは無駄足でしかなかった。間違った治療をしていたのであるから。

だがそれを以て誤診であると弾劾するのは適切ではあるまい。どんなに優秀な医者であろうとも、見抜けないケースはある。しかし診断能力の限界を自覚しつつ、差し当たって最善と思われる加療を、必要に応じてすぐに方針変更を出来るように身構えながら誤診を恐れずにトライしてみることは大切であろう。そうでなければ医師は手を拱いたまま棒立ちしているしかなくなってしまう。

嘔吐している患者を診て脳腫瘍と食中毒とを間違えた医者がいたら、これはヤブであろう（脳腫瘍による頭蓋内圧亢進で嘔吐を生じることがある）。明らかに誤診である。けれども、医療の世界において誤診イコール見当外れの大間違いとは限らない。ことに精神科領域においては、あたかも誤診と映ったとしてもそんなことは最初から折り込み済みで治療と観察を続けているケースは少なくないのである。

蛇足として、最近の精神科薬の特徴に「薬効がクロスオーバーする」ことを述べておきたい。近年開発された抗精神病薬には、当初は**統合失調症**を治す薬であったにもかかわらず、あれこれ試してみると**躁うつ病**にも効果的だったり、認知症に伴いがちな興奮を抑えるのにも有用だったり、あるいは抗うつ薬だった筈が**強迫神経症**やパニック障害にも効いたりと、疾患分類を跨ぎ越えて効能を示す薬剤が少なからず存在する。そのような「効能の曖昧な薬」と、「誤診もどき」――それら2つが決して珍しくないのが精神科の世界というわけなのである。薬効のクロスオーバーについては、既出項目［**単一精神病**］（186頁）を連想させたりもするところが興味深い。

［名医］

名医の条件として、診察をして即座に病名を言い当てる能力（あたかも名探偵が途方もない推理能力を発揮して犯人を名指ししてみせるように）を挙げる人は多いのではないだろうか。内科系では「神の手」というわけにはいかないので、見事な調合の処方といったものも条件には含まれるかもしれない。もちろん患者の気持を安心させるような、いわば人間味があり、優しく誠実で頼もしい対応が出来ることも必須に違いない。

なるほど病名を確定することによって治療方針が定まるし、すると蓄積された知見やデータが活用出来るから、今後の展開や予後も見当がついてくる。イメージが明瞭になるわけである。

だが医療はクイズではない。病名をとりあえずは特定出来なくとも、あるいは病名は暫定的に過ぎないという前提のもとに、あえて試行錯誤を進めていく場合がある。そのようなケースでは、たとえば「ある種の**パーソナリティー障害**と、未治療のまま長期間経過した軽度の**統合失調症**患者は判別が容易でない」といった経験的事実を暗黙の了解としてベテランの精神科医同士が会話を交わしたりする。その会話を部外者が半端に耳にしたら、もしかするととんだヤブ医者同士の会話に聞こえる可能性はあるだろう。しかし安易に「病名を言い当てない」姿勢のほうが、よほど名医に近い場合もあるのだ。

個人的には、名医の第一条件は「強運」に尽きると思う。知識や見立てや判断能力や技量がある段階に達すれば、あとは運が結果を左右するようになる。まぎれもなく強運の医者は存在するのだ。ただし運にも波はあるだろう。どの医師が今現在において強運であるかは、医師本人にも分かるまい。したがって、強運という条件は事実上意味を成さない。名医の条件にはならないのである、残念ながら。

［悪魔の医師］

勝手に危険な人体実験を患者に試みたり、生体解剖を行うような医者は悪魔呼ばわりされても仕方があるまい。薬物依存の患者へ、高額な料金と引き替えにベンゾジアゼピン系薬剤やリタリン（覚醒剤に準ずる。現在では臨床に用いられない）を処方する医師や、興味本位に不必要な手術を行う外科医、診察と称しつつセクハラ行為を行う医師、患者が弱い立場にあるのをいいことに暴言を浴びせる医師等々も、どことなくスケールは小さいもののプチ・悪魔の医師に該当しよう。

精神科の領域に限って申せば、わたしがもっとも悪魔的に感ずるのは「患者を自分の思い通りに操ることに喜びを見出す医師」である。そんなことをして楽しいのか？　とか、患者を操って何をさせようというのか？　などと疑問に思う向きもあろう。それに対する答えは、「具体的な目的などない。患者を思い通りにさせることで全能感を覚え、愉快犯にも似た**充実感**を覚える」——それだけである。

そんな医者などいるのだろうかと疑うかもしれないが、ちゃんと存在する。そもそも、人間の欲望においてもっとも業が深く卑しいものは、他人を思い通りにコントロールしたいという気持ではないだろうか。もしそれが自由自在に叶ったなら、大概の下世話な願望は満たされる筈である。怒りも不満も妬みも劣等感も、払拭されるだろう。**自己愛**

は充足され、圧倒的な自己肯定の気分に浸れるに違いない。人間が関係性の動物であるとしたら、ヒエラルキーの最高位に位置出来る理屈になる。

しかし他人を思い通りにコントロール出来るわけがない。他者の気持を忖度し、敬意を払い、相手が自分と同じ地平に立つと認めたならば、**コントロール願望**を全開になど出来まい。にもかかわらず、「お前のためを思って」「あなたにはそのほうが良いのだ」という**パターナリズム**（家父長主義）を押し立てて、でも本当は自分のコントロール願望を満足させるために善人ぶる輩が皆無ではないのである。そして（**無意識**のうちに）相手を操ることに人生の意味を見出している医師が散見される。彼らは、ときには患者から頼りになる医者と評価される。でもそれは患者が医者の思い通りになっている間だけである。決して相手を対等の存在と見做すことはない。

コントロール願望は貪欲さの頂点であると同時に、虚しさの極みでもある。誰もが多かれ少なかれ胸に秘めている。おまけに、「好きなあなただからこそ、こうしてほしい」「愛している君だからこそ、こんなことはしないでほしい」といった具合に、愛情とコントロール願望とを明瞭に区別するのは難しい。そのような曖昧な領域に精神科医という立場を利用して跳梁するのがすなわちリアル「悪魔の医師」である。俗に言うところの**サイコパス**の究極は、コントロール願望に取り憑かれた精神科医ではないだろうかと考えずにはいられない。

狂気の科学者、というわけである。その狂気は、おそらく**サイコパス**（反社会性パーソナリティー障害）とパラノイアを主成分にしているように思われる。

【マッド・サイエンティスト】

創元推理文庫に、『マッド・サイエンティスト』（S・D・シフ編、荒俣宏他訳、1982）というアンソロジーがある。この本の扉に記されている内容紹介がまことにマッド・サイエンティストの印象を上手く描写しているので引用してみたい。

毒々しい色の薬品を収めた試験管の列とパチパチと電気火花を飛ばす異形の機械装置にかこまれて、とびきりの美女が縛りつけられた実験台を前に、無気味な笑みを浮かべるひとりの科学者。邪恋と権力欲、そして科学の進歩という大義に理性を失ってしまったこの男、マッド・サイエンティストは、古くから作家たちの格好の題材となってきた。本書は、この偉大なテーマを扱った数多の作品の中から、怪奇恐怖小説研究の第一人者シフが選び出した、傑作中の傑作十七編である。恐怖の連続に、あなたは耐えられるか⁉

大いに心躍る煽り文句ではないか。まさにイメージがそのまま活写されている。ところでもしも精神医学の領域において「真の」マッド・サイエンティストが存在するとしたら、それはたとえば**ウィルヘルム・ライヒ**（298頁）などではなく、他人の心を自在に操ることを目指す人物ではないのだろうか。マッド・サイエンティストたちはしばしば世界征服を夢見るが、精神科版「世界征服」とは人類の心を自由にコントロールすることに他ならないのだから。

【ヴァルガスの環】

ヘルメットのてっぺんに**鏡**が環状に配列され、それが回転する仕組みになっているポータブルな装置が即ちヴァルガスの環である。

19世紀から、動いているいくつかの鏡を一定の並べ方で配置すると、それを見ている人間が催眠状態となることが知られていた。その知見を応用し、思考伝達の研究成果を併せてヴァルガスが発明したのがヴァルガスの環で、鏡の回転しているヘルメットを被った人物を目撃すると、たとえそれがテレビのスクリーンを通じてであっても、目撃者は即座に心を操られてしまう。ヘルメットの人物の思念に直撃されてしまうのである。膨大な人数の心を一挙にコントロールしてしまい得るわけで、したがって使い方次第では事実上の世界征服が可能になってしまう。きわめて危険な装置に他ならない。

実際、大変な結果をもたらしたのである。ヴァルガスの環はわずか5、6個が製造されただけで政府がそのひとつずつを押収して破壊したが、そのためには何百万人もの命が犠牲となり、製造法を記した本は閲覧するだけで厳重な処罰の対象とされるようになった。

——というのが、ＳＦ作家でありミステリ作家の**フレドリック・ブラウン**（１９０６〜１９７２）の中篇「白昼の悪夢」に出てくる不可解な悪夢の正体なのであった。短篇集『宇宙をぼくの手の上に』（中村保男訳、創元推理文庫、１９６９）に収録されている。

これを読んだわたしは、まことしやかな原理に苦笑を浮かべつつも「ヴァルガスの環」というネーミングに強く惹かれた。いかにも、といった印象を与えてくるではないか。ヴィクトリア朝時代の珍発明めいた響きもある。そんな次第で46年を経てもこの名前をしっかり覚えていたわけである。おしなべてフレドリック・ブラウンの作品には、カプレリアン配列だとか「ユーディの原理」だとか電獣ウァヴェリだとか、妙にカッコイイ名前が次々に出てくる。ネーミングだけで胸をときめかせられるならば、もはや作者はかなりの高率で読者の心を操れそうだと思わずにはいられない。

【ノディ・ホルダーのシルクハット】

スレイドSLADEという英国のバンドがあった。１９６９年から１９９２年までと長期にわたり活躍し、ヒット曲も多い。グラム系ロックバンドとして**分類**される。ボーカルがノディ・ホルダーという野卑な雰囲気の人物で、彼はしばしばシルクハットを被ってステージに立った。しかもメダル状の丸い**鏡**をいくつも貼り付けたシルクハットなのである。ライブの映像を見ると、この頭上の鏡がぴかぴかと反射して目を射る。

なんだか**既視感**があると思っていたが、ある日、**ヴァルガスの環**を連想していたことに気がついたのであった。ロックスターは観客に一種の催眠状態をもたらすものであり、そういった性質もまたヴァルガスの環を想起させるには十分なのであった。

【催眠療法】

催眠術を掛けられた状態、つまりトランスにおいては、精神における抑圧が軽減する。したがって**無意識**へのアプローチが容易となり、結果的に**神経症**の改善をもたらし得る。またトランス状態では被暗示性が亢進するので、適切な暗示が精神生活からマイナス要因を駆逐せしめる可能性も出てくる。

催眠療法は、いわば半分眠っているあいだに問題が解決してしまう便利な治療法と認識されることがあるように思われる。それは英会話が録音された特製CDを毎日ぼんやりと聞き流しているだけで自然に「英語脳」になって英会話の達人になると宣伝している英語の教材に似たテイストを持っている。無意識とか深層心理に対する盲目的な期待（そしてお手軽さへの誘惑）がそのような発想を招来するのであろう。

【福助足袋】

まだテレビ放送がモノクロであった時代の話である。福助足袋（足袋や靴下のメーカー。現フクスケ）がスポンサーになった視聴者参加の番組があった。ある日、そこに催眠術の達人という人物が登場した。彼は5、6名の「しろうと」全員に催眠術を掛けてみせると豪語した。あっという間に彼らをトランス状態にして、目が醒めたあとに指をぱちんと鳴らしたら参加者それぞれがトランス中に命じられたことを行うという算段であった。A氏は歌を熱唱し、B氏はニワトリの物真似を始め、C氏はラジオ体操を行うといった調子で、実際に指を鳴らすとそれぞれが暗示された通りの行為を一斉に開始したので、スタジオ内は響めいたのであった。ことにニワトリの物真似が衝撃的であった。ところが1人だけ暗示された行動を取らない人物がいたのである。彼はスポンサー名にあやかって「フクスケ！　フクスケ！　フクスケ！」と3回「フクスケ」を大声で繰り返す筈だった。テレビを見ていた子ども時代のわたしは、「ああ、この人はフクスケと叫ぶのがよっぽど恥ずかしいと思っていたんだろうなあ」と思い、深く納得し妙な親近感を覚えたのであった。

催眠術で**自殺**をするように暗示を加えても、当人に強い自殺願望がない限り自殺はしないと言われている。本人が本気で嫌がることは、いくら催眠術を用いても実行させることは出来ない。

【人間レコード】

夢野久作の短篇小説の題名。昭和11年発表、ネットの青空文庫で閲覧可能。人間をレコードいやむしろ録音機にしてしまうといったアイディアで書かれており、レコード盤同様に人間レコードを平然と使い捨てにする「組織」の非情さを浮き彫りにした作品である。登場人物の台詞を引用してみよう。

「……ことに露西亜なんかは世界中が敵で、秘密外交の必要な度合が一番高いもんだからトウトウアンナ事を発明したんだね。

先ずアンナ風に何も知らない人間を、昨夜みたいに麻酔さしておいて、スコポラミンと阿片の合剤を注射して、一層深い、奇妙な、変ダラケの昏睡に陥れる。それから十分ばかりしてコカインと、安息香酸と、アイヌの矢尻に使うブシという草の汁のアルカロイドの少量を配合した液を注射すると、本人は意識しないまま、脳髄の中の或る一部分が眼ざめる。そこへ電気吹込みしたレコードの文句を……ドウも肉声では工合が悪いようだがね、そのレコードの音を耳に当てがうと不思議なほどハッキリと記憶する。十枚分ぐらいは楽に這入るもんだがね。それから本人が眼をさますと、ただ頭が痛いばっかりで何一つ記憶していない。イクラ拷問されても、買収されても白状する事がないのだから、どこへ送っても秘密の洩れる心配がない……という事になるんだ。ところがその人間レコードを向うへ着いてから前の順序で麻酔させて、コカインを一筒注射すると、前に云った脳髄のどこかの一部分が眼を醒ますんだね。最近に聞いたレコードの文句を夢うつつにハッキリと繰返す事実が、モウ東京の大学で実験済みなんだ」

作品中で人間レコード氏に録音されていたのは片山潜のアジテーション演説で、「再生」してみると声色も語り口もそっくり同じであった。因みに片山潜（1859〜1933）は筋金入りのマルクス主義者で、1921年（大正10年）にはソビエト連邦に渡ってコミンテルン常任執行委員会幹部となり（400頁、**［葦原将軍］**の項で、将軍の発した勅令も参照）、日本共産党結成にも一役買っている。

さて人間レコードとはつまり潜在意識へダイレクトに**記憶**を植え付け人間そのものを記憶媒体として利用するわけである。**無意識**とか深層心理という「二重底」を利用するといった意味においては、催眠術による暗示や、特製CDによる英語脳作成と考え方は同一線上にあるといえよう。

［ジーキル博士］

読書体験によってもたらされた**記憶**は、時間の経過によって改変される。半世紀前に読んだ『ジーキル博士とハイド氏』を再読してそのことを痛感した。

わたしはいつの時点からか、ジーキル博士を自己嫌悪と罪悪感に悩むきわめて倫理的な人物と思ってきた。自分の中にある邪悪な部分を持て余し、深く苦悩する高潔な紳士である、と。悪の部分を凝縮した**ハイド氏**を秘薬の力で現出させようとしたのは、まずは悪そのものを純粋抽出し、それから次にはその悪を消し去って清廉度100％のジーキル博士になるための善人プロジェクト・第一段階だろうと（勝手に）理解していたのであった。

だが読み返してみると違う。博士は陳述書の中で、「（心の善悪を分離出来たならば）正しからざる一方の性格は、その双生児である一方の正しき性格の抱く理想や悔恨に煩わされることなく、おのが欲するままに行動することもできるだろうし」と記しているし、「ただ一ぱいの薬液を飲みほすだけで、立ちどころにわたしは著名なる大学教授の肉体をぬぎ棄て、あたかも厚い外套でも着るようにエドワード・ハイドの肉体をかりることができるのである。この考えにわたしはほくそ笑んだ」（田中西二郎訳）とも述べている。ジーキル博士（大柄で均斉がとれ、髭は生やしておらず、見るからに才幹と温情にあふれている）と似ても似つかぬハイド氏のおぞましい外見（醜い容貌のみならず背も低く、毛深い）は、いくら破廉恥なことや卑猥なことをしようともジーキル博士に戻ってしまえば同一人物とは見破られないメリットとして機能するのだった。

要するに博士の実験は、ハイド氏に変身さえすれば良心の呵責だの倫理観に悩まされずに欲望を満喫出来（おそらくハイド氏には深層心理なんて概念は適用されない。剝き出しの欲望そのものなのだから）、しかも外見がまったく違うからジーキル博士だと見抜かれる心配も皆無だぜ、これで思い切り「いかがわしい」ことを楽しめるぞ！――と、そんなろくでもない動機でしかなかったのである。ジーキル博士は実にもうゲスな人物だったわけで、清廉度１００％の自分なんてちっとも目指していなかったのであった。

ハイド氏の外見は象徴的な意味合いを込めて誇張した描写がなされていると思っていたが、実際にはひたすらジーキル博士から隔たった姿であることにこそ意味があったのである。

いささか驚くと同時に、このリアルで邪（よこしま）なジーキル博士ならば大いに共感を覚えたくなる。

【黒い羊の仮説】

ろくでもない両親からろくでもない子どもが生まれるのなら、まあそんなものだろうと了解した気になる。けれども、いわゆる「立派な人たち」の子どもがろくでもない人物になるケースが散見される。いったいこれはどうしたことなのか。

それを説明すべく、非行少年や犯罪者の親の心理についてアメリカの女流精神医学者のジョンソンとスグレクが案出した概念が「黒い羊の仮説」である。

まず、人は社会的に承認され歓迎されるような**ジーキル博士**（のオモテ向きの顔）的部分（ペルソナ）と、**ハイド氏**的な部分（シャドウ）を併せ持ち、双方のバランスを取ったり妥協したりしつつ生活を営んでいる。だがあまりにも高潔で清廉潔白な人たちは、不自然なくらいにシャドウを抑圧している可能性がある。すると、彼らが子どもを育てるときに、ついつい**無意識**的にシャドウを我が子へ投影し、子のシャドウを刺激し活性化させてしまう場合がある。息子が2人いたとしたら、長男には親のペルソナを投影し、次男にはシャドウを投影し、結果的には長男が善良な「白い羊」、次男が反社会的な「黒い羊」となってしまう場合もあろう。

しかも親は「黒い羊」である次男によって「代理満足」を覚えてしまうことがあるという。親自身には実現出来なかったハイド氏的な振る舞いを次男がすることによって、ある種の溜飲を下げるわけである。したがって親は次男を叱ったり窘（たしな）めたりはしようけれど、現実にはどこか容認する態度に出てしまう。ジーキル博士の息子がハイド氏という可能性は大いにあり得るという次第である。

［猟奇殺人犯］

神戸のA少年とか宮崎勤といった犯罪者はなぜ出現したのか。説明として、**黒い羊の仮説**を適用することは可能だろう。すなわち、彼らの両親の心の中に抑圧されていた異常な欲望を代理満足させるべく息子は猟奇殺人犯になったのである、と。

それが正しい説明であるのか、それとも牽強付会な暴論なのかは分からない。両親に直接詰問してみても、おそらく分かるまい。

あるいは話の規模を敷衍拡大して、世間の人々が抱いている潜在的な欲望を代理満足させるべく、彼らはあのようなことをしたと言い張ることだって出来るだろう。誰もが**無意識**のレベルに押し隠している**ハイド氏**が結実して、あのような猟奇殺人犯を生み出したのである、と。

黒い羊の仮説であるとか代理満足といった言葉は、使いようによっては言い掛かりに等しい形で機能しかねない。相手が反論しても、無意識の領域のことだからと言い張れば、反論は頓挫してしまう。まことしやかな説明は、それが成立し得ることと事実であることとを混同させかねない危険を孕む。通俗精神分析とでも呼ぶべき種類の説明は、場合によっては人を深く傷つけかねないのである。

【ハイド氏】

ハイドHydeという名前には、どこか禍々(まがまが)しい響きがある。そして**ジーキル**Jekyllという名前にも、怪しげな響きが感じられる。小説『ジーキル博士とハイド氏』の成功は、これら2つの人名の響きが内容を上手い具合に暗示していたことがひとつの要因になっているのではあるまいか。あくまでも日本人としての感想であるが。

ハイドが、hideすなわち動詞では「隠す」、名詞では「獣皮」を意味する単語を「もじった」ものではないかと考えたくなる。作品中でも、「あいつが〝隠れ役(ミスタ・ハイド)〟なら、おれは〝捜し役(ミスタ・シーク)〟になってやる」というアタスン**弁護士**の独白が出てくる。

『精神分析雑稿』(大槻憲二、岡倉書房、1935)という通俗精神医学の本があって、この中でもハイドはhideに通ずると断言してあり、さらにはロンドンのハイド・パークと関連づけている。ジーキル博士がハイド氏に変身したとき、彼はある種の開放感や「ときめき」に近いものを感じたのであるが、それが「ハイド・パークに這入つた時の自由な、躍動的な感じと聯想せられてゐたと考へる方が自然であらうと思ふ」と。因みに大槻憲二（１８９１～１９７７）は早稲田大学卒の精神分析家で、フロイトと直接手紙のやりとりをしていた人物である。

　ハイド・パーク云々はさすがにちと勇み足ではあるまいかと思っていたが、**ウラジーミル・ナボコフ**は『ヨーロッパ文学講義』（野島秀勝訳、ＴＢＳブリタニカ、１９８２）で辛辣な記述をしている。

　ジキルとハイドという名は、スカンディナヴィア語に由来する。察するに、スティーヴンソンはわたし自身がこれらの名前を調べたと同じ氏姓に関する古い書物から選びとったのではないだろうか。ハイド（Hyde）はアングロ＝サクソンのhydに由来し、それはデンマーク語のhide「港」に当る。ジキルはデンマーク語のjökulleに由来し、これは「氷柱（つらら）」という意味である。このような簡単な語の由来のことを知らないと、やたらと象徴的な意味を読みこみがちになる。特にハイドという名前のなかに。そのもっとも顕著なものは、ハイドは冗談好きの医師と殺人鬼が結合しているジキル博士にとって、一種の隠れ家（ハイディング・プレイス）であるというものだ。

　ナボコフの説を受け入れるとしてもなお、スティーヴンソンがハイド氏に「隠す」の意味を漠然と重ね合わせていた可能性は残ると思うのだが、深読みと通俗精神分析と言葉遊びとの関係性が浮かび出てくる点においては痛快である。

【ロリコン】

ロリータ・コンプレクスの略。和製英語であり、心理学や精神医学の教科書には載っていない「巷の言葉」である。**ウラジーミル・ナボコフ**の長篇小説『ロリータ』（1955）に登場する魅惑的な少女ロリータに由来する（邦訳は1959年が最初）。1970年代後半に一般化した名称らしい。参考書籍としては『ロリコン』（高月靖、バジリコ、2009）が、オタク関連やブーム、犯罪などとの関係性も含めて、概観を掴むのに役立つ。

12歳前後、すなわち第二次性徴が出現する頃合いの少女を性愛の対象とする性的嗜好がロリコンである（小説中のロリータも12歳であった）。7歳から12歳くらいを対象とするケースはアリコン（アリス・コンプレクス）、7歳以下を対象とするケースをハイコン（ハイジ・コンプレクス）と呼んだりもするらしいが、ハイコンあたりになると物理的に性交が不可能となるぶん病的要素が強くなってくる印象がある。

精神医学用語である**ペドフィリア**は、思春期以前ないし13歳以下の子ども（男女を問わない）を性的嗜好の対象とするケースを指し、性的関心を抱く本人あるいは周囲がそれを深く悩む場合を想定している。

児童ポルノ法を持ち出すまでもなく、ロリコンは法律や倫理においてきわどい立ち位置にある。変態、性的異常者、子どもを餌食とする異常性欲者といったレッテルが貼られがちないっぽう、無垢への憧憬、儚さと純粋さの神話、ロマンチシズム、妖精、ルイス・キャロル的ナンセンス感覚、**澁澤龍彥**的なアート感覚とも親和性を持つ。成人した女性に相手にされないダメ男にとっての「代用品としての性愛対象」から、聖性を帯びた少女像まで、少女から分光される**スペクトル**はまことに幅が広い。その幅広さには世間から非難されかねない危うさが潜んでおり、だからこそ、禁忌を犯すかのような暗い喜びもまたロリコンの魅力となっている筈である。

【エスター】

2009年制作のハリウッド映画。原題はOr-phan。監督はジャウム・コレット＝セラ、製作にはなぜかレオナルド・ディカプリオが名を連ねている。

いわゆる「悪い種子」テーマのサイコスリラーで、そのテーマは1954年に発表されて全米図書賞まで獲得したウィリアム・マーチの小説『悪い種子（たね） The Bad Seed』（1956年にはマーヴィン・ルロイ監督で映画化されている）にまで遡る。純真で無垢な筈の幼い子どもが残虐な犯罪を平然と行うといった異常な物語が『悪い種子』で（8歳のローダが主人公）、その系譜に位置づけられる『エスター』ではショッキングな「ひねり」が加えられている。

主人公すなわち悪い種子であるエスターは9歳で、整った顔立ちの美少女だった。聡明で絵に才能を発揮し、ふとした拍子に妙に大人っぽい表情を見せる。年齢的にはアリコンの対象となりそうだが、黒をベースにゴスロリ（ゴシック・ロリータ）めいた服装をすることもあり、いかにも**ロリコン**好みと思わせる。

エスターは孤児院からコールマン一家に引き取られる。怒りや欲望のために次々に人を陥れたり殺害し、また一家を操ろうとする。最後には子どものくせにセクシーな厚化粧をして父親を誘惑しようとするが、この倒錯的な場面はなかなかのエロチックさに満ちて忘れ難い。

最後にエスターの正体が判明する。彼女は9歳の子どもではなく、ホルモン異常を患った33歳の女性（ロシア生まれとの設定。エスター役のイザベル・ファーマンも出自はロシア系で、映画出演時は12歳）であった。しかも養子としてあちこちの家庭に入り込んでは父親を誘惑して失敗し、過去に都合7名を殺害、ロシアの**精神病院**（**精神科病院**）に監禁されていたところを逃亡して孤児院へ入り込んでいたのだった。この年齢の落差はかなり衝撃的で、しかしロリコンにおいては少女の中に大人の女や娼婦的なものがちらつくアンバランスさが魅力の根幹を成していることに鑑みれば、いわばロリコンの欲望を揶揄したかのような作品と見做すことも可能だろう。

それにしてもこの映画においても、精神病院なるものはグロテスク風味の便利至極な説明装置として機能しているのであった。

【サイコパス】

この言葉が世間に流布したのは、ロバート・D・ヘア『診断名サイコパス――身近にひそむ異常人格者たち』（小林宏明訳、早川書房、1995）の刊行が契機であった。同書のカバー袖に記された内容紹介には、「彼らに共通する性格は、極端に自己中心的で、いちじるしく情緒にとぼしいことだ。ときとして頭の回転が速く、不思議な魅力をもつこの種の人間には、じつは精神医学上、ちゃんとした診断名がついている――精神病質者（サイコパス）と」とある。いかにもエンタメ的で危うい香りの漂う紹介ではないか。

サイコパス psychopathy は精神病質と訳され、本来的には人格障害（昨今では**パーソナリティー障害**と言い直されている）と同義であった。つまりサイコパス（精神病質、人格障害）はかなり幅広い概念であり、人迷惑で困った人物もいれば粗暴で無分別な人物や**猟奇殺人犯**もおり、いっぽう意志薄弱でいつも仕事に挫折したり、すぐに「いじけて」世間に適応しきれないような可哀想な人も含まれるのであった。

だがヘアの本で印象づけられるサイコパスのイメージは、反社会的だが一見したところは「まとも」、いやそれどころかむしろ優秀で魅力的な危険人物といったところであろう。そして他人を操ることに長けている。俳優ならサイモン・ベイカーやアンソニー・ホプキンスあたりが演じそうな。この時点でサイコパスなる名称はニュアンス的にかなり特異で限定されたものになっている。

ところで少なくとも20年くらい前までは、反社会的かつ陰険であったり執拗で攻撃的な人物を、精神科医の間でスラング的に「あいつはパチーだから」と呼んでいたという事実がある。パチーは精神病質の部分集合に相当する社会病質 sociopathy の語尾 pathy に由来しており、現在ならば反社会性パーソナリティー障害に該当するだろう。その話が混乱してきた。〈サイコパス＝精神病質＝人格障害〉は広範な概念である。その一部分において、〈パチー＝社会病質＝反社会性パーソナリティー障害〉が「反社会的な困った人たち」として位置づけられる。それだけの筈であった。

にもかかわらずヘアの著作以降、サイコパスが意味するところはいつしか反社会的であると同時に「洗練されたり魅力的でときには世間の成功者」でもある要注意人物へと絞られていった。だからこそサイコパスは「気味が悪い」「恐ろしいが興味深い」「ひょっとしたらあの人がそうなのかも」といった話題性を帯びるに至ったのだろう。たんに粗野で下品で乱暴な落伍者とは違う、と。嫌悪の感情や小説的・映画的イメージなどが呼称に影響を及ぼしたために、本来の語義とは別にこうしたニュアンス上の混乱が生じたと思われるのである。

ヘアの本には、前項で触れた小説『悪い種子』の引用が出てくる。サイコパスは幼少期からその片鱗を覗かせがちという文脈で引用されているのである。さらに彼は以下のように語っている。

　臨床的な数々のエピソードからわかることは、のちにサイコパスと診断された子供のほとんどの親が、就学まえから子供に深刻な問題があると気づいていることだ。すべての子供は社会の規制に拘束されずに成長をはじめるが、ある種の子供たちは社会に順応していくことを頑強に拒みつづける。彼らはどういうわけか正常な子供たちと異なっている――気むずかしく、かって気ままで、攻撃的で、嘘がうまい。人となじむのがむずかしく、近づきがたく、感化されたり教えを乞うことがほとんどなく、いつも社会の寛容さの限界を試している。

　9歳であろうと33歳であろうと、エスターはサイコパス以外の何者でもないというわけである。

［1995年］

　1995年（平成7年）は、阪神・淡路大震災および地下鉄サリン事件で**記憶**される特異な年であった。『現代風俗史年表』（河出書房新社、1999）によれば、「日本漢字能力検定協会が、この年の世相にふさわしい漢字を公募したところ、『震』が圧倒的に多かったという。大震災に大事件、そして不況に震えた年だった。以下『乱』『災』『恐』と続き、十位の『狂』まで明るいイメージの字はひとつもなかったという」。

　この年は、**パーソナリティー障害**ないし異常心理を巡る通俗精神医学の本の出版においても記憶されるに値する。前項で扱った『診断名サイコパス——身近にひそむ異常人格者たち』に加え、**小此木啓吾**『あなたの身近な「困った人たち」の精神分析』、リンデン・グロス『ストーカー——ゆがんだ愛のかたち』の3冊が刊行されているのだから。そして1994年にはロバート・K・レスラー『FBI心理分析官』がプロファイリングと快楽殺人者たちの素顔を紹介し、1996年にはM・スコット・ペック『平気で嘘をつく人たち』が出版されている。少々遡れば1991年にアカデミー賞映画『羊たちの沈黙』が本邦で公開されており、因みに原作の翻訳は1989年でさきほどのロバート・K・レスラーが執筆に協力している。1992年にはダニエル・キイス『24人のビリー・ミリガン』が世に出ている。

これらの本の刊行を挟むようにして、1988年から翌年にかけて東京・埼玉連続幼女誘拐殺人事件（宮崎勤）と、1997年の神戸連続児童殺傷事件（酒鬼薔薇聖斗、少年A）が起きている。いやはや異様な10年間だったと思わずにはいられない。エンタメにおける猟奇もの、サイコもののパターンがこの期間で確立されたとも言えるだろう。なお1995年のベストセラー1位は、松本人志『遺書』であった。

［ボビー・クロフォード］

J・G・バラード（1930〜2009）の長篇小説『コカイン・ナイト』（山田和子訳、新潮社、2001）において、きわめて重要な役を果たす登場人物の名前。まさにロバート・D・ヘアが言うところの**サイコパス**に該当し、さらに詳しい診断名を与えるならばおそらく**境界性パーソナリティー障害**および反社会性パーソナリティー障害、その2つが重複**診断**されよう。

小説は、地中海沿岸にある高級で美しくしかも閉鎖的な「引退者たちが余生を送る街」、エストレージャ・デ・マルで起きた不可解な犯罪について語られる。

当初、絵のように整ったエストレージャ・デ・マルで住人たちは、倦怠感と無気力に押し包まれたまま眠ったような暮らしを送っていた。ところがある「きっかけ」によって街は活気を取り戻し、住人たちは生き生きとするようになった。スポーツも文化活動も活発になり、人々の交流も盛んになった。だがそのいっぽう、倫理や風紀の乱れも同時進行していった。いかにも人工的でカタログ的で「不自然に綺麗過ぎた」エストレージャ・デ・マルは、ある意味で人間臭く猥雑で面白味のある世界へと変貌したのだった。そしてそれはボビー・クロフォードただ1人の力によって成し遂げられたのだった。

ボビーは笑顔の素敵な若きイケメンで、プロのテニスコーチに過ぎなかった。だが彼は街へ小さな犯罪の数々を意図的にもたらす。それが緊張と興奮、連帯、噂、好奇心といった形で徐々にエストレージャ・デ・マルを活性化していく。ボビー・クロフォードと、語り手である「私＝チャールズ」との会話を示そう。

「人間というのは子供のようなものだ。絶えず刺激を与えてやらなければならない。

そうでないと、いっさいが衰退に向かっていく。そして、彼らの気持ちをかき立てることができるのは、唯一、犯罪だけ——もしくは犯罪に近いものだけのように思える。今ではみなが、互いを必要とし合っていること、ともに行動することで自分たちが部品の集合以上の存在になることを理解している。ここでは、絶えざる個人的な脅威が絶対的に必要なんだ」

「ドイツの大空襲下のロンドン市民のように？　戦時下の仲間意識がある、と？」

「そのとおり。結局のところ、戦争も一種の犯罪なんだ。プールに誰かの糞便が浮いているのを見つけるほど効果的なものはない。その人間は、自分でもそれと気づかぬうちに、近隣の防犯計画に参加し、古いヴァイオリンをケースから取り出すだろう。細君は、結婚以来初めて、セックスに本物の快楽を感じはじめる。これは間違いなく機能するんだ、チャールズ……」

面白さや楽しさ、スリル、覚醒、**充実感**といったものは純粋な形では抽出し得ず、「いかがわしさ、邪悪さ」が微量なりとも成分として配合されていなければ現実には立ち上がってこないといったところであろうか。その「いかがわしさ、邪悪さ」の配達人がボビー・クロフォードというわけである。彼に批判的な女医ポーラと、「私」との会話を引用する（この時点での「私」は、既に、かなりボビーに感化されてしまっている）。

「純然たる異常者だわ」ポーラは鏡に背を向けて、強い批判のまなざしを私に向けた。「あなたにはそれが見えていない」

「ああ、私には見えないよ。そう、確かに、彼にはどこか逸脱した方向に向かう性向があるのかもしれない。彼は何ともひどい子供時代を送った。私はそこで彼に共感してしまう。精神異常者としての聖者か、聖者としての精神異常者か——どちらにしても、やっているのは善なることだ」

ボビーは文字通りのトリックスターとして機能している。その姿を長篇現代小説として説得力を持たせて書きおおせたJ・G・バラードは、まさに力業の偉業を成し遂げたと言うべきだろう。

もしも映画化するとしたらボビー・クロフォードの役は、ルックス的にはトム・クルーズ（学習障害とされているが、本当にそれだけだろうか）が相応しいと思う。あるいは海外ドラマ『メンタリスト』の主役サイモン・ベイカーか。『ファイト・クラブ』（デヴィッド・フィンチャー監督、1999）でタイラー・ダーデンを演じたブラット・ピットも悪くないが、『コカイン・ナイト』では少々粗野な印象が目立ち過ぎるように思われる。

【境界性パーソナリティー障害】

BPD（Borderline Personality Disorder）、ボーダーライン、ボーダーなどと呼ばれることもある（本項では以下BPDと記載）。

そもそも境界性とはどのようなことなのか。正常と異常との境界を意味しているのか？　その答えは以下の通りである。かつてこの病態は、**神経症**の一部と考えられていた。だが神経症にしては、**カウンセリング**等の効果が今一つである。しかも心理学的な検査をしてみると、往々にして精神病レベルの深い病理が示唆されるのである。そこで一時期は、神経症と**統合失調症**との境界に位置するのではと考えられていた。しかし現在では神経症ではなく**パーソナリティー障害**（人格障害）のカテゴリーに組み込まれるようになり、けれども歴史的な意味合いから「境界性」という言葉が残された。それがBPDという名称の由来なのである。「正常と異常との境目にあるからではないか」というのは誤解であるが、臨床的イメージとしては、あながち見当外れという気はしない。

パーソナリティー障害のうちでも、なぜことさらBPDが取り沙汰されるのだろう。理由のひとつは頻度の高さである。統計の取り方で容易に数値が変わってしまうので具体的な数字を示せないが、たとえば芸能界とかアーティストの世界で調査をしてみれば、頻度が20％以上に達したとしてもわたしは驚かないだろう。

もうひとつは、ときにドラマチックな行動を示すことにある。たとえば**サイコパス**あるいはトリックスター的な振る舞い。あるいは**ストーカー**とか（映画『危険な情事』がその典型）、クレーマー的な行動。**依存症**とか**摂食障害**などとの親和性も高いし、**自殺**未遂や自己破壊的な振る舞い（過度のタトゥーとか身体改造などを含む）などの破滅的なベクトルを示しやすい。そのいっぽう芸術や芸能ともマッチしやすく、ジャニス・ジョプリンとかエイミー・ワインハウス、**ジム・モリスン**（ドアーズ）、ジェームス・ディーン、マリリン・モンロー、アルチュール・ランボー、ヘルマン・ヘッセ、尾崎豊、太宰治などがBPDの有名人として挙げられる。故ダイアナ妃もそうだと言われている。

おしなべて対人関係に問題があり、程よい距離での関係性を長期間保つことが難しい。したがって、良く言えば「人たらし」「恋多き人」であり、悪く言えば「まともな対人関係を継続出来ない」。そして人間関係が破綻する度に自殺するとか復讐するとか大騒ぎをしがちで、そうした意味では迷惑この上ない。基本的にナルシストであり（**自己愛性パーソナリティー障害**と重複**診断**されることも多い）、情動も不安定。ときに「**うつ病**」そっくりの落ち込みを示したり、逆に傲慢かつ躁的となったり目まぐるしい。これでは堅実かつ忍耐強い仕事には向いておらず、しかし才能さえあれば表現行為に刹那的な輝きを示す。あるいは風俗とか暴力団とか、そういった反社会的集団に馴染みやすい。

おそらく途方もない**空虚感**を抱えているところが、彼らの病理の根本にはあるだろう。その空虚感を埋めずにはいられないのだが、どうやっても埋まらない。それゆえに彼らは行動が極端かつ「限度知らず」になりがちで、そこが魅力と「人迷惑」の双方を導き出す。空虚感ゆえに自分自身も他人も世界も信じ切れず、現実感を求めてスリルや反社会的行動や表現行為へとのめり込む。現実感の希薄さは**アイデンティティー**の希薄さにつながり、偉業を達成しようとも満足に至らない。おどろくほど自己評価が低く、自分を粗末にする。そのくせ、いきなり尊大で自己中心的な態度になったりと感情は不安定きわまりない。それがために、容易に「この人こそが自分を救ってくれる」「運命の恋人」などと信じ込んでは「裏切られた！」「見捨てられた！」と騒ぐ。

彼らの不安定さには、どこか思春期の不安定さを連想させるところがある。だから精神科医の中には、BPDを前にして妙な懐かしさに近い思い入れをする者もいるし、逆に自己嫌悪に近い文脈で拒絶する者もいる。精神科医もまた、どこか極端な心性に駆られてしまいがちなのである。

［対人操作］

BPDの人たちは、しばしば他人を操る才に長けている。ならばその才能を生かして要領よく世間を渡っていけば成功を約束されるだろう。しかし少なくとも客観的に見る限りは、彼らはどこか不毛な形でしか対人操作の才を発揮しないのである。

たとえば彼らBPDが病院へ入院したとしよう。精神科でも内科でも構わない。たちまちのうちにBPD氏は病棟内の人間関係を把握するだろう。患者同士で、たとえばY氏とZ氏とは犬猿の仲で、さらにそれぞれにはシンパがいるとしよう。そうした敵対関係を目敏く把握し、Y氏派およびZ氏派の各派閥に、相手はあんなことを言っていましたといった具合にますます関係性を緊張させるような情報を与える。そのようにして人々を操り、遂には衝突やトラブルへ至るように振る舞う。それは患者に対してだけではなく、看護師に対しても似たようなアプローチを図り、病棟に混乱を引き起こす。

そんなことをしてBPD氏には何らかの利益があるのか？　ない。だが他人を操り騒動を引き起こすことによって、心に抱えた**空虚感**を一時的ながら払拭出来る。全能感に近い感覚が、精神に活気をもたらす。さらには愉快犯的な喜びも伴う。

知人としての付き合いや恋愛関係においても、BPD氏は相手を操作したり混乱させずにはいられない。それはある種の駆け引きであったり、狂言じみた行為や秘密の暴露、相手を褒めそやしたかと思えば次の瞬間には罵倒するといった形での翻弄などさまざまなスタイルを用いる。そんな様子を誤解した人々はBPD氏を情熱の人とか恋多き人と呼ぶかもしれない。だがそれは彼らの病理の表出に過ぎない。

結局のところ、彼らは混乱と衝突をもたらすだけなのである。だがそれはトリックスターとしての振る舞いでもある。『コカイン・ナイト』において、輝くような笑顔を浮かべた**ボビー・クロフォード**はエストレージャ・デ・マルへ犯罪と麻薬を持ち込み、眠ったようなリゾート地を活性化した。無意味で迷惑なだけの筈であったBPD氏の対人操作が、覇気と生彩をもたらした。なるほど諍いやトラブル、犯罪や醜聞は人々の内面を揺さぶり覚醒させる。いかがわしさがなければ、人の世は生き生きとしてこない。

BPD氏の対人操作には、人間社会におけるある種の真実が反映しているのである。

生き物たちは、それぞれの種において可能な限り広いバラエティーの個体を揃えようとする。そうすれば環境の変化や天敵の新たな攻撃に適応し得るような個体を用意出来るからである。つまり種の存続を担保するためには、変わり者や規格外（?）も必要という話になる。

［種の多様性］

では人間の場合はどうか。たとえば**統合失調症**を思うことは、現代社会において明らかに不利である。しかも遺伝的な影響が少なからず関与している。にもかかわらずそれが淘汰されてしまわない理由については、15頁［**漂着者**］および212頁［**疼痛**］の項で既に記した。統合失調症は、大局的に見れば人類にとって必要な存在なのだ。**境界性パーソナリティー障害**も、種を活性化させ繁栄に導くという意味ではやはり必要な存在なのだろう。人類が量産型の「ありふれた」人間だけで構成されると、種としてはきわめて脆弱になってしまうわけである。

［統合失調症］

かつては精神分裂病と呼ばれていた。つまり精神の何かが分裂したり統合を失う病気ということになる。ではその「何か」とは？

連想における「適切な距離」である。それが離れ過ぎたり、ばらばらになってしまう。

すると思考が突飛になったり異常になる。

　例を挙げよう。わたしたちは「氷」という言葉から何を連想するだろうか。ある人は、「オンザロック」とか「フローズンダイキリ」「カクテルシェーカー」といったものをイメージする。別な人は「氷山」「ペンギン」「白熊」を思い浮かべる。さらに別な人は「スケート」「ワカサギ釣り」「カーリング」などが脳裏に浮かぶ。「樹氷」「ダイヤモンドダスト」「氷柱」と思いが進む人もいる。いずれにせよ納得がいくし、自然な連想だろう。

　だが、「氷」から直ちに連想するものが「原子力発電所」であると言われると、我々は困惑してしまうだろう。その人によれば、氷は溶ける。いっぽう原子力発電所にある原子炉内では、炉心融解（メルトダウン）という現象が起きることがあり、それは燃料集合体が溶けることに他ならず、どちらも溶けることで共通するから連想が働いても奇異ではない、と。まあ一種の考えオチであり、100頁で述べた「**フォン・ドマールスの原理**」に合致する。

　現実社会において「氷」からダイレクトに「原子力発電所」を連想するようだったら、日常生活はかなり営むのが困難になるだろう。コミュニケーションが円滑に図れないだろうし、突飛な発想の連続では誤解や戸惑いばかりが周囲との間に生じる筈だ。イメージは暴走するばかりだろうし「まとまり＝統合」を失い、明らかに思考に障害が起きている（幻覚や妄想も、そうした事態と連動しているのだろう）。そのような事態が生じがちなことから、精神分裂病や統合失調症といった名称が生まれて来た。

原因は脳神経のシナプス接合にある神経伝達物質に異常があるからだと言われているが（だから神経伝達物質のバランスを調整する薬剤で病状は軽快する。しかし完治はしない）、単純にそれだけではなくもっと別な（たぶん複数の）メカニズムも関与しているらしい。だが現在のところそこはよく分かっていない。

［冬の星］

1980年生まれの俳人、高柳克弘が詠んだ句に、

ことごとく未踏なりけり冬の星

という作品がある。

ことごとくすべてが未踏であるという、ある種の野心やロマンや「もどかしさ」を感じさせる叙述が、驚くべきことに「冬の星」という言葉に向けられる。常識的にはあまりにも飛躍したつながりだろう。人類は何万光年、何億光年の彼方にある星々のたったひとつにでも、到達するのはほぼ不可能に違いないのだから。

だがこの句が弱冠23歳の将来有望な青年によって詠まれたとき、良い意味での「若さの無謀さ」や「怖れを知らぬ大志」「常識に囚われることなく無限遠を見据える才能の

きらめき」といったものが立ち上がってくる。星が「冬の星」であってこそ、志の清冽さも際だってくる。そしてこのイメージの跳躍にこそ、句の素晴らしさの秘密が宿っている。

ときとして、**統合失調症**患者が語る言葉や綴った文章を過剰に評価したがる向きがある。端的に申せば、連想における飛躍〈氷〉と〈原子力発電所〉との取り合わせのように）を詩的なもの、シュールなものと見なして褒め称えたがる態度である。だがそれは間違っているだろう。なるほど偶然にもアートであるかのように思わせるイメージの飛躍が生じるかもしれない。でもそれは偶発的な事象に過ぎない。高柳克弘の俳句は、本人がきわめて自覚的にあえて非常識なイメージの跳躍を試みることで作り出された。それを偶然の産物と混同するべきではない。換言するなら、高柳ほどの才能がない限りは、統合失調症であるからという理由のみで「冬の星」レベルの句は詠めない、ということなのである。

【陽性症状と陰性症状】

統合失調症は、意外に理解が難しい。それは当然であって、なぜなら時期によってこの病気は示す症状およびイメージがまったく違うからなのである。

発病初期は、比較的分かりやすい症状が現れる。幻覚、妄想、興奮といったもので、もっと具体的に申せば、あれこれと命令をする**幻聴**が聞こえてきたり、**電波**で自分の軀が操られているように思えたり、自室に**盗聴器**が仕掛けられていると信じたり、テレビで自分の噂が広められているようであったり、頭の中の思考を読み取られているように感じられたり、集団**ストーカー**の被害にあったり、**スパイ組織**が自分を陥れようと画策していたり、家族が別人と入れ替わっていたり、高周波で自分の内臓を痛めつけようと図る連中が電車の中にいたり……そのような「いかにも」といった症状である。コント芸人を連れてきて「気が狂った人を演じてみてください」と頼んだら演じてくれそうな言動である。

そのような、ある意味ではまことに分かりやすい症状（幻覚、妄想、興奮）を陽性症状と呼ぶ。世間一般では、統合失調症の症状とは陽性症状に他ならないと思われている。だが陽性症状は、発病して病気の勢いが加速していく時期——いわゆる急性期にこそ特徴的なのである。しかもこれだけ派手で奇異な言動を示せば、家族は当人を医療機関に連れていくだろう。さもなければトラブルを起こして警察に保護され、結局は医療機関につながるだろう。つまり陽性症状を呈している患者は、大概は速やかに医療機関に連れて行かれる。だから、このような症状の人を町中で見る機会は意外と少ない。

さて精神科医療につながるとどうなるか。薬物治療（飲み薬か注射か点滴）が行われる。一般論として、精神症状は派手で激しいほどクスリが著効する。効きにくいのは生ぬるい症状（なんとなくやる気が起きないとか、漠然とした**空虚感**とか）である。というわけで、陽性症状はクスリの力で比較的速やかに消退する。精神科急性期病棟は入院期間が3ヵ月以内という厚生労働省による規定があるが、これはつまり3ヵ月以内にはおおむね陽性症状は押さえ込めるという事実に基づいている。

さて、異常で突飛な陽性症状さえ治まれば、それで統合失調症は治癒したことになるのだろうか。そう簡単にいかないところがこの病気の厄介なところである。ある種の後遺症ないしは「揺り戻し」のような症状が立ち現れ、これが徐々に軽快はしてくるが10年、20年といった単位で経過をしていく。それを陰性症状と呼ぶ。

陰性症状は、これといった特徴に欠ける。でも人生を営むには深刻なハンディをもたらす。前項、前々項で連想が飛躍し過ぎて思考に障害が起きる件について述べた。ユニークな人として受け入れてもらえるほど世の中は親切ではない。同じ文脈で、「空気が読めない」といった事態も起きる。そのあたりは発達障害に似たトーンを示す。わたしの患者で、退院して福祉の援助を受けながらアパートで独り暮らしをすることになった男性がいた。彼は、新しい生活をスタートするに当たって「節約第一」というスローガンを掲げた。ここまではよろしい。だが彼が実行したのは「なるべく洗濯はしないようにしよう」という振る舞いであった。つまり水道代と洗剤代の節約であるが、そんなもの大した額ではあるまい。しかし彼は自分が正しいことをしていると信じている。で、結局のところ、彼は同じTシャツを1ヵ月も着続け、周囲の人たちから不潔だ、臭い、と嫌われたり蔑まれる結果となった。でも彼は、なぜ自分が忌避されるのかその原因に気がつかない。病気である故に**差別**されるのだろうか、などと悩んでいる。

こうした、見ようによっては馬鹿げた悲劇が起きがちなのである。覇気がなくなる（ときに、**うつ病**もどきに映る）、当意即妙な振る舞いが出来なくなる、常識がなくなる、表情が乏しくなる、疲れやすくなる、こだわりが強くなる、不器用でスローになりがち等々、微妙に「人生が下手になる」。しかもこうしたハンディは他人には分かりづらい。ただの気が利かない人、鈍感な人、変な人と思われてしまいかねない。

このように陰性症状は、些細なようでいて深刻な障害を形成する。陽性症状のように分かりやすくはないが、長期間持続するという点でも患者の人生に暗い影を落とす。統合失調症患者の本当の姿はむしろ陰性症状を呈している状態であると考えるべきかもしれない。

［迷い］

陽性症状と陰性症状とは、虎と海鼠（なまこ）ほどにも異質なものと感じられるかもしれない。だから陽性症状を呈している患者と陰性症状を呈している患者、その2人を見比べて彼らは別々の病気を患っていると主張する人も出てくるかもしれない。しかしそのような主張は、あまりにも底が浅い。

精神科医はどのように**診断**を進めるか？　102頁でも述べたように**パターン分類**を行う。精神疾患（大きく**分類**すれば6種類程度しかない）には、それぞれ特有の経過がある。もともとの性格、生育史、エピソード、生活歴、発病した当時の状況や様子、発病後の経過や振る舞い、症状の詳細、受診に至った経緯——そのように現在の状態のみならず時間軸に沿った変化、過去および現在の生活習慣や対人関係、ストレスへの反応の仕方、取り巻かれた状況などから、医師は総合的に「病気へと至った人生」をイメージする。そして疾患ごとに典型的な「病気へと至った人生」、つまり疾患という大きな分類の中に含まれる小さなパターンがいくつも存在するから、それらにどの程度合致するかを見る（個体差の範疇なのか、別なパターンと見做すべきかの見極め）。臨床における診断行為とはそのようなものである。他人から見れば、そうした行為はたんに直感に従っているように映るかもしれない。

したがって本人のみならず家族や周囲の人間の証言があれば診断精度は高まる。本人の語る話だけでは何とも判断がつかないことはある。でも、パターンを見抜くという作業において、迷う場合でもAかBかといった二者択一程度には絞られているものであり、そうした迷いもまた「ありがちなパターン」として精神科医の脳には刻み込まれているものなのである。

【マジカル・ナンバー】

アメリカの認知心理学者ジョージ・ミラーによれば（1956）、人が短期**記憶**で扱える情報のカタマリ（チャンク）はおよそ7±2であるという。これが、いわゆるマジカル・ナンバー7で、人間の頭の構造や容量と密接に関係していると思われる。7不思議、7つの大罪、7賢人、7変化など、7に関連する言葉が日常に多いことと結びつけて了解されがちな概念である。

しかし同じくアメリカのネルソン・コーワンによれば(2001)、マジカル・ナンバーは4±1であるという。その根拠として電話番号や郵便番号が3桁ないし4桁で区切られることでたんなる数字の羅列ではなく扱いやすい対象となることが挙げられたりする。

なるほど記憶という意味では4がマジカル・ナンバーであろう。だがある程度複雑なことを考える場合には、7が分類上の区切りとして「しっくり」するのではないか。本を書くとき、章立てはおおむね7章前後に落ち着くし、ナントカの諸相みたいなものを列挙するときも7つくらいがちょうど座りが良い(5だと底が浅く、9だと煩雑に過ぎる印象がある)。

精神病質ないしは**パーソナリティー障害**の**分類**はさまざまなものが提唱されているが、実は7ちょうどは案外少ない。クレッペリンの精神病質人格が「興奮者」「軽佻者」「欲動人」「奇矯者」「虚言者ないしは欺瞞者」「社会の敵ないしは反社会者」「好争者」の7つであるものの、**クルト・シュナイダー**の分類は10であるし、グルーレも10、ビルンバウムは5、メッツガーは9といったところか。逆に、だから分類として生き残らなかったとも言えるだろう。因みにICD-10(世界保健機構による、本邦の公式書類にも採用されている分類)においては、「その他」を除けば8である。

ところでわたしがカルテに書く病名は、大別すれば①**統合失調症**圏、②**躁うつ病**圏、③**神経症**圏、④パーソナリティー障害、⑤**依存症**、⑥外因性精神病（**認知症**を含む）、といったところである（１０２頁［**診断**］も参照）。依存症と統合失調症を並列させるのは分類学的には問題があるが、実際の診療においては依存症には特別なアプローチが必要なので独立させたくなる。場合によっては、⑥から**自閉症スペクトル**を切り出したほうが最近の動向には合致しているかもしれず、そうなると分類はちょうど7となる。

精神疾患が6〜7種に大別されると言えると同時に、人はせいぜい半ダース程度しか気の狂い方が存在しないとも言えるわけで、それはおそらく脳内のネットワークそのものが自ずから故障のバリエーションを限定しているということなのだろう。

［曖昧の七つの型］

イギリスの文芸評論家ウィリアム・エンプソンが24歳で発表した書物。英語圏の詩の曖昧さや両義性を、意味があり効果的なものとして**分類**し論じた本である。我が国には2種類の訳書があり、岩崎宗治による訳（研究社版、１９７４）を読んでみたが、悲しいことにほとんど理解出来なかった。詩に関する基礎知識がないうえに英語力が乏しいから当然の話で、岩崎も訳者あとがきにおいて「エンプソンの『曖昧』は、英詩における曖昧の考察であって、それが正しく意味をもつのは英語国民の中の詩の読者にとってであり、われわれ外国人文学徒にとってこの本はむしろ有害だとエンプソンは考えていたらしい」と述べている。
とはいうものの、この本のタイトルには妙な魅力がある。雲を摑むような曖昧さが7つに分類されるという論には、この世界の混沌を分かりやすく捉えるための「秘法」が書いてあるように思えるからだろうか。

【シャーリイ・ジャクスン】

アメリカの小説家。意外に短命で、1916年に生まれ65年に心臓麻痺で死去している。代表作は、短篇集『くじ』（深町眞理子訳、早川書房、2006）および長篇『山荘綺談』（小倉多加志訳、早川書房、1972）。ことに前者のタイトル作品「くじ」が、後味の悪さや不条理感と相俟って非常に有名である。

短篇集『くじ』には、「**曖昧の七つの型**」というタイトルの作品が収められている。内容を紹介してみよう。ハリス氏の経営する書店は地下にあり、長大な書架の両端は闇の中に埋没している。異世界を思わせるような薄暗い書店に客は滅多に来ない。常連の、本の虫とでも呼ぶべき少年がいて、彼はいつもハリス氏からガラス戸つきの書棚からエンプスンの『曖昧の七つの型』を特別に見せて貰っている。稀覯本扱いになっていて、珍しいうえに値段も高い。いつかお金をためて入手したいと少年は思っている。

少年が居合わせているところに、金持ちだが無教養な夫婦がやって来る。金がたまったので、今度はインテリを気取りたいと考えたらしい。部屋に飾っておけば一目置かれそうな全集を何セットかまとめ買いしたいのでアドバイスをしてくれと言う。そこで成り行きから、少年が助言をすることになる。書店主のハリス氏いわく、「彼はどこにどんな本があるか、わたしとおなじくらいよく知ってますから」。

少年はサッカレー、メレディス等の作家を見つくろってあげ、ではこれでと先に帰って行く。残された金持ち氏は購入した全集の料金を払おうとするが、ふと、少年が憧れていた『曖昧の七つの型』をわしにも見せてくれと書店主に所望する。もちろん金持ち氏には内容を理解出来る筈がない。にもかかわらず彼は、この本も一緒に買いたいと言い出す。いわば見栄のためだけに、世話になった少年の憧れを金の力で横取りしようとしたわけである。

一瞬躊躇したものの、ハリス氏はその難解な本も金持ち氏にあっさり売ってしまう。商売としては当然かもしれないが、少年を裏切り、さらには本そのものに対しても不誠実な行為である。でもハリス氏はそんなことを気にする様子もなかった。と、そんな残酷な話である。それほど上出来な短篇ではないけれども、『曖昧の七つの型』という本の位置づけが分かる点で興味深い。

なお短篇集『くじ』にはハリス氏がさまざまな姿で複数の作品に登場する（大概はもっと人を破滅させる形で）。訳者あとがきには、「（本書では）このジェームズ・ハリスは（……）神に背を向けたもの、見はなされたものを誘惑しようとする悪魔の手先の象徴として、自由に篇中を泳ぎまわり（……）」と記されている。

おそらくシャーリイ・ジャクスンによれば、精神を病んだ者はハリス氏の罠に掛かった不運な者に他ならないということになるのだろう。

「ルイザよ、帰ってきておくれ」

シャーリイ・ジャクスンが1960年に発表した短篇小説の題名。彼女の死後の1968年に、遺作を中心に編まれた作品集『こちらへいらっしゃい』（深町眞理子訳、早川書房、1973）に収録されている。

主人公は22歳になるルイザである。箱入り娘であったルイザは、**19歳**のときに、両親と姉のいる実家での生活にうんざりして家出をする。予想以上に家出は上手くいき、ルイザは実家に近い地方都市へ首尾良く姿をくらます。親切な老婆の営む下宿に住居を定め、近くの文房具屋の店員という職を見つけ、つましくも平和な暮らしをルイザは送るようになる。毎年、彼女が失踪した6月20日には（まるで命日であるかのように）、地方新聞にルイザがいまだに行方不明の旨の記事が載り、ラジオでは母から彼女に向けて「ルイザよ、帰ってきておくれ」という肉声が放送される。そんなことが繰り返されて3年が経ったのだった。

ある日、まったくの偶然から、彼女は実家の隣に住むポールに見つかってしまう。懸賞金が掛かっていたので、ポールは張り切ってルイザを実家へと連れて行く。家族と、3年ぶりの劇的な対面が実現されたわけである。ところが意外なことに、家族たちは彼女を「本物の」ルイザであると認めようとしない。似ているけど別人である、と。懸賞金目当ての**贋者**と見做し、彼女を拒絶するのである。ルイザは下宿に戻り、今までの生活に戻る。そして毎年6月20日になると、相変わらず「ルイザよ、帰ってきておくれ」という母からの呼び掛けがラジオから放送される——そんな奇妙な物語である。

なぜこの物語が興味深いのか。ルイザの家族たちは彼女と同じ屋根の下に住むよりも、むしろ彼女の不在を嘆く暮らしのほうに生きがいを見出しているかのように映ってしまうからである。常識的に考えれば、それはおかしなことである。当たり前の生活よりも不幸な暮らしのほうがみずみずしいというわけなのだから。しかし不幸ではあるがそこにはドラマチックな物語がある。誰からも同情される「分かりやすい」物語がある。人は往々にしてそのようにドラマチックと分かりやすさとの結合に魅入られる。胸をときめかせるのだ。

平凡で刺激がなく退屈な日常よりは、毎年「ルイザよ、帰ってきておくれ」と仰々しくラジオから呼びかける生活のほうが心の底では魅力的と思う人は決して稀ではない。そうしたパラドキシカルな心性をさりげなく描いてみせているところにこの短篇の価値がある。

【神経症】

いわゆるノイローゼである。定義は難しい。心理や医学関係の本を繙いてみれば分かるが、歴史的なことや回りくどいことばかりがだらだら書いてあって、ちっとも単刀直入な定義に出会えないだろう。

その最大の理由は、「**統合失調症**ではないし、**うつ病**でもないし、脳腫瘍や脳梗塞でもないし、血液検査を含めて肉体や内臓やホルモンには問題はないし……」と、あらゆる心身の診断名を除外していった最後にやっと辿り着く診断名――それが神経症であることの大前提になっているからである。そういった意味では、最初からダイレクトに冠せられる病名ではない。しかも神経症に特有の症状はない。〈**遊星からの物体X**〉があらゆる生物に偽装するように、人が想像し得るあらゆる心身の不調を神経症は模倣し偽装するのである。あたかも神経症は「心身の不調のパロディ」である。不安も「うつ」も錯乱も**記憶**喪失も**多重人格**も痙攣も痛みも麻痺も失明も聾唖も何でもあり、なのだ。

神経症のプロフィールを列記してみよう。

①あたかも肉体的な障害の兆候があっても、いずれの器官にも病変はない。また神経症「以外」の精神疾患には該当しない。

②症状発現に至るそれなりの理由や経緯（ストーリー）がある。

③自分が異常な状態にある、と本人がそれを自覚している（病識がある）。

④過去の生活体験の中に、そのような症状を起こしかねない体験があったり、人柄や素質に症状との親和性がある。

こんなところであろうか。②に似たものとしては**心因反応**とか**適応障害**といったものも挙げられるが、その場合の原因には「そんな状況に置かれたら、多くの人はそうなりかねない」といった普遍性がある。神経症ではもうちょっと個人的なバイアスが大きく関与している。また④においては、パーソナリティーの偏りが少なからず連動している。というわけで、神経症は明確な輪郭を以て独立しているわけではなく、曖昧な領域を周囲に漂わせている。

そしてもうひとつ、神経症の患者は症状に苦しみつつもそれに執着する。精神分析的には、抱え込んだ葛藤を処理しきれずにそれをカモフラージュすべく象徴的な形で神経症症状を発現させ、自分を誤魔化すと同時に周囲にアピールして自己正当化を図る営みということになる。そしてそのドラマチックさにしばしば当人は陶酔し、ハマッてしまう。したがって当人は「治りたがっているが治りたがらない」といった矛盾した状況に陥る。神経症の治療が容易ではないのも無理からぬ話なのである。

この「治りたがっているが治りたがらない」とか「そのドラマチックさにしばしば当人は陶酔し、ハマッてしまう」というあたりが、前項で述べたルイザの家族たちの心模様と相似しているのである。短篇「**ルイザよ、帰ってきておくれ**」は神経症の心の動きを小説化しているとも言えるのである。

［神経質］

一般用語としては、過敏、不安定、潔癖、偏狭、気難しさといったニュアンスを表現する言葉であろう。しかし森田神経質の略称としての「神経質」もある。

森田神経質とは、**森田正馬**（1874〜1938。慈恵医大の教授を務めた精神科医で、アンチ精神分析の立場であった）が注目した、特定の性格傾向に由来した**神経症**を指す。具体的には心気神経症（ヒポコンデリー）、**不安神経症**、**対人恐怖**（あがり性、スピーチやプレゼン恐怖、会食恐怖症なども含む）が該当する。また性格的には完璧主義で自意識過剰、こだわりの強さ、思い込みの強さ等の要素が濃厚である。

こうした性格傾向の持ち主は、些細なことでも過剰に身構えて緊張し、そのことで言動がぎこちなくなり、すると動揺してなおさら混乱し、自己嫌悪と屈辱感と絶望感に打ちひしがれるといった悪循環をとりがちになる。森田は「精神相互作用」「とらわれ」といった用語でそのようなメカニズムを説明し、また性格傾向の背景には「より良く完璧に生きたい」という生の欲望の強さがあると肯定的に述べている。

森田神経質への治療として、森田療法が提唱された。「とらわれ」からの脱却と「あるがまま」を受け入れる境地を目指す方法であり、精神科の治療というよりは道場での修練といった趣がある。

基本的には入院によって森田療法は実施される。4つの段階を経る。

①絶対臥褥期：クライアント（患者）は、生理的現象以外はベッドに横たわり、**孤独**な状態で自分を苦しめる不安や**違和感**との共存を図る。約1週間。

②軽作業期：絶対臥褥を続けていると、次第に何かしたいと思わずにはいられなくなる。

その時点で軽作業期に入る。一人で軽作業を行うと同時に医師との個人面談や日記指導がスタートする。③重作業期：睡眠時間以外は、常に何かの労働をしている時期。肉体労働がメイン。読書も許可されるが、エンタメや文学・思想・哲学は不可。動物学や天文学、心理学、歴史、伝記などの客観的で冷静な内容が望ましいとされる。④生活適応期：入院している場所から日常生活場面へと踏み出し、社会復帰を図る。①からのトータルで6～12週間程度。

早い話が、ぐだぐだと自分に粘着なんかせずに、質実剛健に黙々と日常を生きてみろ！　というわけである。優れた指導者のもとで行えば、生まれ変わったような気分になれそうな予感すらする。ただし2、3ヵ月の休暇を取れることが条件となるわけだが。なお、わたしの外来でときおり森田療法を受けたいと希望する人がいる。そのような人々の多くは森田療法の適応外（たとえば**統合失調症**とか）なのである。自己評価というものがいかに当てにならないかの好例だといつも感じさせられる。

【ミニマリズム】

美術や建築、短篇小説におけるミニマリズムではなく、近頃は生活様式としてのミニマリズム（最小限主義）のほうが人口に膾炙しているようである。

モノに溢れた生活は、なおさら刹那的な欲望を煽ってモノと**空虚感**とのイタチごっこを招き寄せるが、もちろんそれは自己を失った不健全な生き方に他ならない。他人の価値観や見栄、流行や成り行きに翻弄されているだけの愚かな日常そのものである。だが生活様式としてのミニマリズムは、「少ないほど豊かLess is more」といった発想に基づいている。自分自身と真摯に向き合い、何が自分に「本当に必要なもの」なのかを問い直し、するとそうした問いは必然的に人生のありようや生きる意味を考え直すことに通じる。ミニマリズムは一種の哲学であり、最小限のモノだけでシンプルに暮らすことによって、ヒトははじめて心豊かな人生を取り戻すことが出来るのだ。

——と、いうのがミニマリストの主張である。そのストイックで**迷い**のない姿勢には、確かに惹かれるものがある。散らかった室内、惰性に流れた日常、しがらみだらけの人間関係を一掃し、簡素で力強い人生を再構築したくなるのは無理もない話だろう。それは「とらわれ」や自意識過剰との決別でもあるに違いなく、つまり森田療法の質実剛健さに近いテイストがあるのではないか。実際、筋金入りのミニマリストの部屋は、どこか絶対臥褥を実践するための病室のように映る。

どうやら過激なミニマリストといったものが存在するようで、彼らはモノを減らす、モノを捨てることに生きがいを感じるらしい。固執する段階で既にミニマリズムの本質から外れていると思われるが、形骸化したミニマリストはひたすら「空っぽ」を目指す。その態度にはどこか**強迫神経症**に近いものを感じるし、モノを捨て去ることへの空虚な執着ぶりは**依存症**めいた振る舞いを連想させる。

［依存症］

ある一定の行動様式において、いつしか本来の目的よりも営みそのものが目的化してしまう場合がある（たとえば避妊をしつつ生殖行為に耽溺してしまう、など）。しかもその傾向がエスカレートし、もはや本人の健康や信用、家族関係、社会的立場等が著しく損なわれるにもかかわらずそれにブレーキを掛けられなくなった状態が、すなわち依存症である。客観的には、自暴自棄ないしは緩慢な**自殺**に近い振る舞いと映ることが多い。

もっとも身近な依存症は、いわゆる**アルコール依存**であろう。もともと飲酒習慣はリラックスした気分や酩酊による快感、社交の道具、酒に伴う雰囲気を楽しむ、などを目的に確立される。しかしいつしかそうした目的意識が形骸化し、飲酒習慣そのものが人生に最優先されるべき案件となってしまう人たちがいる。彼らにとってアルコールなしの毎日は「ありえない」ということになり、それどころか飲酒にのめり込まねば人生は救われない・意味を持たないといった「迷信」ないしは「強迫観念」に囚われてくる（だから、酒で死ねれば本望だなどと嘯くようになる）。そうなると過剰な飲酒によってもたらされた失敗やマイナスをまぎらわせるべくなおさら本人は飲酒に執着し、遅かれ早かれその悪循環は破綻に至る（健康を害すか、文無しになるか、周囲から見捨てられるか、死ぬか……）だろう。

本人は「このままではまずい」と薄々気づいているものだが、そんな状態から抜け出すだけの気力を振り絞れないまま、自分を誤魔化して飲酒を続ける。そのようなありように周囲の人間は共感と反発の双方を覚えつつ、追い詰められていく姿に困惑せずにはいられない。

アルコール依存の他には薬物依存、ギャンブル依存、仕事依存、買い物依存、セックス依存、**摂食障害**などが知られている。

治療は困難である。そもそも本人がそれを病気とは認めようとしない。したがって医療につながりにくい。たとえ無理矢理に強制入院をさせても、本人が依存症から（本気で）脱出しようと思わなければ無駄である。なぜならアルコールや薬物をはじめ依存症の対象は世間に誘惑として遍在しているから、本人なりによほどの決意をしなければ退院した途端に依存症へ逆戻りしてしまうからだ。そして依存症を治すクスリ――そんな便利なものは存在しない。

【嫌酒薬】

アルコール依存においては「嫌酒薬」というものがあるけれど、これはもともと「少ない量の酒でもたっぷり酔える」ようになるサプリメントを目指して開発された（という噂がある）。

だが実際に使ってみると、酒を飲んだことがない学生が新入生歓迎会で一気飲みをしたみたいに急性アルコール中毒様の結果を引き起こすことが分かった。これでは酒を楽しむどころではない。苦しい。本来の用途としては失敗であったが、ならばアルコール依存症の人にこの薬を服用させれば酒に懲りるのではないか。というわけで「嫌酒薬」ないしは**抗酒剤**として登録される次第となったのであった。

しかし残念なことに、話はそう上手くいかない。嫌酒薬は持続時間が1日だけなのである。連日服用しなければ意味がない。アルコールをやめようと決心しても、よほどの自覚を持たない限り、毎日毎日律儀に嫌酒薬を服用するのは難しい。では家族が飲み物や食べ物に密かに混ぜて服用させたらどうか（たとえばシアナマイドという嫌酒薬は液状で無味無臭である）。これとて完璧に毎日服用させるのは難しいし、アルコール依存症者は妙に勘の鋭いところがあって、遅かれ早かれ小細工を見抜いてしまうのである。

したがって嫌酒薬は、これさえあれば飲酒をストップさせられる魔法の薬といった位置づけにはならない。昨今においては、自らの意志で断酒をした依存症者が、断酒を続けるための誓いないしは証明として服用するといった使われ方をしている。

では酒浸り真っ最中のアルコール依存症者にはどのようなアプローチがなされるのか？　方針は2つある。

ひとつは、家族や周囲の対応を変えることである。たとえば家族は「あの人の酒の飲み方のだらしなさには、ほとほと困っています」と言いつつも当人が二日酔いで仕事に行けなくなったら「風邪で休みます」と会社に言い訳の電話を入れたり（このような家族の行為を、依存症者は飲み過ぎても後始末をしてもらえると自分に都合良く解釈する）、当人と無駄な駆け引きをしたり要求に屈して、結果として当人がよりアルコールに囚われるように振る舞ってしまうものなのである。そこで適切な対応法を家族のみならず周囲の人たちに教え、また精神的に彼らをサポートして不安を取り除く。家族や周りの人々の不安や動揺は、本人をより飲酒にのめり込むように作用してしまうからである。「家族会」を利用するのも効果的である。

もうひとつは、とにかく待つことである。本人が心から困り果て、どうにもならなくなるまで待つ。それまでには健康や信用、地位や財産やチャンスや友情など失うものは多いだろうが、失うものが残っているうちは「懲りない」。本当にどん詰まったとき、タイミング良くアプローチすることで当人も「目覚める」可能性が高い。でもそうしたグッドタイミングな介入のためには、やはり家族や近しい人たちが普段から専門医療機関と連携を取っていることが必要になるだろう。途方もなく気の長い話である。

もし当人がアルコール問題を自覚して「目覚め」、真剣にアルコールを断とうと思ったら（節酒は駄目である。程々に飲む、なんてことは彼らには無理なのである。セックスを途中でやめるのが無理なように）、独力では困難である。家族のみならず医師にも支えてもらい、さらには同じような仲間のいる断酒会やＡＡ（alcoholics anonymous アルコール患者匿名会）などで決意をあらたにし続けなければ断酒の継続はきわめて難しい（シニカルな言い方をするならば、アルコール依存を断酒会依存やＡＡ依存へと置き換えるわけである）。そしてたとえ十年のあいだ断酒していたとしても、そこで酒を飲んだらたちまち元の木阿弥となってしまう。

それゆえ、アルコール依存症に完全治癒はない。

〔蒐集家〕

窃盗や詐欺などの反社会的行為に及ばない限り、あるいは周囲に著しい迷惑を掛けない限り、蒐集行為を（常識的な振る舞いからいくぶん逸脱することはあっても）精神疾患と断定することは出来ない。他人から見て無価値のように映るモノを集めていたとしてもそれは夢想に近い営みなのであり、周囲が口を出すべき領域ではあるまい。日常生活がまともに送れているか否かだけを云々すべきであり、蒐集家であることは当人が正気か否かとは基本的に無関係な事象である。

とはいうものの、熱心なコレクターたちのなりふり構わぬ行為を見ていると、彼らは**依存症**者に近いのではないかと思えることがある。他方、むしろ**強迫症状**に近い病理の一環としてモノ集めに執着しているように思えることもある。いったい彼らの振る舞いはいかなる衝動に突き動かされているのだろうか。

蒐集という行為によってもたらされる喜びは、既に入手した蒐集物のひとつひとつを玩味する以上に、蒐集対象の整理・**分類**という作業に宿っていると思われる。ただたんに蒐集品の数や値段だけを誇るような粗野な態度は、本当の蒐集家には見出せない。真の蒐集家は、収集品の整理・分類を試み、さらにさまざまな情報を入手することにより

「いまだコレクションに加えられていない逸品」の存在を知り、そこへ夢と欲望を投影する。何が未入手であるかを知り、それを入手し得たときの瞬間を想像することこそがコレクターのもっとも大きな喜びである。

整理・分類とは、支配欲に基づいているだろう。あるいはそうやって全体像を把握し「パーフェクト」へとじりじり歩み寄っていく感触に深い**充実感**を覚えるのだろう。どんなに特殊でちっぽけな分野であろうとそこでパーフェクトが達成されれば、その体験は普段の生活で出会いがちな**不安感**やストレスと立派に拮抗し得る筈だ。いずれにせよ、欲望や衝動を「自分に手の届く範囲」へと変形させ、そのことによって自らを達成感やプチ全能感へ導くところに蒐集行為の醍醐味があるのだろう。

一部のコレクターは、たとえばオークションにおいてギャンブル依存に似た病理を垣間見せるかもしれない。買い物依存に近いコレクターや、**強迫神経症**に近いこだわりを示すコレクターもいるだろう。そのような人々は、おそらく日常生活においても多かれ少なかれ歪みが生じている筈である。ならばその生活上の歪み「のみ」に対して精神科の治療を受ければよかろう。

精神遅滞や**認知症**でも蒐集行為が見受けられるケースがあるが、そうした場合には整理・分類というプロセスがほぼ100%欠落している事実に注目すべきである。

【フェティシズム】

拝物愛、物件恋愛、淫物症、節片淫乱症などと呼ばれたこともある。物神（魔術的な力を備え、非合理的崇拝の対象たる呪物）fetisch という言葉からの派生語である。

フェティシズムはほぼ男性に限定され、女性が身に着ける下着、ストッキング、靴、帽子、衣服などに激しい性的刺激を覚えオーガズムを感じる状態を指す。そしてしばしばそれら対象物はコレクションされる（ときには下着泥棒などの形で）。蒐集行為そのものが支配欲の充足や性的興奮につながるのであろう。

性倒錯の一種とされ、しかし正常な性行為においてもフェティシズム的な嗜好は少なからず見出される。つまりフェティシズムにおいて正常と異常の境目ははっきりしない。おそらく「生身の」女性と向き合うよりもモノだけのほうが快楽を得やすくなった段階で異常とされるのだろう。

原因については、いまだに決定的な説明はない。**フェティッシュ**について、毛皮やビロードが陰毛に似ているとか、ハイヒールの形状が性器を連想させるとか、ビニール素材のてらてらした感触が女性の下腹部を彷彿させるとか、こじつけなのか説得力があるのか判然としない通俗的解説が横行しがちなところが困ったところであろう。精神分析が揶揄の対象に成り下がったのも、おそらくフェティシズム関連で間抜けな説明（男児は母にも陰茎があると信じてそれを求め、その熱い関心が迷走してフェティッシュに結実した、とか）で世間を呆れさせたことに大きな理由がありそうな気がする。

ところでわたしは着物の女性が穿く白い足袋に、かなり欲情を覚えるのである。母親は着物姿のことなど滅多になかったし、なぜ足袋に執着してしまうのか自分でもさっぱり分からない。ただし密かに足袋をコレクションして喜ぶような性癖はないから、異常の範疇にまでは入らないと思う。

【フェティッシュ（映画）】

監督レブ・ブラドック、制作総指揮クエンティン・タランティーノ、主演アンジェラ・ジョーンズおよびウィリアム・ボールドウィンによる1996年の映画。ジャンルとしては、ブラック風味のB級サスペンス・コメディーといったところか。

ガブリエラ（アンジェラ・ジョーンズ）は子ども時代に、目の前に人が墜落して地面に激突、大量の血が流れる場面を目撃してしまう。その体験は彼女にとって**トラウマ**とはならず、逆に流血や死体、殺人事件への偏執的な興味といった形で刷り込まれてしまう。やがて彼女はその趣味を最大限に生かすべく、マイアミで殺人現場の清掃を専門にする会社（！）に入る。まさに願ったり叶ったりの仕事であった。

そんな彼女が、仕事先で連続殺人鬼ブルー・ブラッド（ウィリアム・ボールドウィン）に出会ってしまうことから生じるオフビートなコメディーがこの映画であり、なかなか小味の効いた秀作であった。オチも上手く決まっている。

さて問題は映画のタイトルなのである。原題はCurdledで、血が凝固しているといった意味である。だが日本におけるタイトルは『フェティッシュ』。我が国では**フェティ**

シズム（略してフェチ）が本来の意味から離れ、「いささか風変わりな性的嗜好の〈ツボ〉」「マニアックなこだわり」といった意味で使われるのでそれに合わせた題名なのであろう。実際、声フェチとかお尻フェチ、うなじフェチ、スーツ・フェチ、ＡＫＢ48の柏木由紀は肘の皮フェチといった具合に、今や世間ではすっかりライト感覚で多用されている。そしてガブリエラは流血フェチであり殺人フェチという次第なのであった。

【コレクション】

印刷物フェチの傾向がわたしにはある。古いポスターだとかチラシ、レッテル、絵葉書、双六、鳥瞰図の類に心を惹かれる。デザインが洗練されていないキッチュなもの、印刷技術が発達しておらず色版が微妙にずれているものが好ましく、したがってヤフー・オークションは毎日チェックしている。

四半世紀ばかり前に、トイレットペーパーの包み紙を熱心に集めたことがあった。昨今では、ロールを4個とかまとめてシュリンク包装されているのが普通だけれど、当時はロールが一個ずつ包装されているものが多かった。チリガミ交換が全盛で、そのときに渡されるトイレットペーパーは1個単位であったから、そうした事情も関係していたのかもしれない。

個別包装の包み紙は、大概は単色か2色刷りでトレードマークとロゴが印刷されている。圧倒的に富士市の零細メーカーが多く、したがって（おそらく）プロのデザイナーが手掛けたものではない。手先の器用なオヤジがでっちあげた稚拙な意匠であり、そこが逆に面白い。わたしは銅版画やシルクスクリーンを熱心に学んでいた時期があり、その関係で簡易印刷による素人くさい印刷物には親しみを感じてしまうのだ。

ビルや公共建築物に立ち寄ると、必ずトイレの個室をチェックした。「獲物」が見つかると、包装紙のみを剝がして持ち帰る。知人や勤務先のナースにも頼んだ。やがて百種類を超え、その頃から蒐集物の**分類**が始まる。たとえば花を意匠のテーマとした一群がある。菊、桜、椿、アヤメ、金魚草、ローズ、マーガレットといった具合に。動物テーマもある（鳥と虫は除く）。パンダ、コアラ、ペンギン、白熊、亀、兎、バンビ、ライカ犬、タイガー、キャメルなど。あるいは**煙草**のデザインを真似た一群があり、セブンスター、ピース、チェリー、ホープ、光、キャメルなどがある。

そうなると、逆に「きっとこういったデザインのものがあるに違いない」と見当をつけて捜し求めることにもなる。花のテーマにチューリップやヒマワリがないのは奇妙だし（こちらが発見出来ないだけかもしれない）、動物テーマに象や牛がないのは意外である（豚がないのは、何となく分かる）。煙草のデザインとしては蝙蝠やエアシップ、音楽の休符記号（いこい）があっても良いではないか。魚や水棲動物が滅多に登場しないのは、水洗という状況とイメージ的に馴染まないからかもしれない。

トイレットペーパー包装紙のコレクションは、蒐集のありかたのひとつの典型を示している。全体像が把握不可能なのである。どこそこの工場がこんな製品を作ったというデータがないし流通経路もはっきりしないから、どれだけの種類が生産されたかは誰にも分からない。したがってコンプリートという概念は通用しない。ではそんな状況での蒐集がなぜ面白いかといえば、さきほど述べたように「きっとこういったデザインのものがあるに違いない」と推測する楽しみである。さもなければ、「こんな発想もあったのか！」と驚嘆する喜びである。言い換えれば、ヒトの思考の癖や傾向をフィールドワークによって炙り出す楽しみである。

他方、ベースボールカードや切手の蒐集などは、コンプリートないしはゴールが判明している。きわめてレアで値打ちのある「幻の」カードは最初から分かっているし、集めやすい初心者向けのカードが何かも分かっている。だからこそクリアするのが面白い、という人もいるだろう。が、わたしには全貌が分かっているどころかプライスブックすら発行されているようなジャンルは投資の対象みたいで素直な気持になれない。極言すれば、金の力でコンプリートを達成出来るのだから。でもこうした全貌の判明しているジャンルでも、切手ならば英国領植民地限定とか変形切手とか飛行機の絵柄のみとか、さまざまな分類に従ってコレクションを進める楽しみはある。また、知識では存在を知っていても実際に実物を手に入れたときの嬉しさは格別である。

というわけで、コレクションにはトイレットペーパー包装紙タイプとベースボールカードや切手タイプの2種が存在することをここでは強調しておきたかったのである。大げさに申すなら、それは世界への向き合い方の違いということも出来よう。

（追記）わたしのトイレットペーパー包装紙コレクションは、漫画家のやくみつる氏が同様の蒐集をしていてその成果を『原色トイレットペーパー大全』（扶桑社文庫、1994）にまとめたことで終わりを告げた。まあ「逸品」の多くはわたしも集めていたので、あまり悔しくはなかったが。

［健脳丸］

明治29年、丹平製薬によって発売された売薬。効能は「脳充血、逆上、神経痛、眩暈、脳膜炎、頭痛、顔面神経痛、**ヒステリー**、耳鳴り、癲癇、不眠、中風卒中、ひきつけ、便秘、健忘、その他脳神経病一切」となっており、脳・精神・神経関連の症状が羅列されているが、唯一「便秘」という頭とは無関係な症状が含まれているのに注意されたい。健脳丸の成分は臭化カリウム、ゲンチアナ、大黄、アロエであり、それらの中で臭化カリウムのみが向精神作用を示し（抗不安作用、抗痙攣作用）、他は便秘や健胃薬として用いられるものである。

実は現在も「健脳丸」は「健のう丸」と名前および成分をマイナーチェンジして売られており、ただし効能は便秘のみとなっている（臭化カリウムは成分から除かれている）。

伝統薬や売薬の宣材や薬袋、薬剤のガラス瓶を集めているコレクターが世間にはいて、彼らにとって健脳丸は結構有名である。なぜならスキンヘッドの男の横顔に重ねるように「健脳丸」と文字が描かれ、さらに「脳病良薬」「島村博士証明」と註釈の付いたマークがなかなか印象的で、その「いかがわしさ」と脳だの精神だのとの組み合わせがドグラマグラ的な世界を彷彿とさせるからである［図11］。さらには時代的に富国強兵のムードが高まっており、あるいは立身出世といった考えが浸透し、それらの陰画として神経衰弱が国民病として広がっていったという事情も想起されて興味を惹くのであろう。

健脳丸の宣材は新聞雑誌の広告、幟、布製の薬袋、木製の看板、団扇など多くの種類があり、わたしはマッチラベルの広告を2種類所持している。木製の看板をオークションで競り落とそうか迷ったことがあり、だが看板が大き過ぎて家に飾る場所がないことから健脳丸関連の蒐集は諦めた。

なお健脳丸に似た売薬としては快脳丸が有名で、それは広告に「頭脳の不完全なる者は馬鹿であります」という有名な鬼畜コピーがあるからに他ならない。

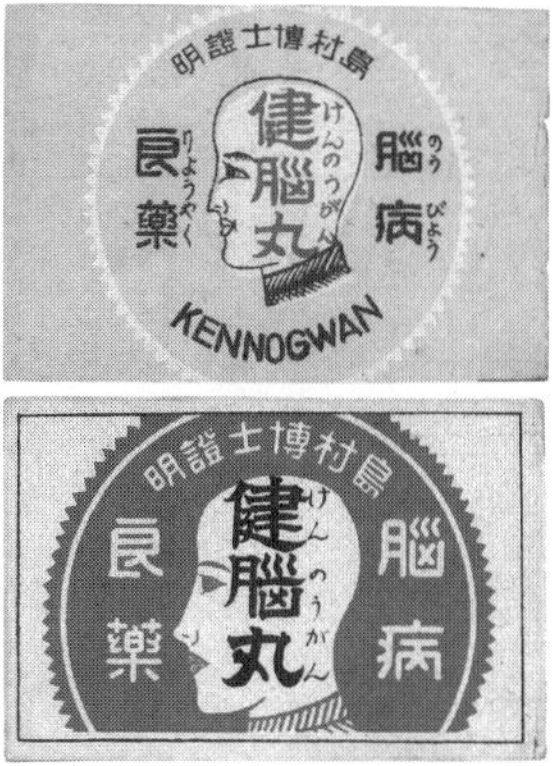

［図11］

【赤玉】

健脳丸も快脳丸も、糖衣錠ではなかったからおそらく正露丸のように褐色の丸薬であったと思われる。もしも当時、糖衣錠の技術が開発されていたとしたら、これらの薬剤はどんな色の粒であっただろうか。

ことさら確証もないが、どぎつい赤色であったのではないかと思う。効能には真っ先に「脳充血」と書かれているし（つまり血の赤を連想させる）、効能の2番目に謳われている「逆上」も赤が似合う。いや、治療するのだから赤の補色の青緑がいいといった意見もあろうが、口に入れるカラーとしては心理的に**違和感**ないしは抵抗が生じよう。

赤い錠剤は「赤玉」と俗称されることがしばしばある。**夢野久作**の小説に「赤玉」という小品があり、まさに赤い錠剤（ただし馬のための）が小道具に使われている。同作品は「いなか、の、じけん」という掌篇集のひとつとして『猟奇』昭和2年（1927）7月号に発表されており、土俗的で迷信や無知に囚われた人々が巻き起こす野卑で滑稽でときに残酷な物語集である。

「赤玉」の内容を紹介しておく（ネットの青空文庫で全文閲覧可能）。坑夫が風邪を引き熱を出して休んでいた。仲間の兼吉が心配して医者を探しに行ったが見つからない。村の荒物屋で風邪薬はないかと尋ねると売り切れている。だが「馬の熱さましで赤玉ちうのならある。馬の熱が取れる位なら人間の熱にも利くだろうが……とその荒物屋の親仁（おやじ）が云うので買ってきた……しかし畜生は薬がよく利くから、分量が少くてよいという事を俺はきいている。だから人間は余計に服まなければ利くまいと思って、その赤玉ちうのを二つ買って来た」という次第で、兼吉は直径が1寸近くもある赤い錠剤を2つ差し出す。

苦労して大きな錠剤を2つ飲み下し、おかげで解熱はしたものの、翌朝に医者が駆けつけてくれた。赤玉を2つ飲んだというと、医者は驚いて慌てる。人間にとっては致死量を超えていたらしい。でも薬が古くて黴が生えていたおかげで薬効が弱まっていた。運よく一命を取り留めたのであった。

坑夫は逆上する。兼吉が自分から借りたわずかばかりの借金を逃れるために、毒殺を図ったのだろうと。その邪推に駆られて殺意を抱き、あっさりと兼吉の頭に鶴嘴（つるはし）を突き立てて殺害してしまったのだった。

愚か者の笑い話といったトーンで語られているけれど、直径1寸近くの赤玉のイメージが無闇に毒々しくて忘れがたい作品である。

［ベゲタミン］

日本のみで販売されていた抗精神病薬。処方箋の必要な薬剤で、効能は不眠、不安。特徴的なのは、3種類の薬剤の合剤ということである。**クロルプロマジン**、プロメタジン、フェノバルビタールの3種がベゲタミンAではそれぞれ25mg、12・5mg、40mg配合されており、ベゲタミンBでは12・5mg、12・5mg、30mg配合されている。したがって同じベゲタミンでもA剤のほうがB剤よりも強力である。

1957年に、広島静養院の松岡龍三郎院長による調剤をそのまま錠剤化して発売されたもので、いわば秘伝のレシピを製品化したといった趣の薬剤である。もっとも古い抗精神病薬（ドパミン遮断薬）であるクロルプロマジン（1952年にフランスで精神症状に多大な効果があることが発見された）は幻覚妄想や興奮に効果を示し、いまだに使われることのあるシブい薬である。プロメタジンは前者の副作用止めであり、同時に眠気を催す作用がある。フェノバルビタールは不安、不眠、痙攣に効果を示す。これら3つの薬剤は、チョイスも配合も絶妙で、かつてはきわめて「頼りになる」薬だったと思われる。

しかし日本精神神経学会からの要請もあり、2016年末を以てベゲタミンの製造は中止された。理由は、同剤に含まれるフェノバルビタールである。依存性があるうえに、大量服薬時に呼吸抑制等をきたして死亡する危険が大きい。ジャンキーを増やしかねないし、**自殺**の道具として使われると救急外来に迷惑をきたすというわけである。もちろん服用する当人にとっても、結局のところマイナス要素しかもたらさない。

精神科医の意見は2つに分かれるようである。ひとつはベゲタミンを外来処方するような医者はそもそも精神科医失格だ、理由は右に述べたとおりなのだからという「正論」。もうひとつは、にもかかわらず必要なケースが存在するではないかという指摘である。

実際の臨床においては、薬理学的な常識が通用しない患者が登場する。これだけの眠剤や抗不安薬が出ていたら、眠くなるどころか気絶するんじゃないだろうかと疑いたくなるような量を服用しているのになお、「眠れません！　どうにも眠れなくて、おかしくなりそうです。どうにかして下さい！」と訴えてくる患者を前にして、「いや、眠れずに死ぬ人なんかいませんよ。もはや当院ではこれ以上の薬は処方出来ません。不満でしたらよそに行って下さい」と突っぱねることが可能なのか。もしかすると不眠に囚われて一種の強迫状態になっているところにこそ問題があるのかもしれない。だがそれに対するアプローチを試みるにせよ、やはりとりあえず不眠に対する改善感が必要になる。そうでなければ信頼関係すら築けないから。

そんな際に、緊急避難的にベゲタミンが用いられる場合もあろうというわけだ。ただしわたしの経験で申せば、そうしたレベルの患者では、ベゲタミンを出してもそれで若干の改善感を口にすることはあってもやはり決定打にはならないということである。新聞には「飲む拘束衣」などとセンセーショナルに煽り立てる記事があった。確かに健常者が服用したら相当に強烈だろう。だがこれが必要なくらいに薬剤耐性のついている患者には、おしなべて「そんなに強い薬じゃない」。だからといって依存性や致死性の危険は残ったままだから、問題であるのは間違いない。

精神科医のあいだでの意見の対立は、どうも薬理学的常識から逸脱した患者の存在を素直に認めるか否かに重要な論点が潜んでいる気がする。ベゲタミン必要悪派の心の中には、「理論と実際を同一視するんじゃねーよ。お前ら、机上の空論的なところがあるぞ。どうせまともに臨床なんかやってないだろ」というルサンチマンが見え隠れするのである。

ところでベゲタミンAは赤い錠剤、ベゲタミンBは白い錠剤で、ことにAは患者のあいだで「**赤玉**」と通称されることが多い。「先生、赤玉出して下さい」なんて執拗にねだる患者は、依存が形成されている可能性が高い。

【エリミン】

ベンゾジアゼピン系の睡眠薬。1977年に発売されたが、以下に述べる理由で2015年11月を以て製造中止となった。

エリミンは、服用後に筋弛緩作用（ふらつき、脱力）が出現し、そのあとで眠気が生じる。実際に飲んでみると、筋弛緩作用は酩酊時の感覚に近く、「お、来た、来た！」と薬効がもろに実感されて特有の気持よさ（あるいは一種のワクワク感）をもたらすのである。しかもアルコールと一緒に流し込むと効果は増強し、しばしば気分の高揚をもたらす（奇異反応）。さらに翌朝には健忘が出現している。こうした特性は**ハルシオン**（84頁参照）に似たところがある。

ジャンキーにとって、エリミンは乱用の対象となりやすいようであった。依存性が形成され、止めると**離脱症状**が出現する。そういった意味ではロクでもない薬である。ただし眠りが浅いと訴える患者にはなかなか効果的であった。

錠剤の色のみならずヒートシールも赤く、エミリンもまた「**赤玉**」と呼ばれることが多かった。同じ赤玉でもベゲタミンAは59年間、エミリンは38年にわたって製造が続けられたのであった。

［転倒］

睡眠薬は、多かれ少なかれ筋弛緩作用がある。筋弛緩とは、アルコールで酩酊した人がふらついたり千鳥足になったり身体がくねくねするのと基本的に同様である。つまり力が抜けるわけである。

睡眠薬における問題のひとつは、ことに老人が服用した場合、夜中にトイレに起きることが多いために筋弛緩作用によって転倒する危険があることだろう。これはかなり深刻な問題である。老人では転倒によって骨折をきたしやすい。ことに大腿骨頸部骨折（太ももの付け根に相当する大腿骨の部位が折れる）というのを生じることが稀ではない。ここを折ると、もろに体重が掛かる部位であるうえに老人では骨の癒合まで長時間を要する。早い話が、寝たきり状態を強いられる。

老人が寝たきり状態になると、**認知症**となってしまう危険が高まる。骨折で入院して、数ヵ月して退院したらそのときには認知症となっていた、といった悲劇はちっとも珍しくない。寝たきりのまま精神的に刺激のない状態が続くのは、予想以上に有害であるらしい。

というわけで老人の転倒は「恐ろしい」。不眠を訴える老人は少なくないが（昼間うつらうつらして、そのぶん夜には眠くならないパターンが多い）、安易に睡眠薬を処方するのは感心しない。

［認知症］

脳が病的萎縮をきたし、脳機能が著しく損なわれて日常生活を送ることが困難になった状態が認知症である。以前は痴呆とかボケと呼ばれていた。

認知症については、すぐに「物忘れ」が取り沙汰される。ただし認知症の物忘れは通常の物忘れとは性質が違う。「思い出せない」のではなく、体験そのものが片鱗すら脳に残っていない（我々は昨夜の食事のメニューを思い出せなくとも、夕飯を食べたかどうかは分かるだろう。だが認知症ではそれが判然としないために被害妄想に発展したりする）。詳細を覚えているか否かはともかくとして、わたしたちは日々の体験が積み重なるその漠然としたボリュームを以て「生きる実感」としているのではないだろうか。たとえ波瀾万丈な出来事なんかなくとも、毎日を丁寧に生きているだけである種の手応えや充実感を覚えるものである。だが認知症の老人は、そのハンディゆえに毎日を懸命に生きねばならぬ筈なのに、およそ生活の実感を味わうことが叶わない。

脳機能の低下によって感情に歯止めが利かなくなり、激しい怒りや混乱に陥ることはあるだろう。妄想的になることもあるだろう。しかし、おしなべて認知症老人は無気力である。退屈すら覚えないように映る。これは今現在の**記憶**が積み重ねられることなく頭を素通りしてしまうからである。わたしたちは刻々ともたらされる「今現在」という情報を編み上げて「時間、場所、自分の立場、境遇、過去との関連においての自分の位置づけ」等を**無意識**のうちに把握する。だが認知症老人はそれが出来ない。いわば摑み所のまったくない無重力空間に放り出されたようなものである。これでは当初、当惑や不穏を示すことはあってもやがて無気力・無感情な状態に落ち込んでしまうのは当然だろう。

認知症では自分というものが失われてしまう。いや、完全には失われてしまわないから、かえってその不安や苛立ちが彼らを「扱いにくい人」としてしまう。でもその事実が、認知症老人のケアの本質を示唆することになる。自分というものが（ほぼ）失われてしまった人は、周囲の人々の精神状態に容易に反応する、あるいは共振する。つまり援助者や介護者が苛立ったり焦れば、それに呼応して認知症老人はたちまち不安定になり扱いにくくなる。在宅の認知症老人においては、いかに家族に精神的余裕（それは具体的なケアの方法を知ることや、老人に対する嫌悪や罪悪感など家族自身の感情の整理、社会資源の利用などに関する知識、医学的な情報、などによって裏打ちされるだろう）をもたらすかがポイントになる。家族に救いが、あるいはそれなりの心情的妥結がもたらされなければ、認知症老人も救われない。家族から認知症老人のみを切り離して問題解決を図ろうとしても意味などないのである。

というわけで、認知症の問題は家族と「込み」で扱わなければならない。もちろん家族のいない認知症老人だっているだろうが、彼らが一人だけで生きているわけではない。必ず近しい存在の人物がいる筈で（近隣の人かもしれないし、民生委員や町内会長かもしれないし、コンビニの店員かもしれないし、福祉のケースワーカーかもしれないし、いろいろだろう）、その人が家族に準ずる。

認知症のみならず総じて精神疾患は、本人のみならず家族を視野に入れなければ適切な対応は難しい。

［アリセプト］

ドネペジル塩酸塩の商品名。**アルツハイマー型**および**レビー小体型認知症**（324頁参照）の進行を抑制する薬剤として処方される。我が国で独自に開発され、1999年に発売となった。

世間一般では「**認知症**の治療薬」として知られているが、この薬剤によってアルツハイマー型、レビー小体型の認知症が「治る」わけではない。認知症の大半は進行するが、その進行を少しでも遅らせるだけである。だからアリセプトを飲んでも、認知症は改善しない。ちっとも状態が良くならない。当たり前であり、悪くなるスピードを抑制しているだけなのだから、目に見えるような効果は何もない。そのようなまことに消極的な薬である。

認知症の定義で触れたように、その本質は脳の病的萎縮である。そして萎縮した脳（壊れた神経細胞）は、その性質上、再生しない。だから認知症を元の健全な脳に戻す薬は存在し得ない。もしそのような薬を期待するとしたら、おそらく再生医療との関連で

ｉＰＳ細胞あたりに希望を託すことになるだろう。

わたしはかなり多くの認知症老人にアリセプトを処方しているが、では進行抑制についてどの程度の威力を発揮しているだろうか。正直なところ、あまり効いているとは思えない。アルツハイマーについてはメマリーとかレミニールなどの薬剤も発売されているが、これもまた大同小異である。

つまり、殆ど進行の抑制に寄与なんかしていないと考えていながらアリセプトを外来で処方している。それを知れば、医療者として不誠実ではないかと詰る人もいるだろう。詐欺と同じではないか、と。だがわたしは、それでも処方をするのである。その理由を以下に述べよう。

まず、効かないと言っても「まったく」効かないとは言っていない。多少の可能性に賭けるのも、薬価や副作用に鑑みて意味はあるだろう（家族にとっても、やれることはやったという実感がなければ辛いではないか）。もうひとつはアリセプトの処方を介して精神科医療とのつながりをキープすることにある。介護保険との絡みでさまざまな書類や意見書が必要になるが、そういったものをスムーズに発行してもらうには精神科の外来につながっているのが一番有利なのである。さらに、周辺症状（幻覚・妄想、不眠、不安、焦燥、抑うつ、暴言暴力、**徘徊**、食行動異常、不潔行為など）には薬物療法が必要な場合があるが、こうしたときにも速やかに対応してもらえる。入院が必要になったり、施設に入るときも精神科とつながっていればハードルが低くなる。

さらに、認知症の項目で述べたように家族の精神的フォローがアリセプトの処方とペアで行われる。たんに薬を出すといっても、その背後には数多くの効用や可能性が伏在しているわけで、市販薬を飲むのとはまるで文脈が異なるのである。

〔徘徊〕

認知症の老人は、しばしば当てもなく歩き回る。いわゆる徘徊であり、家を離れて驚くほど遠方まで歩いて行った挙げ句警察に保護されるケースも稀ではない。施設内でも、彼らは同じところをぐるぐる歩き回る。疲れを知らない。どこを目指しているのか、それとも何から逃げようとしているのか、それを尋ねても彼らは答えることが出来ない。でもとにかく彼らは歩き続ける。

認知症においては、「今ここ」という場所感覚が失われてくる（直近の**記憶**を積み重ねることによって、我々は現在自分がどこにいるかを実感するのではないだろうか。しかし短期記憶を保持出来ない認知症老人にはそれが不可能となるため、リアルな場所感覚も、さらには時間感覚も損なわれることになる）。それは当惑や不安と同時に、激しい**違和感**を本人にもたらすだろう。「何かが違う。おかしい！　ここは本来わたしがいるべき場所ではない」といった思いに囚われる。そして追い立てられるように歩き出す。

違和感こそが、認知症老人を徘徊へと駆り立てる原動力なのである。もし徘徊にゴールがあるとしたら、それは「慣れ親しんだ感覚」「馴染んだ気分」「安心感」といったものを提供してくれる場所に他ならない。そしてそれは、往々にして子ども時代の断片的な記憶の中にしか存在しなかったりする。

いつまでも徘徊が持続するわけではない。認知症の症状がさらに進行すると、おそらく違和感すら覚えなくなる。すると彼らは歩き回ることをやめる。安息がもたらされたわけでもないし、「今ここ」を理解するようになったわけでもない。もはやすべてを放棄したのである——何かを感じたり、焦ったりすることすら。

認知症老人は、徘徊している間にいつしか「違和感」という一線を踏み越えて無気力な日々に突入する。

〔違和感〕

精神疾患において「違和感」が果たす役割はきわめて大きい。いや、違和感の理由を説明するためにはいかなる綺想や珍説をも捻り出しかねないのが人間という存在である、というのがわたしの個人的な人間観ですらあるのだ。

妄想とは、病的な不安がベースとなりそれを腑に落ちたものとするために作り出される異様な物語であると言えよう。だが病的な不安とそれを納得させ得る物語との間には、実は違和感というものが介在しているのではないか。不安と現実とを摺り合わせようとするとき、そこには必ず割り切れない部分が出てくる。しかもそれはおしなべて言葉では十全に表現しきれない。どこか巧妙に騙されているかのような居心地の悪さが付随している筈だ。それが違和感として立ち上がる。

違和感には、あたかもそこに根源的な事実が埋め込まれているような気分をもたらす。あと少しで真実に手がとどきそうな「もどかしさ」を与えてくる。そうした感覚が人を性急にさせ、想像力の暴走を許すのではないだろうか。違和感が産み出すもっとも穏やかな嬰児を、わたしたちは邪推と呼ぶ。そしてもっとも過激な嬰児を妄想と呼ぶのだろう。あるいは徘徊といった行動を**認知症**老人にもたらすような底意地の悪い嬰児もいる、という次第である。

［精神疾患の軽症化］

以前に比べて精神疾患の症状が全体的に軽症化し、そのぶん症例数は増え、さらに**神経症**や**パーソナリティー障害**類縁の疾患が急激に増加している——つまり精神疾患の浸透と拡散といった現象はかなり以前から延々と指摘され続けているようである。

1994年に上梓された**土居健郎**『日常語の精神医学』（医学書院）を繙いてみると、「現代はまさに精神障害花盛りというか、何か流行とでもいうべき現象が世界的規模で起きているという印象を禁じ得ないのである」と書かれてあり、まさに現代と変わらない。前記の「浸透と拡散」とほぼ同じ意味のことが同書には述べられているのであった。

症例数の増加は精神科医療への偏見や「ためらい」が減ったこと、悩みや苦しみを精神的な治療で解決出来る（かもしれない）と考えるようになった風潮、小綺麗なクリニックが次々に開業して受診の敷居が低くなったことが大きいだろう。だが軽症化についてはどう説明すべきか。早期受診が増えただけでは説明がつかないだろう。

土居はテクノロジーの進歩等で外的世界が急速に変貌し、馴染み深さが消失しつつあることを指摘する。すなわち世の中全体が**違和感**に彩られるようになったというわけであろう。さらに内的世界も「価値の多様化（pluralism）というと聞こえはよいが、むしろ価値の混乱によってさまよいだしている観がある」と述べる。そして、

おそらくこのような社会的背景があるので、というのは客観的世界から馴染み深さが失われてきているという意味だが、そのために今日の精神病者は軽症化したのではなかろうかと私は想像したい。なぜなら彼らの主観的世界から馴染み深さが失われても、はたまた見知らぬものに晒されていると感じても、もし客観的世界においてもそれに対応するものが起きているとすれば、彼らはそれほど周囲から疎外されていると感じなくてすむからである。もしこれが反対に周囲が馴染み深さで充満しているとすればこうはいくまい。そしてそれが従来の精神病者の悩みが非常に深刻かつ重症であった理由と考えられるのである。

なるほど。そうなるとたとえば原始時代において（おそらく）世界はまことに馴染み深さに乏しかったのではないか。外敵が多く、気候に翻弄され、原始人は無力そのもの

であったに違いない。原始時代の人類に精神病があったとしても、たぶんそれはさほどヘヴィーではなかったのかもしれない。そのぶん、全員が慢性的な不安感にどっぷりと浸っていたのであろう。

[不安感]

不安を定義するのはなかなか難しい。恐怖にはそれを惹起する明確な事象が存在する。だが、不安はもっと漠然として取り留めがなく（だから、為す術がない）、むしろ「どうにもならない」といった困惑や焦燥そのものであると言うべきかもしれない。

破局的な状況が迫った際に人が味わうような主観的体験をすなわち不安と呼ぶ、といったトートロジーめいた説明もあるし、一種の危険信号に他ならないといった説明もある。人間における根源的な無力感や絶望感が**無意識**の領域から漂い出た際の、その独特な感触に対する呼称と考えてもよいかもしれない。

不安感が人生から消え失せたならどんなに楽だろうかと想像することがある。だがおそらく不安は痛みに似ている。痛みさえなくなれば辛さが消え失せるように思えたとしても、そうなると骨折に気づかなかったり、大きな傷で出血していても平気で放置しかねない。痛みの欠落は事態をより悪い方向へ導いてしまうだろう。痛みがあるからこそ、被害を「そこそこ」で食い止められる。

しかしときには慢性**疼痛**とか幻肢痛のように痛みが暴走してしまう場合がある。そうした状態を不安の文脈に移し替えてみれば、それがすなわち**不安神経症**や、**統合失調症**の前駆症状ということになるだろう。

〔島尾敏雄〕

個人的な思い出を記させていただく。学生時代、わたしは慢性的な**不安感**に囚われていた。**神経症**といった形では結実せず（医者になって独り暮らしを始めてからは、一時期、**強迫神経症**を患ってしまったが）、ただし日常のすべてが不安で黒っぽく縁取られていた。不安に対して感覚が麻痺することは決してなく、慣れも生じない。人生の中で常に新鮮だったのは不安感のみだったのである。

なぜ不安感に取り憑かれてしまったのか。それが判然としない。だが自分にとって不安感は贖罪のようなものではないかといった気分があった。何に対しての贖罪なのか明確には分からないが、実は母親との確執に根差しているらしいとは思っていた（だがそれをあれこれ詮索しても、ろくな顚末にならないだろうと直感していたので、そのまま我慢していた）。不安感はまさに苦痛であったけれども、不安感がなくなったらとんでもない危機的状況に襲われそうな感覚があり、つまり不安はそれに苦しむことで破局への防波堤になるように思えていた。

不安感があるのはまぎれもなく「しんどい」が、無くなったら無くなったで大変な目に遭いそうだと恐れていたわけである。だから現状に甘んずるのがいちばん無難に違いなかった。でもそれは苦しい。

もしも自分の不安感を首尾良く文章で記述することが出来たならば、不安との共存も少しは辛くなくなるのではないか。そんなことを思いついた。でもどんなふうに書けばいいのか途方に暮れた。そこで手当たり次第に小説を読み漁った。自分の抱えている不安に近いものを文章で上手く定着させている作家はいないだろうか、と。それを参考にしてみれば良いのではないか、と。結果として、島尾敏雄の作品と出会うことになった。

島尾敏雄（1917〜1986）は大作『死の棘』ばかりが語られがちだが、夢を描いたようなシュールな感覚のものや、不安のカタマリのごとき短篇群のほうに親近感を覚えた。不安感を描き尽くすその表現の見事さにわたしは救いに近いものすら感じ、ことに晶文社から1960年代に刊行されていた『島尾敏雄作品集（全5巻）』が一時は心の拠り所となったものであった。もしもベストを挙げるならば短篇「摑妻記」（1964）で、これほど心を鷲摑みされた小説は他にない。

なお、海外の小説ではブルーノ・シュルツ、漫画では貸本屋時代の水木しげるの諸作品に強烈な不安感を感じとったのだった。

【北杜夫】

前項で触れた『島尾敏雄作品集（全5巻）』の全巻解説は評論家・奥野健男が担当しており、その奥野と麻布中学以来深い交友を保っていたのが北杜夫であった。

北杜夫（1927〜2011）は作家であると同時に精神科医でもあり、歌人・精神科医の斎藤茂吉の次男であった。東北大学医学部卒、慶應義塾大学医学部神経科教室に入局し、そこでは彼同様に作家であり精神科医の「なだいなだ」と一緒であった。1960年、『どくとるマンボウ航海記』でベストセラー、同年に「夜と霧の隅で」によって芥川賞受賞。以来、作家としては面白エッセイと純文学を書き分けつつ**躁うつ病**の持ち主として広く世間に親しまれることになった。

エッセイではあたかも自分がいい加減な藪医者であったかのように偽悪的に書き綴っているが、実際には誠実な医師であったようである。『どくとるマンボウ医局記』（1993）を読むと、彼の観察眼の確かさや精神医療に対する謙虚な態度が見えてくる。たとえば以下のような記述はどうだろうか（当時の精神科病院には、畳敷きの大部屋があってそこに多くの患者がたむろしていたものである）。

その頃から、私は大部屋に入るときは白衣を脱ぐことにした。白衣を着ていると、やはり権威である医者が来たと思われて、それまで話しあったり独語を洩らしていた者たちが、ぴたりとおし黙ってしまうことが多い。あたかもそれは、森の中で戯れたり鳴いていたりしていた獣や小鳥たちが、人間が来たというので急に静かになるのと同様であった。

私は白衣を丸めて枕にして寝そべり、患者たちと同じ姿勢をとる。しばらくは静かなままである。だが、やがて深い森は息を吹きかえす。こちらではごくかすかであった独語が、次第に虻の羽音ほどに高まってくる。あちらでは意味の摑めないおしゃべりがはじまる。獣も鳥たちも、私を自分らの同類と認めてくれたのだ。

ところで彼の純文学路線の作品群には、いまひとつ切実さというか物足りなさを感じていた。その理由に、つい先日必要があって読み返してみた際に思い当たった。彼の小説から無力感はしばしば伝わってくるけれども（つまり主人公が無力なのである）、強烈な**不安感**が漂ってこない。そこがわたしには生ぬるかったのである。いや、不安感が希薄で無力感のみが横溢していると、それはむしろ読者として親しみやすい。無力感は設定に由来するものだから、抵抗なく受け入れやすい。相対化もしやすい。いっぽう不安感は、たとえ主人公は不安を抱いていないように設定されていても、作者自身の不安が行間から滲み出ていることが多いから、不安感の色濃い作品には読者が「感染」したり共振してしまいかねない。不安が乗り移ってしまうのである。

そうした危うさがないぶん、北の純文学はシリアスであっても安心して読める。だがわたしにはそのような不安成分の少ない純文学は必要がないのであった。

［躁うつ病］

北杜夫は躁うつ病であった。37歳で大作『楡家の人びと』を完成させた翌年あたりから調子が上がり始め、いきなり京都府山岳連盟の西部カラコルム・ディラン峰（ヒマラヤ）登山隊に医師として参加、39歳で本格的な躁状態となり大法螺を吹いたり株に手を出したりした。41歳では「うつ」となり、翌年は躁に転ずるといった調子で目まぐるしく病状は上がり下がりを繰り返していく。それなりに薬は飲んでいたようだが、コントロールはつかなかったらしく、そういった意味ではかなり重い躁うつ病である。

たんに**うつ病**のみが生ずる患者（これがもっとも多い。単極性と称する）、**躁病**のみを呈する患者（これは滅多にいない）、躁と「うつ」を繰り返す患者（いわゆる躁うつ病で、双極性と称する）――その3種類が躁うつ病領域には存在し、だが「うつ」の状態においてそれが単極性の「うつ」なのか、それとも双極性の「うつ」なのかは、症状のみから区別がつかない。単極性の「うつ」なのかと思っていたら、その後、躁が生じたために双極性であったと**診断**が変更される場合もある。

単極性と双極性とを区別するのは、治療に用いられる薬剤が異なるからである。また単極性は生涯でたった1回だけの「うつ」で終わってしまうことも少なくないが、双極性はかなり歳を取るまで症状が繰り返されがちなので、フォローの期間も異なってくる。心構えも違ってくるわけなのだ。

北杜夫は自分が躁うつ病（双極性障害）であることをカミングアウトし、むしろそれを自ら戯画化した。そのことによって精神疾患に対する世間の拒否反応が多少なりとも和らいだことは確かで、大きな功績と認められよう。だが、たとえば1981年（54

歳）の躁状態においては世田谷の自宅を「マンボウ・リューベック・セタガヤ・マブゼ共和国」と定めて独立を宣言、国家や国旗まで制定している。世間ではこれを困ったこととか異常なことというよりも、むしろ面白く茶目っ気のある振る舞いと見做した。躁病が往々にして反社会的行動に結びついたり（セクハラやパワハラ、名誉毀損、詐欺、暴力など）、大損をしかねない行為（ギャンブルや投資、選挙に立候補など）に走りがちなところが生々しくアピールされなかったのは残念である。躁＝ユーモラスと誤解を招いてしまった側面もあると言えよう。だから北が非難される「いわれ」は、もちろんないけれど。

うつ状態のときには、北は何もせずにひたすら寝ていたらしい。精神科医として、いずれ病状が好転することが分かっていたからである。その点において彼は不調にはなっても絶望の底に突き落とされることはなかった。だから**自殺**を図ったりもしなかった。さらに、調子が悪いあいだは何もしなくても通用する（社会的にも金銭的にも恵まれた）立場にあった。だからこそ躁うつ病に悩まされはしたが、北杜夫はそれなりに病気と上手く付き合っていけたのである。

［スペクトル（スペクトラム）］

北杜夫が病んでいた**躁うつ病**では、躁と「うつ」の波が交互に、しかもほぼ均等の振れ幅で訪れていたようである。これが典型的な躁うつ病の経過である。

　しかし躁うつ病には、亜型とでもいうべきタイプが見出されるようになった。経過の殆どは「うつ」が優勢で、しかしときたま1、2週間程度の躁病相が混ざり込むというタイプである。おまけにその短期間の躁病相において攻撃性が目立ったり、反社会的な振る舞いを示したりすると、躁うつ病の典型的イメージとはかなり掛け離れてしまう。むしろ衝動性を秘めた**パーソナリティー障害**と**誤診**されがちになってしまう。

「うつ」をベースに考えた場合、成分として「うつ」病相が１００％なのがたんなる「**うつ病**」、「うつ」病相が50％（言い換えれば躁病相も50％）なのが典型的な躁うつ病となるだろう（前項で触れたように、躁病相優位のタイプは稀なので除外する）。この典型的な躁うつ病を双極Ⅰ型と呼ぶ。そして躁病相がごくわずかしか混ざり込んでいないのを双極Ⅱ型と呼ぶ。というわけで一方の端に「うつ病」、もう一方の端に双極Ⅰ型を置けば、両者のあいだには連続的な移行が認められ、その移行のどこかに双極Ⅱ型が位置することになるだろう。これを「双極スペクトラム」と呼ぶ。こうしたスペクトルの概念があれば、躁うつ病の亜型を理解することが容易になる。いわばアナログ的なイメージであろうか。

　１０２頁「**診断**」、５１８頁「**迷い**」の項で、診断という行為は基本的にパターンないし類型診断（すなわちデジタル）であると述べた。だが類型診断でカテゴライズした領域内でスペクトルの概念を用いれば、よりヴィヴィッドに疾患を捉えることが出来る筈である。

スペクトル概念としては、双極スペクトラム以外には**統合失調症**スペクトラム、強迫スペクトラム、自閉症スペクトラムなどが知られている。

なお**自閉症スペクトラム**について追記しておく。たとえばアスペルガー症候群は、かつては「知的障害なき自閉症」などと言われていた。しかしアスペルガーと自閉症とを無理に分けて考えるよりは自閉症スペクトルとして連続的に捉え、さらにそこへ特定不能の広汎性発達障害や小児期崩壊性障害なども組み込んだほうが実際的であろう。一括して捉えつつも差異に注目することで、より効果的な対応法も探れようという次第である。

【精神科医スペクトラム】

医学（理科系）のうちでも精神医学はもっとも文化系に近いといわれる。そもそも**フロイト**の諸説は学問というよりは、彼自身が気になって仕方がなかった現象を説明するための（いささか突飛で変態じみた）物語に近い。**カウンセリング**にしても、あれは明らかに文学（演劇を含む）の営みに近い。さもなければ宗教や迷信の領域に。薬物療法にしても、いまだに脳そのものが迷宮なのであり、作用機序の説明は疑似科学と言いたくなる。せいぜい「あとづけ」の理屈である。**統合失調症**の病理を神経伝達物質がどうしたと説明してみせても、だから薬で全快するわけではない。所詮は「いかがわしい」学問なのである。

精神科医スペクトラムというのは、筆者による冗談半分の造語と思っていただきたい。一方の端に文化系そのもの（たとえば**北杜夫**的な）の心性を持った精神科医を、もう一方の端に理科系めいた心性（薬理学だとか物質の血中濃度、脳画像の解析だとか電子機器を用いた検査や治療、さらにはマニュアルとか統計が大好き。つまり心を観るのではなく、物質としての人間にしか興味がない）の精神科医を置けばスペクトラムが構成されるのではないかと思われるのである。

かつては理科系的な要素が入り込む余地が少なかったこともあって文化系にシフトした精神科医が多く、精神病理（異常心理学）が隆盛を極めた。だが昨今では、身も蓋もない（いや、ロマンがないというべきか）理科系もどきの精神科医がどんどん増えつつある。スペクトラムにおいて、どんどん理科系寄りに医師が集まりつつあるのだ。まあそれも時代の流れなのだろう。心はＭＲＩやＰＥＴ（陽電子放射断層撮影）の類で透けて見えると彼らは考えているのだろうが、果たしてそんな精神科医に診てもらって患者に救いは訪れるのだろうか。もっとも文化系寄りのオールドタイプの精神科医だって、独りよがりの純文学オタクに近い医師が多かったわけであるが。

【式場隆三郎】

４５５頁［**詐病**］の項でも言及した式場隆三郎は、文化系にシフトした精神科医（つまりオールドタイプの精神科医）の代表であろう。

1898年（明治31年。画家のルネ・マグリットや作家の井伏鱒二が同年生まれ）・新潟県出身、新潟医専卒。大学時代には白樺派の「新しき村」建設運動に傾倒して新潟支部を作っている。30歳前後よりゴッホの病跡学に熱中、33歳で静岡脳病院院長となる。その頃より、マスコミで一般向けに精神医学関連の文筆に活躍するようになる（いわゆる**文化人**扱いとなった）。38歳で千葉県市川市国府台に国府台病院（現・式場病院）を建てて院長となった。同時に建設された自宅には、柳宗悦や濱田庄司、河井寛次郎、会津八一などが関わっている。同病院には広大な薔薇園があり、**精神科病院**と薔薇園の対比に感銘した中井英夫はそれをモデルに小説『とらんぷ譚』で流薔園なる精神科病院を登場させた。この頃に、救護院で「裸の大将」として知られる**山下清**を発見、プロデュースして世に出す。

著作は生涯で194冊に及ぶ。小説も含まれているが、『知識人の為の頭脳強健法』『絶対安眠法』『女のこころ女のからだ』『愛の異教徒　マルキ・ド・サドの生涯と芸術』『処女のこころ』など、結構世間に迎合した本も多い。戦前には東亜薬品化学研究所から神経衰弱に効果があるという頭脳薬品「シキバ・ブレイン」という怪しげな薬を出したりもしている。

名士として、厚生省・優生保護委員、労働省・婦人少年局委員、劇団民芸後援会会長、内閣総理府青少年問題協議会委員、音羽洋裁女学院長、国立松方コレクション美術館建設連盟副会長、日本精神病院協会理事、日本医家芸術クラブ委員長、帝国華道院会長、日本ハンドボール協会長などを歴任、さらには東京タイムズを創刊したり日比谷出版社を創立したりと、まことに精力的な活躍ぶりである。もっとも彼に**躁病**的な気質があったという話は伝わっていない。１９６５年（昭和40年）に67歳で死去。有名人であったにもかかわらず、賞や勲章とは無縁であった。もう少し長生きすれば手が届いたのかもしれない。

余談であるが、式場隆三郎の俗物性、**北杜夫**の含羞と甘っちょろさを含んだ純文学指向、**中井久夫**の言語感覚と独自性——このあたりを手掛かりとして、文化系**精神科医スペクトラム**が作れそうな気がしないでもない。

【二笑亭】

式場隆三郎の著書で唯一後世に残ったのは、『二笑亭綺譚』（昭和14年発行）であろう。東京の深川に建てられたいわゆる**アウトサイダー・アート**建築が二笑亭で、式場による探訪記がすなわち『二笑亭綺譚』である。同建築をヴィジュアルに理解するためには、水木しげる『東西奇ッ怪紳士録』（小学館文庫、２００１）所収の〈第六話・二笑亭主人〉が良いと思う。式場の本の記述や写真を参考に漫画が描かれている。また、ちくま文庫の『定本　二笑亭綺譚』（１９９３）には式場の本がそっくり収録されているのみならず、実際に建築模型を作ってその写真を載せていたり、**赤瀬川原平**や藤森照信など路上観察学会メンバーの論考などが収録されていて重要である。たとえば藤森は、では式場はいったい二笑亭のどこに魅せられていたのだろうか。彼自身の文を読むと、二笑亭のデザインの中の〝民芸性〟のような部分を中心に理解を示しているように思われる。このことは昭和十四年刊の『二笑亭綺譚』を昭和四十年に増補改訂して出した『決定版・二笑亭綺譚』を見るとはっきりしていて、あきらかに民芸的美の世界の一冊として本を作っている。

と、卓見を述べている。

ところで『二笑亭綺譚』が刊行された時点で、既にその奇妙な建築は取り壊されてしまっていた。そのことを知った式場隆三郎は、巻末で以下のように書き記している。

私の夢は、あの建物をゆずりうけて、自分の病院の庭へ建てることだった。その中へ病的作家の傑作を飾って、特色ある小博物館をつくることだった。この夢も、二笑亭主人の夢とともに、はかなく消えうせた。私もこの本を愛し、ながく記念しよう。

まさに文化系精神科医の面目躍如たる文章ではないか。患者への愛がやや希薄な気もするけれど。

【ルイス・ウェイン】

英国の画家ルイス・ウェイン（1860〜1939）は、猫を描いた**アウトサイダー・アート**の画家として知られる。もともと彼は、かなり写実的な、ときには擬人化した猫のイラストレーションを描いて雑誌や新聞、絵本、絵葉書などで幅広い人気を得ていた。いかにもヴィクトリア朝時代ふうのユーモラスなイラストといった雰囲気である。

ところが40代後半から、ウェインは次第に言動がおかしくなっていく。暴力的傾向までもが加わり、64歳で**精神科病院**へ収容された。**診断**は**統合失調症**である。だが院内でも彼は絵の制作を続ける。当時だからまだ病気に対する有効な薬剤は開発されていない。統合失調症の病状が進むに従い、ウェインが描く猫の絵には変化が生じてきた。

当初は写実的な絵柄であったのが、次第にアラベスク模様のように解体されていく。柔らかく暖かそうな猫の姿は、とげとげした奇怪な（しかも病的にけばけばしい色彩の）破片の集合と化し、遂には意味不明の毒々しげな絨毯の意匠のようになってしまう。そうした鮮烈な変化が、統合失調症による精神の荒廃と連動しているとされ、いわば「患者の絵によって示された狂気の進行」と世間では理解されるようになった。ある種のドキュメントとして広く知られるようになったのである。

なるほど狂気に対する通俗的な印象を適切に裏づける「変遷」が、一連の絵（フェイマス・シリーズと呼ばれる）からは窺える。まさに図解された狂気ではないか［**図12**］。

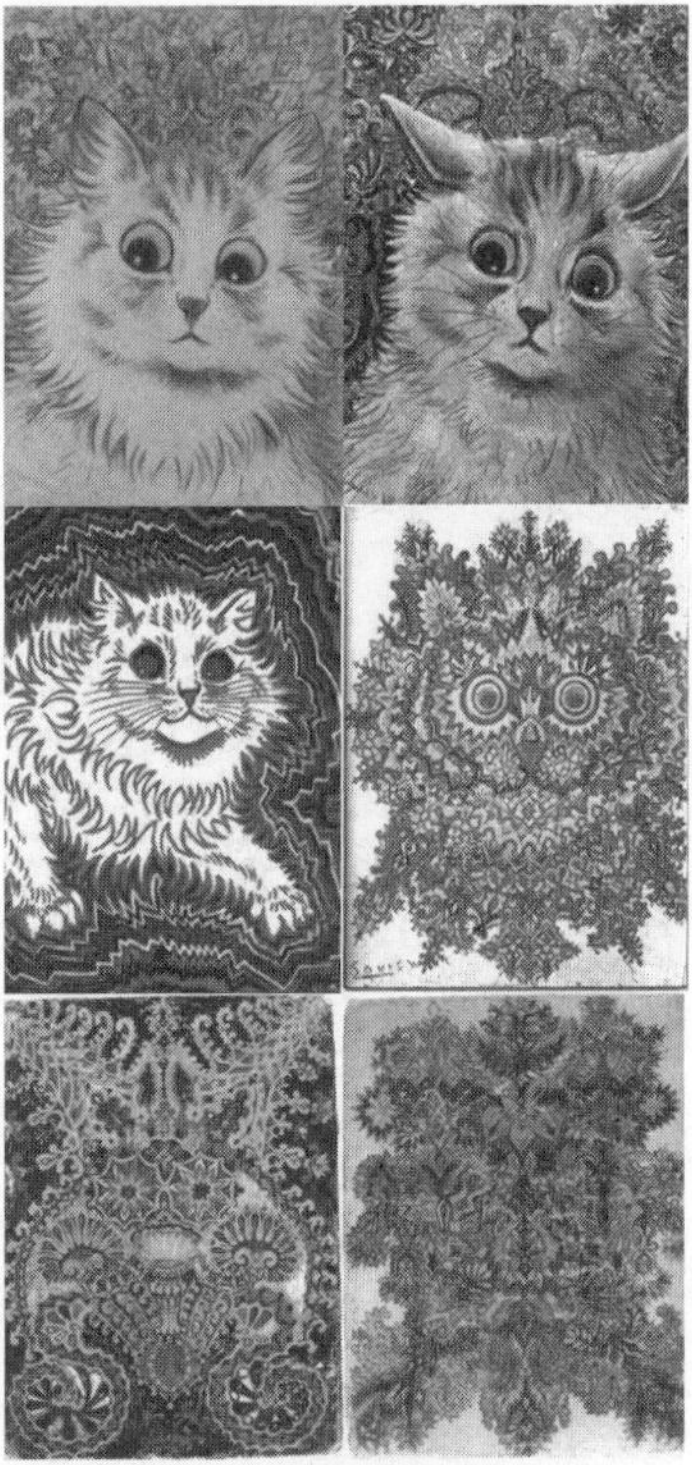

［図12］ルイス・ウェインが描いた猫の例

だが、疑問な点がある。40代後半に発症し64歳で入院に至る統合失調症なんて、かなりレアである。通常はもっと若い時期に発症するものである。さらに、統合失調症の進行によって、描かれる絵は構図が散漫になり、絵柄からは緊張感が失われ、あるいはモチーフの単調な繰り返しで画面が埋め尽くされがちとなる。空疎、取り留めがない、機械的、構成力の欠如などが目立つようになるのだ。しかし模様と化したウェインの猫には、むしろ抽象化への積極的な意志が見て取れる。エネルギーがあるし、模様のように描かれてもそこに形骸化したトーンはない（彼の実家は織物業を営んでおり、その影響を指摘する研究者もいる)。熟達と芸術的冒険心の賜物として見てよいのではないか。これを統合失調症による精神の荒廃がもたらした絵と考えるのは、ダリの絵が狂人の絵筆によるものと見做すくらいに短絡的ではないのか。

実はフェイマス・シリーズには裏話がある。ウェインが亡くなった年、既に彼は忘られた存在で、そんな彼の作品8点を骨董屋でまとめて入手した人物がいた。かねてからアウトサイダー・アートに強い関心を寄せているロンドンの精神科医ウォルター・マックレイで、彼こそがフェイマス・シリーズを統合失調症の進行と関連づけて世に示した張本人である。しかもあの8点の絵は、必ずしも時系列に並べられたわけではない。マックレイが勝手に精神の解体・荒廃と関連づけて「まことしやか」に並べてみせただけなのである。つまり、「そのようであったら面白い」というストーリーを、8点の絵を使ってマックレイが紡ぎ出したに過ぎないのである。

ウェインの病気については、わたしはむしろ脳腫瘍とかホルモン異常など統合失調症以外の疾患を考えたほうが適切と思う。そして98頁でアウトサイダー・アートに対して批判的な意見を述べたが、まさにそのような卑しげな精神が「ルイス・ウェインの狂気の猫」伝説を作り上げたのではないかと思うのである。

[窓辺のランプ]

もしもルイス・ウェインが猫ではなく犬を画題に描き続けていたとしたら、フェイマス・シリーズはあれだけのインパクトないしは説得力をもたらしはしなかったのではないだろうか。猫の気まぐれさや神秘性、ときおり垣間見せる残酷さなどが「狂気」とイメージ的に上手くマッチしたからこそ、人口に膾炙したに違いない。

猫といえば、**トルーマン・カポーティ**が書いた短篇小説「窓辺のランプ」はどうであろうか（『カメレオンのための音楽』所収、野坂昭如訳、ハヤカワ文庫、２００２）。

「4月の寒い夜。いささか信じ難い経緯から「私」はコネチカットの田舎道に置き去りにされてしまう。風は強いし冷たい。人も車も通らない。家すら見当たらない。心細い気分で30分ばかり歩くうちに、「私」はポーチのある一軒家を闇の中に見つける。「その窓辺はランプで明るい。私はつま先立ってポーチへ近づき、窓から覗いてみると、人のよさそうな白髪丸顔のお婆さんが、暖炉のそばで読書中。猫が一匹膝の上、さらに何匹かが足元で眠っていた」

いかにも居心地の良さそうな家ではないか。ノックをすると老婆は警戒もせずに暖かく迎え入れてくれる。「私」は電話を借りてタクシーの手配をしようとするが、生憎、電話はないという。隣家までは数マイル。車も持たない独り暮らしで、必要なものは親切な**郵便配達夫**が買ってきてくれる。

結局、「私」は老婆の家に一晩泊めてもらう。翌朝、朝食を摂りながらの話題が猫になった。「私」はトマという名の雌のシャム猫を飼っていたが12歳で死んでしまった。以来、喪失感で猫を飼っていない。そんなことを語ると老婆は、

「まああそれなら、きっとこれもわかっていただけますわね」と、冷凍庫のところへ私を連れていって、扉を開けながら言った。

中はなんと猫だらけ――冷凍され、完全に保存された猫が数十匹も積み重なっているではないか。私は少々気分が悪くなった。

「みんなみんな、私の昔のお友達。安らかに眠ってますわ。私、いなくなってしまうのが耐えられなくて、とっても耐えられないんですの」彼女はほほえみつつ、「少し、おかしいってお思いになってるんじゃありません？」

数時間後、5マイル先の町を目指しながら歩く「私」は、老婆について思う。「たしかに少し狂っている。いや輝いてる――あの闇の中の窓辺のランプのように」、と。

小品と呼ぶべき短い作品だけれど、妙に印象深い。おそらく医学的な意味で老婆は精神疾患を患っているわけではなかろう。**孤独**な生活ゆえに社会規範からいささか逸脱した行動が出現してしまっただけで、少なからずの人間が彼女と同じ境遇に置かれれば同様の振る舞いをしてしまいかねないと思わせるところがこの小説のポイントである。

それにしても、「窓辺のランプ」においてもまた冷凍庫の中に入っていたのは猫でなければならなかった筈だ。狂気との親和性に加えて、その適度なサイズがかえって生々しさを覚えさせるから。

［孤独］

自分自身と向き合うためには、孤独な時間が必要だ。思索や内省のために孤独は必須であり、孤独があってこそ人は「自分らしさ」を取り戻す。

とはいうものの、孤独な状態は危険を秘めている。自分を客観視しづらくなるので、考えが暴走しやすい。自分では論理的に考えているつもりでも、現実にそぐわない理屈に囚われたり、バイアスの加わった（偏った）思考に陥りがちとなる。

精神を病んだ人たちは不眠を呈することが多い。夜中に孤独な状態であれこれと思い詰め、それが不安や妄想として結実しかねない。**自殺**を思い立った人は、誰にも相談しない。たった一人で考え抜き、遂には自殺以外に解決法がないと自分なりに誤った結論を導き出す。

「**窓辺のランプ**」の老婆も、一見したところは正常に映る生活を送っているが、世間から隔絶した孤独な環境と、猫に対する過剰な思いが合体して、遂には冷凍庫に死んだ猫を数十匹も保存するといった挙に出たわけである。

猫と孤独と狂気とは、地中の根毛で互いにつながり合った3本の樹木のような関係にある。

［カウンセリング］

カウンセリングとは、カウンセラー（や精神科医）がクライアントを励ましたり気の利いたアドバイスを与えることではない。重要なのは**言語化**というプロセスである。

すなわち、クライアントは赤の他人であるカウンセラーに自分の辛さや苦しさ、その経過や始まり等々の一部始終をきちんと説明しなければならない。事情を知らない他人に語るのだから、曖昧な言い方や省略は許されない（だから自分で自分をカウンセリングするのは無理である。必ず自分で自分を誤魔化すから）。そしてそのような作業を十全に行うためには、胸の内に渦巻くさまざまな感情や思い、さらには事実関係にきちんと言葉を与えて語る必要があるだろう。それがすなわち言語化である。カウンセラーは、首尾良くクライアントが言語化を行えるようにリードするところに手腕を発揮するだろう。

言語化が適切になされたとき、悩みの経緯はきちんと整理され、それを客観的に吟味し得る位置にクライアントは立つ。そうなれば、自分なりに覚悟を決めたり現実を受け入れたり解決策を思い定められるようになる。結局は自分で自分を救い出すことになる。

そしてカウンセリングを受けるということはすなわち**孤独**からの脱出である。目の前に冷静な他人がいてこそ、病んだ思いは煮詰まらずに済む。他人に語るからこそ、相応の手応えやカタルシスも得られる。孤独な状況から抜け出してこそ、クライアントは「我に返る」ことが可能となるのである。

［うつ病］

うつ病患者を**カウンセリング**のみで治すことは出来るだろうか。ごく軽い患者なら可能かもしれないが、クリニックや病院を受診するレベルでは無理と考えたほうが賢明である。

気分が沈む、憂うつになる、といった症状がうつ病の正体というわけではない。生きる**意欲**そのものが枯渇し、だがそれではイケナイと焦ったり絶望しつつも無力感からどうにも抜け出せない状態と考えるべきだろう。たんにこうして存在していることだけでも億劫なのに、眠ろうとしても眠れない。**自殺**をするだけのパワーすらない。取り越し苦労ばかりが頭の中を駆け巡る。もはや自分の身体は、重く厄介な肉の塊でしかない。

そんな状態では、言語化なんて行っている余裕はない。いや、椅子に座っていることすら「かったるい」に違いない。到底、カウンセリングの適応にはならない。抗うつ薬である程度病状を改善してから、むしろ認知行動療法あたりで考え方や感じ方の「偏り」を修正するほうが良さそうである。

薬物療法とカウンセリングとは、それぞれ得意分野があり、棲み分けを図るべきだろう。互いが代替療法として睨み合っているわけではない。基本的にカウンセリングは、**神経症**圏および一部の**パーソナリティー障害**に適応すると考えておくべきだろう。うつ病や**統合失調症**は、薬物療法が王道である。

なお**新型うつ病**ないしは現代型うつと称するものについては、451頁の「**擬態うつ病**」を参照のこと。

【自殺】

あらゆる自殺は「心の病」の帰結である、といった考え方がある。ヒトの生存本能に逆らっているのだから、と。他方、自殺を行うのは生き物の中で人間だけであり、それゆえに逆説的な表現をするならば自殺こそが人間らしさを担保する行動である、といった考え方もある。

それにしても、自殺に踏み切る人間の心性とは何であろうか。絶望や悲しみ、自暴自棄と自殺とのあいだには何か決定的な溝があり、それを飛び越えなければ死には至らない筈なのだ。

うつ病においては、かなりの高確率で自殺の危険が生ずる。その心的メカニズムに横たわっているのは、「**自責感**」と呼ばれる感情である。当然のことながら、うつ病になれば気力がなくなり体力も集中力も失われる。仕事どころか日常生活すら満足に営めなくなる。そのような状態に対して、うつ病患者は「申し訳ない」「自分が不甲斐ないからだ」と自分を責める傾向に陥る。これが自責感であり、そこで何とか頑張ろうとするも上手くいかない。いよいよ自分を責めて自責感を募らせるといった悪循環に囚われ、遂には「自分なんか生きていても迷惑を掛けるだけだ」「生きている価値なんかない」

「もう取り返しがつかない」といった発想に辿り着き自死に至る。

うつ病の極期には、死のうと思っても死ぬ気力すら振り絞れない。したがって初期ないし回復期にうつ病患者の自殺は起きがちと言われる。周囲からは比較的おだやかな表情を見せているように映る時期に、いきなり死んでしまうわけである。

統合失調症においても自殺は多い。**陽性症状**が活発な時期には、**幻聴**に「命令」されたり妄想に駆り立てられて死を選ぶ場合がある。**陰性症状**の時期にも、ある日いきなり自殺をしてしまうケースがときおり見られる。勝手な推測をしてみるなら、圧倒するばかりの虚無感に襲われてしまうことがあるらしい。だから、未遂に終わった慢性期統合失調症の患者に自殺の理由をいくら尋ねてみても、自分でも分からないといった答えをする。虚無感がどうしたなどと言葉で説明出来るくらいに余裕があれば、おそらく自殺はしなかっただろう。

パーソナリティー障害、ことに**境界性パーソナリティー障害**の人は、自分の命を弄びたがる傾向が窺える。そのような「どぎつい」ことをせねば、生きている実感を得られない心性があるらしい。さらに怒りや苛立ちが「死んでやる!」といった発想に短絡しがちである。当てつけに近い自殺の場合も多く、本当に死んでしまったケースはもしかすると事故に近いのかもしれない。**ロシアンルーレット**で死んでしまうように(249頁参照)。

だがそれ以外の自殺については、何が一線を越えさせるのかは分からない。些細な失望や落胆や偶然の重なりが（あたかも悪魔の悪戯のように）自殺に結びついてしまうことはいかにもありそうで、そうした経緯を巧みに描いてみせたものとしては、「私は全身を搾木にかけられているような苦しみを感じていた」という文章で始まる井上靖の短篇「ある自殺未遂」（昭和26年）が挙げられる。

【死の欲動】

ドイツ語でTodestrieb、死の本能と訳されることもある。**フロイト**が1920年の論文「快楽原則の彼岸」ではじめて用いた言葉で、ヒトを自己破壊や自己処罰、その究極としての死へ突進させてしまう悪魔的な力を指す。この概念はフロイトにおいて画期的なもので、生きることは快楽を目指すことであるといった単純な発想から「生きることは死の欲動との闘いである」といった苦く屈折した発想への転換を示すからである。

このような陰鬱な発想をフロイトにもたらしたのは、**第一次世界大戦**による（人類史上初の）悲惨な大量死と彼が向き合ったことに加え、彼が喉頭癌を宣告され闘病生活に入ったことが契機となっているようである。死の欲動はきわめて強大でそれに抗うことが難しく、しかも自我はその存在になかなか気づきにくい。それゆえ危険なしろものであるとフロイトは考えた。

戦争や**自殺**、**自傷行為**といった現象を説明するために死の欲動を措定したくなるのは良く分かる。切実になればなるほど死の欲動といったアイディアは妖しい輝きを帯びてくる。また、生は不安定きわまりないが死という状態は(いささかシニカルな言い方をするならば)安定の極致である。生命が安心と安定を目指すならば、それはすなわち死を目指すのと同じであるといった詭弁めいた論も成立するだろう。と、そんな調子で、死の欲動という概念にはなぜかヒトを饒舌にさせるところがある。

しかし、この概念にはどこか**ご都合主義**的な匂いもするのである。これと「生の欲動」とを上手く使い分ければ、いかなる心的現象もニュースのコメンテーターのレベルで説明が可能になってしまうのではないか。あまりにも便利過ぎるのではないだろうか。

個人的な見解を述べておくなら、死の欲動という部分のみを抽出するのはいかにも理念的であり、フェアでない。現実には、死の欲動は「生への未練」と密に混ざり合っていて、切り分けることなど不可能ではないのだろうか。戦争や自殺、自傷行為さらには**反復強迫**といったものは純粋な破滅指向に駆動されているのではなく、どこか「拗ねる」「甘える」「自暴自棄」「居直り」「(**神**への)当てつけ」といったニュアンスが伴っているのが通常ではないだろうか。つまり死なずに気持の整理がつけられればそれが何よりであるといった類の心情が、胸の奥には横たわっているものではないだろうか。

そうなると、実は現状を一掃してもういちどやり直したい——いわば**リセット願望**とでも称すべきものこそを、心的現象を説明するための最小単位のひとつとして措定したほうが実際的ではないかと思いたくなる。リセット願望は、死の欲動と生への未練とを同時に含んだ概念という次第である。

死の欲動について興味がある読者には、まさにそのままのタイトル『死の欲動　臨床人間学ノート』（熊倉伸宏、新興医学出版社、2000）が示唆に富む。

【日常のごくささいな死の欲動】

劇作家の宮沢章夫のエッセイ集『青空の方法』（朝日新聞出版、文庫版は2004）に、「やりたくなる」というタイトルの文章が収録されている。その一部を引用すると、

よく知られているように、これをやったらまずいんじゃないのかなあと思いつつ、ついやりたくなってしまうようなところが人にはある。

たとえば扇風機がそうだ。

だめだろうな、だめにきまってるんだと思いながら、ついやってしまう。

「扇風機の回る羽根のなかに手を入れて痛い思いをする」

痛いのはもう最初からわかってるんだ。だが、やりたくなる。なぜかやってみたくなる。これを私は、「日常のごくささいな死の欲動」と名付けたい。で、奇妙なのは、「回転するもの」は、なぜかそれを刺激しやすいということで、そんなことをしたら取り返しがつかなくなると思いつつ、人はやってしまうのである。

なるほど、「日常のごくささいな死の欲動」とは言い得て妙である。わたしは子ども

の頃、母親と無駄話をしながら「こんなことをしたらまずいよな」と思いつつ、なんとなく、心持ち開いたハサミの先端をそれぞれコンセントの二つの穴に突っ込んだことがある。緑色の火花が飛び散り、ブレーカーが落ちた。伝導率の高いハサミを電気が一気に流れたからだろう、わたしは感電しなかったがハサミの先端は溶けていた。

この場合の「ごくささいな死の欲動」は、むしろささやかなスリルへの指向に近いかもしれない。それを経ることで退屈な日常はほんの瞬間的にだけれども活気づき、すべての事物が明瞭な輪郭で縁取られたような気持になる。それは日常をリセットする営みに近いだろうし、だからこそ安寧な日常のありがたさを再確認する効果をもたらすだろう。

［高所平気症］

高所恐怖症の人は結構多いようだが、その逆に、高いところにまったく恐怖を感じない人たちがいるようである。まあ鳶職などはそうなのかもしれないが、最近ではそうした高所に免疫のある人たちが自らカメラを持って撮影した動画がしばしばYouTubeにアップされている。とんでもなく高い煙突に登ってしかもてっぺんで立ち上がったり逆立ちをする。高層ビルの屋上に登り、片手でぶら下がってみせたりする。見ているこちらは目が眩みそうではらはらするのに、当人たちは平然としている。ウケを狙って無理をしているようにも映らず、実に淡々と命を死に神の前に差し出している。

こうした精神を高所平気症と呼ぶらしい（医学用語ではない）。1985年、財団法人未来工学研究所の佐久川日菜子が命名した。関連した言葉としてはパルクール parkour という名称があり（フランス語）、周囲の地形や建築物を利用して身体能力を極限まで発揮する移動アクションを指す。動画で見ることの出来るあの「高所での危険きわまりないパフォーマンス」も、パルクールと呼ばれる。

高所平気症の人たちに言わせれば、高さ20メートルも200メートルも「命取り」という点では同じなのであり、だから相応に気をつけていさえすれば「どうということはない」といったロジックらしい。冷静なのか想像力が足らないのか分からないが、彼らにとってはせいぜい「ちょっとしたスリル」のレベルに過ぎないのだろう。

【自傷行為】

いわゆる**リストカット**（242頁）が有名であるが、松本俊彦の『自傷行為の理解と援助』（日本評論社、2009）における定義を引用してみよう。「自傷行為とは、**自殺**以外の意図から、非致死性の予測をもって、故意に、そして直接的に、自分自身の身体に対して非致死的な損傷を加えること」である、と。そして今自分は自分を傷つけているという生々しさを体験し得るものに限定するという意味であえて「直接的に」という言葉を加えていると述べている。

したがって、いずれ健康に害が及びそうな大量飲酒やヘビースモーキング、**摂食障害**

等は即時性や生々しさの欠如から自傷行為とは一線を画している。それらは自傷行為そのものではないが自傷行為とともに「『**故意に自分の健康を害する**』**症候群**」の範疇に属すると松本は述べる。薬物乱用や暴力・危険行為（**高所平気症**の人たちの振る舞いも該当するのだろう）、性非行などもダイレクトな自傷行為ではないがそれに近縁の「『故意に自分の健康を害する』症候群」に含まれるという。ではタトゥーや過剰なピアス、身体改造、**美容整形**などはどうか。これは本人が属する文化圏によって意味が大いに違ってくるし、本人の精神状態との関係を見なければ判断をつけにくい。

松本が自傷行為の定義をかなり狭く定め、「直接的に」という言葉にこだわったのは、以下のような説明を彼が行っているからである。

自傷行為とは、あたかも「臭いものに蓋をする」ように、「身体の痛み」を使って「心の痛み」に蓋をして、「何も起こらなかった」「何も感じなかった」ことにしてしまうことなのです。

つまり自傷行為は精神的危機に対する一種の**陽動作戦**で、だからこそ身体を切ったり火傷させたり自分で自分を殴ったり掻き毟ったり壁に頭をぶつけるなど本人がその生々しさを体感出来る行動が該当するというわけである。

しばしば自傷行為には周囲へのアピール、あるいは周囲をコントロールしようといった姿勢があると認定され、しかも**嗜癖**化しがちなところが反感を買いやすい。だがアピールやコントロールが功を奏するのはほんの一時的であり、遅かれ早かれ彼らはもっと追い詰められていく。ますます彼らは**孤独**になっていく。

〔陽動作戦〕

神経症ないしは**パーソナリティー障害**レベルの症状・問題行動の多くは、真の問題から患者本人の目を逸らすための陽動作戦であると捉えることが可能だろう（それはまさに自作自演であるものの、ほとんど自覚のないままに行われてしまうため本人も戸惑うのである）。だから表面的な対処をしても、それで治るわけでは決してないし、症状に象徴性を求めることも可能となるわけである。

人は自分自身を誤魔化さずにはいられない悲しい生き物であると、あらためて実感させられる。

〔摂食障害〕

拒食症および**過食症**の総称。双方はあたかもまったく正反対のベクトルを持っているように思えるが、多くは相互に移行があり、基本的には「痩せ願望」「肥満への嫌悪」という点に収斂する。

既出の「『**故意に自分の健康を害する**』**症候群**」に属し、**自傷行為**に近縁の精神疾患と見做すべきである。ボディーイメージに関する認知の歪み、強迫性（それゆえに強迫性障害スペクトルに組み入れられることもある）、完璧主義、衝動性、攻撃性と自己嫌悪、**境界性パーソナリティー障害**や**自己愛性パーソナリティー障害**との合併などが指摘されるが、結局のところは家族病理に端を発する**空虚感**への（突飛な）**陽動作戦**と捉えることが出来よう。

なお摂食障害と自傷行為とが合併している患者においては、**自殺**の危険がきわめて高いと言われている。

［異食症（pica）］

妊婦は食欲が異常になり、壁土など本来は食べ物でないものを食べたがる——そんな話が昔から「まことしやか」に言い伝えられている。わたしは産婦人科医を6年ばかり経験しているが、そのような極端なケースを知らない。むしろ精神科医に転向してから、異食症すなわち異常なものを食べる症例には出会っている。

picaとはラテン語でカササギを指す。この鳥は何でも見境なく口にする傾向があるそうで、そこから異食症をpicaと呼ぶようになったらしい。**統合失調症**、**認知症**、精神遅滞などで見られることがある。**自殺**目的のケースは除外される。

東京精神病院協会誌39号（１９９２）には、荒井圭介らによる「頻回に異食症を繰り返す一症例」という報告が掲載されているが、そこには過去に観察された異食症の嚥下物として、360個の碁石、針、ヘアピン、画鋲、針金、洗濯挟み、2メートルの包帯、割り箸、鉛筆、ビニール袋、義歯、などが列挙されている。

わたしの知っているケースでは単一乾電池を呑み込んだ統合失調症患者がおり、開腹手術で取り出した。カレーライス用のスプーンを呑み込んだ症例を同僚から教えられたこともある。

このような奇異な行動の理由としては、乳幼児の口愛傾向を示す段階への**退行**が指摘されている。確かに人格水準が低下し子どもじみた印象の人たちで生じやすい気はする。

［退行］

精神医学・心理学領域において退行とは、精神の発達段階が「大人」の世界から「小児」の世界へと逆行してしまうことを指す。言い換えれば、自我活動（知的・理性的・論理的・言語的・社会的な精神活動）優位が本能衝動（衝動的・感情的・非論理的・非言語的・非社会的）優位のレベルへと後退してしまう事態である。

広い意味でのストレスに曝された人間は、それがあまりにも過酷であると、現実を拒むべく退行を起こす。つまり子ども時代へと（**無意識**のうちに）逃げ込む。でもその「退行」がどの時点まで遡るのかは人によって異なる。時点を決めるのは、**固着**という現象である。

人の精神発達は、そうスムーズにはいかない。どこかの段階で「つまずき」が生じ、するとそこに「こだわり」「わだかまり」が取り残される。それが固着であり、退行によって、過去に解決されなかった「こだわり」「わだかまり」が露呈するということになる。前項の異食症で言えば、過剰なストレス下で、固着していた**口唇期**へと退行することによって「何でもかんでも衝動的に口に入れてしまう」といった現象が生ずるというわけである。

退行は**神経症**を中心に、多くの病的な精神状態を説明するべく重用される概念である。ただし病的ではない退行も存在する。たとえば睡眠中に見る夢。夢の不合理で超現実的で反復的でどこか暗示的な内容は、退行というプロセスが関わっているからなのだとされる。遊びも、それが退行によって裏打ちされているからこそ「のめり込まずにはいられなくなる」。酒、ドラッグ、スポーツ、ゲーム、ギャンブル、セックス、食と排泄、スリル——いずれも退行が関与するゆえに人を無我夢中にさせる。

我々は誰もが精神の発達段階に「こだわり」「わだかまり」を抱えており、結局はその「こだわり」「わだかまり」に左右されたり引き戻されることを繰り返しつつ一生を終えるのである。

【先祖返り】

個体発生は系統発生を繰り返す、という**ヘッケル**の**反復説**（1866）をそっくりそのまま受け入れるならば、退行した人間とは幼児であると同時に、（構造主義で言うところの）未開人や原始人と同じことになるだろう。そして未開人や原始人とは、世間一般では（いささかの先入観や偏見と共に）野蛮人とも呼ばれるだろう。
　理性を持った現代人が暴力や殺人を犯すのはかなり例外的である。だが野蛮人がそれを日常的に行っても、ことさら異常とは誰も思わない（彼らは肉体的に屈強であり、しかも親や先生に相当する倫理的・道徳的存在に縛られていないところが幼児との決定的な違いであろう）。というわけで、精神科医かつ犯罪心理学者の**福島章**の著書『ヒトは狩人だった』（青土社、1991）を繙いてみよう。
　一家5人殺しのみならず遺体損壊を行ったMという男の精神鑑定を行った福島は、Mについてこのような説明を書き記している。

　言葉をかえていえば、Mは、系統発生的にも、かなりいちじるしい先祖返りをしていたことになる。すなわち退行状態に陥ったと考えられる。それゆえ、彼の示した心理現象の中には、われわれヒトの祖先が狩猟時代にかつて体験していたメンタリティの多くの断片が、あたかも古い地層から発見された遺物や化石等から太古の人々の生活が垣間見られるように、ある程度は推測されるのではないかとも思われる。

人類の発達段階は「採集段階」を経て森から平原に居場所を変え、「狩猟段階」へと突入しそれが数十万年続いた。やがて「農耕・牧畜の時代」「工業化社会の時代」「情報化時代」へと変遷して現代に至ったそうで、いっぽう犯罪者は脳の特に新皮質の形成・発達に異常があったり微細な障害があるために、後天的に新皮質へ入力される「抑制」が上手く作用せず、狩猟段階の行動パターンが露呈して暴力的な犯罪を引き起こすというのが、福島の説である。つまり**ロンブローゾ**（189頁）が「犯罪者とは先祖返りしたヒトである」と主張したのとほぼ同じである。

我々の脳の深部には狩りで暮らしていた野蛮人のメンタリティが埋め込まれており、うっかりするとそれが表面に滲み出て犯罪へと駆り立ててしまう――あまりにも大胆な珍説ではあるし、幼児と野蛮人と犯罪者を同一カテゴリーとしてしまうあたりに危うさを感じさせるが、直感的には納得する要素もあるのではないだろうか。その直感は法螺同然の探検記やハリウッド映画、マンガや通俗小説によって培われたイメージに多くを負っている気はするが。

【シュトルヒ】

アルフレート・シュトルヒ（1888〜1962）は、ハンブルグ生まれの精神科医・精神病理学者である。現代ではほぼ忘れ去られた学者ということになろうが、彼の言説はなかなか関心をそそる。本邦においては、『近代精神病理学の思想』（保崎秀夫・高橋徹編、金剛出版、1983）所収の渡辺哲夫による紹介がもっともまとまったものと思われる。渡辺の文章を参照しつつ、シュトルヒについて触れておく。シュトルヒの論文でもっとも有名なのは「分裂病者における蒼古的・原始的な体験と思考」（1922）で、やがてハイデガーの『存在と時間』（1927）に大きな影響を受ける。1930年の論文においては、以下のような記述が見られる。

蒼古的・神話的世界は、自己（Selbst）のより深い存在層（Seins-Schicht）の形象的露出と理解されるが、この自己の深い存在層は分裂病性疾患によって開示されることはあっても、日常の生活者には閉ざされている。分裂病者は実質を欠いた非現実の世界の中で彼の実存に至る。

狩人かどうかはともかく、**精神の古層**には未開人の精神が埋もれており、それが**統合失調症**によって露呈すると幻覚や妄想、あるいは魔術的思考が導き出されるというわけであろう。「彼の実存に至る」というフレーズがカッコイイ。

クラウス・コンラート『分裂病のはじまり――妄想のゲシュタルト分析の試み』（原著は1966。山口直彦・安克昌・中井久夫訳、岩崎学術出版社、1994）には、シュトルヒのことがいささか揶揄した調子で触れられている。

分裂病者のこのような「魔術的」な体験様式を原始的な人たちの「魔術的」儀式

と関連づけようとしたのはシュトルヒである。シュトルヒはそれを蒼古的体験様式への回帰ととらえ、長らく埋もれていた層が分裂病者の中で再び現われてきたのではあるまいかとした。

この正常心理学的体験様式との関連は、たしかに無視すべきものではない。しかし、なにも原始的な人たちにまでさかのぼる必要はないと私は思う。というのは中部ヨーロッパに住む人も皆、この種の体験をたっぷり隠し持っているからである。加護を願い呪いをする行為を思い浮かべてみるだけでよい。船員、漁師、猟師、登山家、スポーツ選手やカード・ゲームの勝負師の世界で数々見られるところではないか。

確かにジンクスや願掛け、護符、縁起物や占いの類には健常者だって心を奪われる。そのような人を指して「原始人に**退行**している」とは言えないだろう。まあシュトルヒの主張を否定する気にはなれないが。

渡辺によれば、「シュトルヒの精神病理学の中には今日なお重要な意義を持つ方法、視点のすべてが入っている。すなわち、ヤスパース的な詳細な記述、ガウプ的な生活史からの病態理解、生物学をも考慮に入れた発達心理学の視点、人間存在の層次構造論的把握、比較文化精神医学の立場、精神分析的解釈と治療実践、現存在分析的理解、病跡学的志向、宇宙形而上学的ないし宗教的な存在としての人間理解などである」（傍点は引用者による）。なるほどこれでは、現在のように極端な専門性と客観性が重んじられる精神医学の世界では分が悪い。たんなるディレッタントとしか認定されまい。

個人的には、ディレッタント的な要素が濃いからこそ精神医学は興味深い世界なのであったが。

【モロー博士の島】

英国の作家・歴史家・社会活動家である**H・G・ウエルズ**（１８６６〜１９４６）が１８９６年に発表した中篇小説のタイトルである。

物語の語り手であるプレンディックは、海難事故に遭った挙げ句に**絶海の孤島**に辿り着く。そこには著名な生理学者で、しかも残酷な生体実験によるスキャンダルで英国を追われたモロー博士が研究所を構えて住んでいた。博士は一種の**マッド・サイエンティスト**で、動物に外科手術を施し、さらに催眠術や洗脳によって動物を人間に作り変える実験に夢中になっていた。プレンディックはそんな実験を行う理由を彼に尋ねる。（引用は岩波文庫版『モロー博士の島』橋本槇矩・鈴木万里訳、１９９３より）

「あなたはなぜ動物を人間に変えることを思いついたのですか？」

「わしは羊をラマに、ラマを羊に改造することもできたろう。しかし人間を造ることと以上に芸術的なことがあろうか。実は人間以外のものを一度試みたのだが。一、二度……」

理由が「芸術的」というあたりがまさにマッド・サイエンティストである。だが彼の目論見はなかなか上手くいかない。改造人間たちを「人間らしく振る舞え」と常に戒律で縛っていないと、彼らは次第に動物へ戻ってしまう（**退行**してしまう）のである。

よく観察すると君には不気味に見えるかもしれない私の作品は造った直後には紛れもない人間なのさ。しかししばらくして眺めると確信は揺らいでくる。次々と動物の特徴が表面に出てきて、私を睨むような気がする。しかし克服するつもりだ。私は動物を苦痛の実験にかけるたびに自分に向かって言っている。よし、今度こそ、動物性を消滅させて、理性的生き物を造るのだと。十年がどうだというのだ。人類はここまでくるのに十万年はかかっているのだ。

結局、モロー博士は命を落とし、改造人間たちは野性に目覚め、島の秩序は崩壊してしまう。逃げ出して英国へ運良く帰り着いたプレンディックは、以後、神経衰弱に悩まされることになる。

島での恐怖の体験がすっかり記憶から消えることはないと思うが、通常は心の奥に眠っている遠い雲のような思い出になった。しかしその雲は時には私の心の空を暗く覆う。そういうとき私は周囲の人々に恐怖心を抱くのだ。明るい顔、暗い顔、危険な顔、不安な顔、不真面目な顔といろいろだが理性あるしっかりと落ち着いた顔は見当たらない。彼らの顔に獣性が現れて、モロー博士の島の堕落が英国全土で繰り返されるのではないかという妄想に悩まされる。

堕落という**価値判断**のこもった言葉が出てくるあたりが、この時代の著作の限界を示しているのだろう。退化、退行、野性、未開、未熟といったものを「劣ったもの」というカテゴリーへ**分類**してしまう思考は、遅かれ早かれ**差別**や支配、搾取を正当化するだろう。征伐ないしは庇護という極端な二分法へ行き着くだろう。ただしここはそうしたテーマを語る場ではない。

『モロー博士の島』（1896）に先立ち、構想に影響を与えた可能性のある作品と発表時期をここに付け加えておきたい。

『フランケンシュタイン』メアリー・シェリー（1818）
『種の起源』ダーウィン（1859）
『犯罪人論』ロンブローゾ（1876）

それにしても、もしもウエルズが**シュトルヒ**の論文を読んだなら、それをヒントに何か突飛な小説を思いついたかもしれない。そんな気がしないでもない。

【トーマス・ハント・モーガン】

H・G・ウエルズと同じ1866年生まれの遺伝学者がトーマス・ハント・モーガンである。米国ケンタッキー州出身、コロンビア大学で教鞭を執り、ウッズホール海洋生物研究所で研究を続けた。王立協会外国人会員でもあった。

彼の業績は、ショウジョウバエを使った遺伝実験である。それまでは遺伝子というものが実在するか否かさえ分からなかった（ましてやDNAなどという概念もなかった）。メンデルの法則によって「遺伝子のようなもの」の存在は漠然と想定されていたが、実体はまったく分からなかったのである。だがモーガンとその弟子は、遺伝子が染色体上に存在することを、染色体地図の作成を通して実証したのである。その功績から、1933年にノーベル生理学・医学賞を受賞している。

遺伝子の実体を物質レベルで特定したという快挙は、大変な驚きをもたらしたであろう。それはたとえば**シュトルヒ**が夢想した**精神の古層**が、脳解剖学的に証明されたとしたら生じるであろう驚きに近かったかもしれない（もちろんそんな証明はなされていないし、今後も無理だろう。ついでに言い添えると、脳の新皮質・旧皮質・古皮質〔爬虫類の脳〕といった雑駁な区分は、精神の古層といった理念的な話とは次元が異なる）。

〔獣人島〕

ウエルズの『**モロー博士の島**』が最初に映画化されたのは1933年、**トーマス・ハント・モーガン**が遺伝子の存在を証明してノーベル賞を受けた年であった。タイトルは『獣人島』、アメリカ映画で監督はアール・C・ケントン、モロー博士をチャールズ・ロートンが演じた。原作と同様に動物から人間へ改造する手段は手術によってであった。モノクロの画面に不気味な手術台が出現するだけで、強烈な禍々しさが立ち上がってくる。

2回目は1977年、タイトルは『ドクター・モローの島』で監督はドン・テイラー（『新・猿の惑星』も監督した）、モロー博士はバート・ランカスターが重厚に演じた。人間への改造は手術ではなく遺伝子操作で行っているようだが、むしろ怪しげな魔法の薬で化学反応を生じさせているかの如きである。

3回目は1996年、『D.N.A.／ドクター・モローの島』で、タイトルにあるようにDNAレベルでの身体改造を行っている。監督はジョン・フランケンハイマー、モロー博士はマーロン・ブランドという豪華さであったが、途方もない駄作ということで有名になってしまった。マーロン・ブランドは第17回ゴールデン・ラズベリー賞（ラジー賞）の最低助演男優賞を受賞して晩節を汚すことになる。なにしろ彼の演ずるモロー博士は日光アレルギーという設定で、顔を白く塗りたくりサングラスを掛け、牛若丸のように薄い布を被っていたのだから。

その後、2003年には『D.N.A./リローデッド　ドクター・モローの館』という続編が作られたりと、『獣人島』の子孫は堕落ないしは劣化の一途を辿っていく。シネマの原作としては、『モロー博士の島』はかなり不幸な運命にあったと言えるだろう。

〔闇の奥〕

英国作家**ジョゼフ・コンラッド**（1857〜1924。ロシア圏に生まれポーランドで育つ。後に英国に帰化）による中篇小説。1899年雑誌に連載され、単行本は1902年刊。原題は『Heart of Darkness』。

ストーリーそのものはシンプルである。船乗りのマーロウによる回顧談の形式をとり、彼がアフリカで遭遇した出来事である。マーロウは商用（主に象牙の取引）の任務からアフリカ奥地の出張所へと向かう。そこで彼は、さらに奥地にクルツ Kurtz なる謎の白人がいて大量の象牙を送ってくることを知る。マーロウはクルツに興味を惹かれ、彼に会うべくコンゴ川を上流へと遡っていく。その旅路は、ますます深まりを見せていく濃密な野性と原始的光景、さらには憎悪に満ちた蛮族との闘いによって編み上げられた悪夢そのものを呈する。やがて出会ったクルツは、密林の奥で王として君臨し、神のように崇められ、暴君として振る舞っていたことをマーロウは知る。クルツは深い教養を持ち合わせるいっぽう、その生き方は狂気としか思えない。マーロウが到着した時点でクルツは身体的な病を得ており、治療を受けさせるべくマーロウは彼を担架で運び出すも、結局クルツは“The horror! The horror!”と不可解な言葉を残して絶命する。そんな物語である。

コンゴ川を遡行するにつれ「自然」は先史時代のように退化していき、盲目的な欲望や憎悪が投影されたかのような世界へと周囲は変貌を遂げ、そのどん詰まりに西洋文明の狂気としてのクルツがいた、という図式である。

ネットを見ていたら「わたしが知らないスゴ本は、きっとあなたが読んでいる」というブログがあり、そこではこのような記述があった。

> 命の危険を感じさせる「怖さ」ではない。もっと原初的なものにふれて強制的に呼び覚まさせる純粋恐怖が語られている。遺伝子に刻み込まれた、ケダモノだったときの記憶が、直接刺激される。

確かにコンゴ川を遡っていくにつれ、いつしか精神の新皮質が剝がされていき、原初の人類であった頃の（あるいはさらに以前の）**精神の古層**が露呈してくるような**退行**感覚をこの小説は与えてくる。そういった点において、「闇の奥」における闇とは「心の闇」といった（今ではいささか手垢のついた）イメージに重なってくるように思われる。

コンゴをベトナムに置き換えたのがフランシス・フォード・コッポラ監督の映画『地

獄の黙示録』（1979）であり、クルツに相当するカーツ大佐（もとグリーンベレー隊長）を演じたのはマーロン・ブランドであった。そして17年後には、彼は**モロー博士**を演じて失笑を買うことになる。

［言葉］

狂気は（すべての人たちの）**精神の古層**に埋もれていると解釈するならば、狂気は言葉から遠ざかったところにこそ立ち上がりがちであると理解しても良いのではないだろうか。未開人や原始人、さらにはもっと動物に近い存在は、緻密な言語体系から縁遠い生き方をしている筈であり、狂気はそうした野蛮な存在が生彩を帯びる場所に親和性を持つだろう。たとえばコンゴ川の奥地のように。

だがそのいっぽう、人は言葉で考え理解し判断する。言葉で現在を解釈し、言葉によって感情を咀嚼する。邪推も思い過ごしも恨みも自己嫌悪も、言葉がなければ成り立たない。妄想も幻覚も、言葉なしでは成立しない。換言すれば、言葉が存在しなければ狂気はあり得ないだろう（錯乱はあるかもしれないが）。

ここで矛盾が生ずることになる。①言葉がろくに存在しない、あるいは非常に未発達な段階の「精神の古層」が露わになって狂気が顕現するといった考えと、②言語が発達してこそ狂気が生まれ得るのだという説とが、ここに並べて提示されているのだから。

実は「狂気」の一言で括られてはいるものの、そもそも①を狂気と断定すること自体が間違っているのではないだろうか。①はたんに過去の再現であるだけで、過去においては異常でも不都合でもなかった。現代においてそれが場違いなだけで、そこに狂気という名称を持ち出すのはある種のロマンティックな心情に影響されているからではないのか。そしてその「ロマンティックな心情」と称するしろものは、言葉があってこそ現出しているに違いないのである。

となれば、やはり狂気は言葉と不可分になるだろう。では**無意識**についてはどうか。**土居健郎**は「精神医学と言語」という論文（『現代精神医学大系　第25巻』中山書店、1981所収）において以下のように述べている。

……言語と無意識の関係は次のようなことになる。無意識は言語活動の開始とともに、いわばその背景として成立する。あるいは無意識は言語生活の落とす影であるといってよいかもしれないし、またしばしば言語生活の中にという場合もあるが、ともかくそれ自体象徴的に表現される。たとえば夢とか神経症の症状として。

無意識もまた、言葉あってこそ存在し得るらしい。そう、わたしたちの精神活動は常に言葉に裏打ちされている。わたしたちは言葉から逃れられない。言葉はあらゆる場面、あらゆる瞬間に遍在し、そのくせ人間に不意打ちをくらわす。ならば言葉とは**神**の変装した姿であると考える人間がいてもおかしくはあるまい。

（本書冒頭の項目、［**神**］に続く）

跋

本書の成り立ちについて記しておきたい。わたしが医学生だった頃に、『奇想天外』という雑誌が創刊された。1974年1月号が創刊号で（表紙の絵は井上洋介）、翻訳ものの異色短篇を中心に、『ミステリマガジン』の対抗馬といった位置づけであった（やがて内容は日本人作家およびSF中心にシフトしていく）。コラムやエッセイも充実し、団精二（荒俣宏）、種村季弘、野田昌宏、岡田英明（鏡明）などが筆を揮っていた。内容は素晴らしかったが10号で休刊、その後2回の復刊を繰り返すも1990年で終刊となった。

創刊時から連載されていたコラムのひとつに、石上三登志の「〈雑学狂記博覧会〉WHO'S WHO of WHO」というのがあった。掲載されていたリードをそのまま書き写すと、「人と人とのつながりというものは、まことに興味深いもので、〝類は友を呼ぶ〟の諺どおり、意外な人物が意外な所で結びついていたりする。ここに紹介する〝人名辞典〟は主として映画界と小説界を繋ぐ知的生産過程に於ける人間関係のしりとり遊びである」となっており、なるほど〈リチャード・レスター〉↓〈ジグムンド・フロイド〉↓〈ロス・マクドナルド〉↓〈ジョン・バッカン〉↓〈E・C・ベントリイ〉↓〈ハワード・ホークス〉といった調子に次々に関係性の浮かび上がってくるそのプロセスは、まだネットのない情報過少の時代において眩暈のしそうな快感をもたらしてくれたものである。連載は〈オーソン・ウェルズ〉の項から始まり、20回目に再び〈オーソン・ウェルズ〉へ戻って終了した。

わたしは、いつか自分も石上の「〈雑学狂記博覧会〉WHO'S WHO of WHO」みたいな仕事をしてみたいと願った。とはいうものの当時の自分には知識が乏しかったし、そもそも自分の専門分野すらなかった。たんに「ああいったものを作ってみたい」という願いばかりが胸の奥で渦巻いていた。やがて精神科医になり本を書く仕事を続けていくうちに、そろそろ医学生時代の思いを実現してみるべきかなと考えるようになった。それが本書という次第で、石上の仕事に接して30年以上が経過していた。

もちろん本書では人名ではなく事項の連鎖となっているわけだが、「知的しりとり遊び」といったコンセプトにおいては類似しているだろう。だが執筆はなかなか大変で、なによりも項目の選定が難しい。「序」にも述べたように連想で項目をつなげる際に、あまりにも当たり前の連想ではつまらない。が、飛躍が過ぎても収拾がつかなくなる。しばしば連想が袋小路に迷い込み、すると3項目くらい遡って別な連想に智恵を絞る。これが大変かつ楽しい。ただししばらく頭をリセットさせないと「別な連想」の発動は上手くいかない。そんな事情から、執筆時間よりは放置しておく時間のほうが必然的に長くなる。ものすごく能率が悪い。半ば諦めていた時期もあり、結果としては完成までに10年近く要してしまった。担当編集者の藤﨑寛之氏も、よくもまあ辛抱してくださったものだと驚かずにはいられない。さすがに最後の頃には業を煮やし、毎月拙宅へ催促に訪れ、ついでにアイアン・メイデンだとかブラック・サバスなどの話題で盛り上がったものである。

ここで内容の表記や言葉遣いについて少し触れておきたい。本書においてわたしは、精神医学にまつわる「イメージの考古学ないしは民俗学」とでも称すべきニュアンスを含ませたいと考えていた。精神疾患や狂気については、誤解や偏見、無責任な決めつけや無神経な思い込みなどが常につきまとってきた。それらは訂正されたり破棄されるべきものであろう。いっぽう、そのような愚かな想像力や心性が生じる背景には、人間一般の思考の偏りや潜在的な欲望、陥りがちな発想といったものが深く関与しているに違いなく、そうした「負の」普遍性を排除してしまってはヒトを理解することなど叶わないという立場にわたしは立っている（キッチュなものや俗悪なものへの個人的関心もまた、同じ基盤に拠る）。だから一部の読者にとっては異議を唱えたくなる語句や記述が出てくるかもしれないが、「過去のリアルまでを否定してみても、それは臭いものに蓋といった姿勢でしかない」という考え方に本事典は基づいていることを、賢察していただきたいのだ。――そんなことをくどくど釈明しているうちに、「残酷だから」と民話や昔話の結末を勝手に書き換えてしまうが如き〈索然たる感性〉に、なぜか思い至ったりもする。

本書の完成までには、既に記したように河出書房新社編集部の藤﨑氏にお世話になり、また散々ご迷惑をお掛けした。すいません。造本・装丁はオクターヴの木庭貴信さんで、いつも素敵な仕事をしてくれる。わたしを含めこの3人での仕事は、1998年の『顔面考』以来だから、何だか同窓会めいた気分でもある。なお途中で急に執筆のスピードが上がった理由のひとつに、引っ越しをしたついでに作り付けの本棚へ蔵書がすべて収納可能となったことも挙げられる。本捜しで消耗されるエネルギーは、半端なものではない。

そしてこの酔狂な書物にお付き合いいただいた読者諸氏に、なによりも感謝させていただく。ありがとうございました、ぜひとも永遠に本書を読み続けてください。

春日武彦

平成二十九年七月六日

文庫版あとがき

本書の親本であるハードカバー版は、二〇一七年に出版された。帯には荒俣宏氏や円城塔氏のコメントを戴き、序文にも本の性格をしっかり明記したにもかかわらず、多くの書店では医学書の棚に並べられたようである。これは読者にとっても本にとっても、それどころか書店にとっても不幸な結果しかもたらさなかった。

実際、「ちっとも役に立たないじゃないか」と怒る人がいたり、関心を持ってくれそうな読者の目に届かなかった等の「すれちがい」が生じてしまったのである。誤解を招くような本を作るのが悪いと言われればその通りではあるが、著者としてはいろいろな意味で深く悲しみを覚えざるを得なかった。

しかし幸運にも、今回ここに文庫本となって再登場となった。今度こそ勘違いを防ぐべく、タイトルの『私家版　精神医学事典』を『奇想版　精神医学事典』と改めてみた。まあ文庫版の医学書なんかは滅多にないわけだが。

ハードカバー版が出たとき、Twitterだったと記憶しているが、鋭い指摘を目にした。内容をわたしなりに要約すれば、〈この本では末尾と冒頭がつながる円環構造を採用しているが、末尾の項目のあとに6行ぶんの余白がある。この余白のせいで、円環に切れ目が出来ているように見えて不満である〉と。なるほど言われてみればその通りである。詰めが甘かった。痛い所を衝かれてしまった。内容が多い上に索引も付けると、アクシデントに備えて多少の余白を設けて作業を進めたくなる。京極夏彦氏のように完璧な原稿を書くのは難しい。でも結果的には、やはり瑕瑾である。

このことがずっと気になっていたので、文庫化に際してはぜひとも修正を図る心積もりでいた。ところがデータを文庫本の枠組みに落とし込んでみると、何と余白なしにぴったりと収まるではないか。遂に輪の切れ目がつながった！ 偶然というよりは、神に祝福されている気分になってくる。この本を購入したみなさんにも幸運が及びますように。

ハードカバー版も厚かったが、文庫版でもやはり厚い。せっかくだから、小栗虫太郎の『黒死館殺人事件』（河出文庫）や武田泰淳『富士』（中公文庫）などの分厚い作品と一緒に本棚に並べると絶景になるのではあるまいか、などと能天気な夢想をしてみたくなる。

今回も編集の藤﨑寛之氏が尽力してくださり、またデザインもハードカバー版を手掛けた木庭貴信氏（オクターヴ）にお願いした。読者諸氏への御礼とともに、ここに謝意を記しておきたい。

令和三年五月二十六日　皆既月食の晩に

春日武彦

解説　言葉のびっくり箱

穂村　弘

春日武彦先生と喋っていると、時々、その口から耳を疑うような言葉が飛び出してくる。

「どうして車の運転席は真ん中にないの？」

一瞬、思考が停止して、絶句してしまった。確かに、国によって違うけど運転席は右か左にある。それに疑問を持ったことはなかった。でも、人間の体は左右対称だから、本当は真ん中にあったほうが運転しやすいのかもしれない。車幅の感覚なども正確に摑めるだろう。でもでも、くるくると考えがまとまらない。先生の一言で、そういうものだと思い込んでいた世界の皮がべろっと捲れて、その下の素顔がちらっと見えたような感覚があった。「どうして車の運転席は真ん中にないの？」とは、子どもっぽいような、深遠なような、不思議な疑問だ。

「そういえば、人間の体は左右対称ですね」

「うん」
「でも、右利きとか左利きとかはあるから……」
「右利きの人が車の右側に、左利きの人が左側に座るの？」
「……違いますね」

会話を続けているうちに、世界がどんどんわからなくなってゆく。かと思えば、いつかの先生はこんなことを云っていた。

「女房のスリーサイズはうちの母親と同じなんだよ」

さも重要事項であるかのように告げられて、その場が、しーんとなる。どう相槌を打ったらいいのか、誰にもわからない。実に不気味な発言だ。そもそも普通は自分の母親のスリーサイズなんて知らないと思うんだけど。でも、先生はにこにこしている。やばすぎる。スマートフォンを取り出して、この言葉を大切に書き留めた。私は昔から言葉のマニアなのだ。素敵な言葉、凄い言葉、やばい言葉、謎の言葉などを集めている。それが嵩じて、短歌を作ったり選んだりする仕事に到る。

春日先生の『奇想版　精神医学事典』は不思議な本だ。本書には、読者の数だけ読み方があるだろう。でも、言葉マニアの自分にとっては、何よりもまず言葉の宝箱、いや、びっくり箱なのだ。小説の一節、映画の一場面、俳句、新聞記事、患者の発言や作品、春日先生の体験や考察……、出典はさまざまなれど、頁を開くだけで目を疑うような言葉が次々に飛び出してくる。そのたびに、身に着けたはずの常識や先入観が無効化されて、世界が新しく更新される。自分はこんなに凄い場所で生きているのか、という気持ちになる。

幾つか例を挙げてみよう。

子どもの頃から「すきやき」と信じていた料理が実は「肉じゃが」であったという人物を知っている（「近親相姦」）

思わず笑ってしまったけど、同時に不安な気持ちになる。「肉じゃが」を「すきやき」だと信じていたのは、子どもの頃からそう教えられてきたせいだろう。春日先生がお書きのように、これ自体は「笑い話の範疇」でも、同じパターンでもっと怖ろしいことが、いくらでも起こり得るんじゃないか。現に、このエピソードは「近親相姦」という項目の中で紹介されているのだ。「すきやき」の話では、致命的なことは起こっていない。でも、その予兆だけが示されているところが逆に怖ろしい。

そういえば以前、「日本の地図」だと信じていたものが実は「四国の地図」だった、という話を知人から聞いたことがある。怖かった。そんなことがあるのだろうか。勝手に思い込んだのか、それとも誰かにそう教えられたのか、聞き忘れたけれど。

わたしは過去に少なくとも3名の女性患者が、自分は岸恵子の妹であるとか親戚であると語る場面に遭遇してきた。いずれも中年の女性であったが、数多くの女優の中でもなぜわざわざ「岸恵子」なのかが不思議であった。美人ということなら原節子とか山口淑子などでも良さそうだし、吉永小百合をはじめとして一世を風靡した女優はいくらでもいる。（「岸恵子問題」）

死刑執行の直前に囚人が通される控室の床には、藤紫の色をした絨毯が敷かれているそうである。（略）それにしても、なぜ藤紫なのだろうか。臙脂でも茶色でも灰色でも構わないではないか。（「藤紫」）

いずれも一行目から惹きつけられる。生活の中で気になる出来事があっても、普段は単なる偶然だろうと思って、スルーしながら生きている。でも、「なぜわざわざ「岸恵子」なのか」「なぜ藤紫なのだろうか」と云われると、そこに世界の秘密が隠されているような気持ちに囚われてしまう。その発想自体が危険への入口かもしれないのに。春日先生の裡なる好奇心によって、ささやかな疑問が拡大されてゆく。その結果、読者は未知の場所に誘導されることになる。ふと気づくと、目の前の景色が違っている。

金魚鉢の金魚が1匹消え失せたとか、古いアルバムの写真が1枚剝がし取られた、編みかけのセーターを買い物へ行っている間に解かれてしまった、洗濯物を積み重ねておいたらその順番を変えられてしまった、愛用の耳搔きが安物の不具合な品にすり替えられてしまった……。（「幻の同居人」）

耳搔きが安物にすり替えられたって……、盗むならともかく、どこの誰がそんな面倒なことをするというのか。でも、本人はそう信じているらしい。ふと気づいた違和感をどんどん深堀りすることで、人間はやばいゾーンに入ってゆくんじゃないか。そんなふうに考えている自分だって、ちょっとしたきっかけがあれば認識の枠組みは簡単に揺らいでしまう。

（略）ふと見ると、彼は左右両方に腕時計をしている。実に異様に見えた。／そこで、なぜあなたは右手にも左手にも腕時計をしているのかと尋ねてみた。（「腕時計」）

危険な扉が開きそうで、どきどきする。返ってきた言葉はこうだった。

彼が答えるには、仕事として小型ヘリコプターで農薬散布をしている。で、小型のヘリコプターはあっという間に燃料が尽きてしまうらしい。つまり時間との勝負といった性質が仕事には付きまとうらしく、そのため安全を期すべく左右に計2つの腕時計をしているのがパイロットとしての嗜みであるという。（同前）

へえ、と思う。そうなのか。「小型のヘリコプター」もさることながら、「農薬散布」にリアリティがあって嘘とは思えない。でも、と思う。操縦席にも時計は装備されているだろう。そもそも燃料計ってものがあるはずじゃないか。普通の車にだってついてるんだから。燃料の問題に腕時計の数を増やすことで対応というのは、どこか奇妙に思える。この話には続きがあった。

それから15年近く経ってから、知人の知人がヘリコプターの操縦士だということを知り、試みに問い合わせてみたところ、左右の腕に時計をするのは本当の話であることが判明したのだった。（同前）

あ、そうなのか。疑って悪かった。と思いつつ、なんとなくもやもやした気分のまま、念のために「ヘリコプター」「操縦」「腕時計」「両手」「左右」などのワードを組み合わせて検索してみた。でも、そういう情報にはヒットしない。うーん。私の調べ方が悪いのかなあ。どこまでいっても、現実の底に足が着かない。ちらっと見えたはずの世界の素顔が、どんどん遠ざかる。春日先生はいつもにこにこ微笑んでいる。

（歌人）

[ら行]

[わ行]

[数字・欧文]

［や行］

[ま行]

[な行]

[は行]

［た行］

[さ行]

[か行]

索引（五十音順）

＊太字の項目は、見出し語であることを示す。
＊太字のページ数は、
見出し語としての出現ページを示す。

［あ行］

本書は、二〇一七年八月に小社より刊行された『私家版　精神医学事典』を改題の上、文庫化したものです。

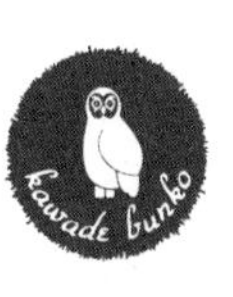

奇想版　精神医学事典

二〇二一年　八月一〇日　初版印刷
二〇二一年　八月二〇日　初版発行

著　者　春日武彦
発行者　小野寺優
発行所　株式会社河出書房新社
〒一五一－〇〇五一
東京都渋谷区千駄ヶ谷二－三二－二
電話〇三－三四〇四－八六一一（編集）
〇三－三四〇四－一二〇一（営業）
https://www.kawade.co.jp/

ロゴ・表紙デザイン　粟津潔
本文フォーマット　佐々木暁
本文組版　KAWADE DTP WORKS
印刷・製本　凸版印刷株式会社

Printed in Japan　ISBN978-4-309-41834-6

顔面考

春日武彦　40969-6

顔には常にいかがわしさがつきまとう。だからこそ、人は古来、奇態な想像力を発揮しつづけてきた——。博覧強記の精神科医が、比類なき視座から綴ってみせた、前人未到の〈顔〉論にして、世紀の奇書。

顔は口ほどに嘘をつく

ポール・エクマン　菅靖彦〔訳〕　46481-7

人間の顔は、驚くほど多くのことを語っている！　感情とその表現研究の第一人者が、相手の本当の感情を読み、自分の嘘や感情をコントロールする技術を教える、明日から使える画期的指南書！

世界一やさしい精神科の本

斎藤環／山登敬之　41287-0

ひきこもり、発達障害、トラウマ、拒食症、うつ……心のケアの第一歩に、悩み相談の手引きに、そしてなにより、自分自身を知るために——。一家に一冊、はじめての「使える精神医学」。

夫婦という病

岡田尊司　41594-9

長年「家族」を見つめてきた精神科医が最前線の治療現場から贈る、結婚を人生の墓場にしないための傷んだ愛の処方箋。衝撃のベストセラー『母という病』著者渾身の書き下ろし話題作をついに文庫化。

生きるための哲学

岡田尊司　41488-1

生きづらさを抱えるすべての人へ贈る、心の処方箋。学問としての哲学ではなく、現実の苦難を生き抜くための哲学を、著者自身の豊富な臨床経験を通して描き出した名著を文庫化。

心理学化する社会

斎藤環　40942-9

あらゆる社会現象が心理学・精神医学の言葉で説明される「社会の心理学化」。精神科臨床のみならず、大衆文化から事件報道に至るまで、同時多発的に生じたこの潮流の深層に潜む時代精神を鮮やかに分析。

私が語り伝えたかったこと

河合隼雄　41517-8

これだけは残しておきたい、弱った心をなんとかし、問題だらけの現代社会に生きていく処方箋を。臨床心理学の第一人者・河合先生の、心の育み方を伝えるエッセイ、講演。インタビュー。没後十年。

服従の心理

スタンレー・ミルグラム　山形浩生〔訳〕　46369-8

権威が命令すれば、人は殺人さえ行うのか？　人間の隠された本性を科学的に実証し、世界を震撼させた通称〈アイヒマン実験〉——その衝撃の実験報告。心理学史上に輝く名著の新訳決定版。

片づける　禅の作法

枡野俊明　41406-5

物を持たず、豊かに生きる。朝の５分掃除、窓を開け心を洗う、靴を揃える、寝室は引き算…など、禅のシンプルな片づけ方を紹介。身のまわりが美しく整えば、心も、人生も整っていくのです。

怒らない　禅の作法

枡野俊明　41445-4

イライラする、許せない…。その怒りを手放せば、あなたは変わり始めます。ベストセラー連発の禅僧が、幸せに生きるためのシンプルな習慣を教えます。今すぐ使えるケーススタディ収録！

死者の輪舞

泡坂妻夫　41665-6

競馬場で一人の男が殺された。すぐに容疑者が挙がるが、この殺人を皮切りに容疑者が次から次へと殺されていく——この奇妙な殺人リレーの謎に、海方＆小湊刑事のコンビが挑む！

FBI捜査官が教える「しぐさ」の心理学

ジョー・ナヴァロ／マーヴィン・カーリンズ　西田美緒子〔訳〕　46380-3

体の中で一番正直なのは、顔ではなく脚と足だった！「人間ウソ発見器」の異名をとる元敏腕FBI捜査官が、人々が見落としている感情や考えを表すしぐさの意味とそのメカニズムを徹底的に解き明かす。

内臓とこころ

三木成夫　41205-4

「こころ」とは、内蔵された宇宙のリズムである……子供の発育過程から、人間に「こころ」が形成されるまでを解明した解剖学者の伝説的名著。育児・教育・医療の意味を根源から問い直す。

生命とリズム

三木成夫　41262-7

「イッキ飲み」や「朝寝坊」への宇宙レベルのアプローチから「生命形態学」の原点、感動的な講演まで、エッセイ、論文、講演を収録。「三木生命学」のエッセンス最後の書。

アダムの運命の息子たち

ブライアン・サイクス　大野晶子〔訳〕　46709-2

父系でのみ受け継がれるY染色体遺伝子の生存戦略が、世界の歴史を動かしてきた。地球生命の進化史を再検証し、人類の戦争や暴力の背景を解明。さらには、衝撃の未来予測まで語る！

イヴの七人の娘たち

ブライアン・サイクス　大野晶子〔訳〕　46707-8

母系でのみ受け継がれるミトコンドリアＤＮＡを解読すると、国籍や人種を超えた人類の深い結びつきが示される。遺伝子研究でホモ・サピエンスの歴史の謎を解明し、私たちの世界観を覆す！

生物はなぜ誕生したのか

ピーター・ウォード／ジョゼフ・カーシュヴィンク　梶山あゆみ〔訳〕　46717-7

生物は幾度もの大量絶滅を経験し、スノーボールアースや酸素濃度といった地球環境の劇的な変化に適応することで進化しつづけてきた。宇宙生物学と地球生物学が解き明かす、まったく新しい生命の歴史！

精子戦争　性行動の謎を解く

ロビン・ベイカー　秋川百合〔訳〕　46328-5

精子と卵子、受精についての詳細な調査によって得られた著者の革命的な理論は、全世界の生物学者を驚かせた。日常の性行動を解釈し直し、性に対する常識をまったく新しい観点から捉えた衝撃作！

人間の測りまちがい　上・下　差別の科学史

S・J・グールド　鈴木善次／森脇靖子〔訳〕　46305-6 46306-3

人種、階級、性別などによる社会的差別を自然の反映とみなす「生物学的決定論」の論拠を、歴史的展望をふまえつつ全面的に批判したグールド渾身の力作。

植物はそこまで知っている

ダニエル・チャモヴィッツ　矢野真千子〔訳〕　46438-1

見てもいるし、覚えてもいる！　科学の最前線が解き明かす驚異の能力！　視覚、聴覚、嗅覚、位置感覚、そして記憶――多くの感覚を駆使して高度に生きる植物たちの「知られざる世界」。

犬の愛に嘘はない　犬たちの豊かな感情世界

ジェフリー・M・マッソン　古草秀子〔訳〕　46319-3

犬は人間の想像以上に高度な感情――喜びや悲しみ、思いやりなどを持っている。それまでの常識を覆し、多くの実話や文献をもとに、犬にも感情があることを解明し、その心の謎に迫った全米大ベストセラー。

触れることの科学

デイヴィッド・J・リンデン　岩坂彰〔訳〕　46489-3

人間や動物における触れ合い、温かい／冷たい、痛みやかゆみ、性的な快感まで、目からウロコの実験シーンと驚きのエピソードの数々。科学界随一のエンターテイナーが誘う触覚＝皮膚感覚のワンダーランド。

脳を最高に活かせる人の朝時間

茂木健一郎　41468-3

脳の潜在能力を最大限に引き出すには、朝をいかに過ごすかが重要だ。起床後３時間の脳のゴールデンタイムの活用法から夜の快眠管理術まで、頭も心もポジティブになる、脳科学者による朝型脳のつくり方。

脳はいいかげんにできている

デイヴィッド・J・リンデン　夏目大〔訳〕　46443-5

脳はその場しのぎの、場当たり的な進化によってもたらされた！　性格や知能は氏か育ちか、男女の脳の違いとは何か、などの身近な疑問を説明し、脳にまつわる常識を覆す！　東京大学教授池谷裕二さん推薦！

脳が最高に冴える快眠法

茂木健一郎　41575-8

仕事や勉強の効率をアップするには、快眠が鍵だ！　睡眠の自己コントロール法や"記憶力""発想力"を高める眠り方、眠れない時の対処法や脳を覚醒させる戦略的仮眠など、脳に効く茂木式睡眠法のすべて。

快感回路

デイヴィッド・J・リンデン　岩坂彰〔訳〕　46398-8

セックス、薬物、アルコール、高カロリー食、ギャンブル、慈善活動……数々の実験とエピソードを交えつつ、快感と依存のしくみを解明。最新科学でここまでわかった、なぜ私たちはあれにハマるのか？

浄のセクソロジー

南方熊楠　中沢新一〔編〕　42063-9

両性具有、同性愛、わい雑、エロティシズム——生命の根幹にかかわり、生成しつつある生命の状態に直結する「性」の不思議をあつかう熊楠セクソロジーの全貌を、岩田準一あて書簡を中心にまとめる。

性愛論

橋爪大三郎　41565-9

ひとはなぜ、愛するのか。身体はなぜ、もうひとつの身体を求めるのか。猥褻論、性別論、性関係論からキリスト教圏の性愛倫理とその日本的展開まで。永遠の問いを原理的に考察。解説：上野千鶴子／大澤真幸

ヴァギナ　女性器の文化史

キャサリン・ブラックリッジ　藤田真利子〔訳〕　46351-3

男であれ女であれ、生まれてきたその場所をもっとよく知るための、必読書！　イギリスの女性研究者が幅広い文献・資料をもとに描き出した革命的な一冊。図版多数収録。

女の子は本当にピンクが好きなのか

堀越英美　41713-4

どうしてピンクを好きになる女の子が多いのか？　一方で「女の子＝ピンク」に居心地の悪さを感じるのはなぜ？　子供服から映画まで国内外の女児文化を徹底的に洗いだし、ピンクへの思いこみをときほぐす。

日本の童貞

渋谷知美　41381-5

かつて「童貞」が、男子の美徳とされた時代があった!? 気鋭の社会学者が、近代における童貞へのイメージ遍歴をラディカルに読みとき、現代ニッポンの性を浮かびあがらせる。

スカートの下の劇場

上野千鶴子　41681-6

なぜ性器を隠すのか？　女はいかなる基準でパンティを選ぶのか？――女と男の非対称性に深く立ち入って、下着を通したセクシュアリティの文明史をあざやかに描ききり、大反響を呼んだ名著。新装版。

ボクたちのBL論

サンキュータツオ／春日太一　41648-9

ＢＬ愛好家サンキュータツオがＢＬと縁遠い男春日太一にＢＬの魅力を徹底講義！『俺たちのＢＬ論』を改題し、『ゴッドファーザー』から『おっさんずラブ』、百合まで論じる文庫特別編を加えた決定版！

江戸の性愛学

福田和彦　47135-8

性愛の知識普及にかけては、日本は先進国。とりわけ江戸時代には、この種の書籍の出版が盛んに行われ、もてはやされた。『女大学』のパロディ版を始め、初夜の心得、性の生理学を教える数々の性愛書を紹介。

性・差別・民俗

赤松啓介　41527-7

夜這いなどの村落社会の性民俗、祭りなどの実際から部落差別の実際を描く。柳田民俗学が避けた非常民の民俗学の実践の金字塔。

ザッヘル＝マゾッホ紹介

ジル・ドゥルーズ　堀千晶〔訳〕　46461-9

サドに隠れていたマゾッホを全く新たな視点で甦らせながら、マゾッホとサドの現代性をあきらかにしつつ「死の本能」を核心とするドゥルーズ前期哲学の骨格をつたえる重要な名著。気鋭が四十五年目に新訳。

記号と事件　1972−1990年の対話

ジル・ドゥルーズ　宮林寛〔訳〕　46288-2

『アンチ・オイディプス』『千のプラトー』『シネマ』などにふれつつ、哲学の核心、政治などについて自在に語ったドゥルーズの生涯唯一のインタヴュー集成。ドゥルーズ自身によるドゥルーズ入門。

フーコー

ジル・ドゥルーズ　宇野邦一〔訳〕　46294-3

ドゥルーズが盟友への敬愛をこめてまとめたフーコー論の決定版。「知」「権力」「主体化」を指標にフーコーの核心を読みときながら「外」「襞」などドゥルーズ自身の哲学のエッセンスを凝縮させた比類なき名著。

知の考古学

ミシェル・フーコー　慎改康之〔訳〕　46377-3

あらゆる領域に巨大な影響を与えたフーコーの最も重要な著作を気鋭が42年ぶりに新訳。伝統的な「思想史」と訣別し、歴史の連続性と人間学的思考から解き放たれた「考古学」を開示した記念碑的名著。

ベンヤミン・アンソロジー

ヴァルター・ベンヤミン　山口裕之〔編訳〕　46348-3

危機の時代にこそ読まれるべき思想家ベンヤミンの精髄を最新の研究をふまえて気鋭が全面的に新訳。重要なテクストを一冊に凝縮、その繊細にしてアクチュアルな思考の核心にせまる。

14歳からの哲学入門

飲茶　41673-1

「なんで人殺しはいけないの？」。厨二全開の斜に構えた「極端で幼稚な発想」。だが、この十四歳の頃に迎える感性で偉大な哲学者たちの論を見直せば、難解な思想の本質が見えてくる！

哲学の練習問題

西研　41184-2

哲学するとはどういうことか——。生きることを根っこから考えるためのＱ＆Ａ。難しい言葉を使わない、けれども本格的な哲学へ読者をいざなう。深く考えるヒントとなる哲学イラストも多数。